U0239022

养老机构感染性疾病防控管理

徐爱强　主审

寇增强　李仁鹏　主编

山东大学出版社
SHANDONG UNIVERSITY PRESS
·济南·

图书在版编目(CIP)数据

养老机构感染性疾病防控管理 / 寇增强,李仁鹏主编.—济南:山东大学出版社,2023.9
  ISBN 978-7-5607-7885-3

  Ⅰ.①养… Ⅱ.①寇…②李… Ⅲ.①老年人—感染—疾病—防治 Ⅳ.①R4

  中国国家版本馆 CIP 数据核字(2023)第 142449 号

策划编辑　毕文霞
责任编辑　毕文霞
封面设计　王秋忆

养老机构感染性疾病防控管理
YANGLAO JIGOU GANRANXING JIBING FANGKONG GUANLI

出版发行　山东大学出版社
社　　址　山东省济南市山大南路 20 号
邮政编码　250100
发行热线　(0531)88363008
经　　销　新华书店
印　　刷　济南华林彩印有限公司
规　　格　720 毫米×1000 毫米　1/16
　　　　　18.25 印张　295 千字
版　　次　2023 年 9 月第 1 版
印　　次　2023 年 9 月第 1 次印刷
定　　价　86.00 元

《养老机构感染性疾病防控管理》
编 委 会

前　言

　　我国自 1999 年开始进入老龄社会,尤其"十四五"以后,进入老龄化快速发展期。2020 年,我国 60 岁及以上老年人口已达 2.6 亿,约占总人口的 18.7%。预计 2035 年前后,中国 60 岁及以上老年人口将突破 4 亿,进入重度老龄化阶段。如何实现"老有所养,老有所乐",逐渐成为全社会关注的热点问题,同时对康复护理、心理慰藉、安宁疗护等服务的需求将急剧增加,通过养老服务机构解决以上这些问题成为必然选择。

　　尽管中国的养老服务机构建设起步不晚,但规范化管理方面尚需要进一步改进,如当前阶段加强养老机构感染性疾病防控就是迫切需要重点关注的焦点问题。本书针对养老机构感染性疾病防控的现况、感染性疾病的基本知识和预防控制、单位内感染防控等方面进行了系统阐述;同时,重点对养老机构常见且对老年人危害极大的感染性疾病,如新型冠状病毒感染、流行性感冒、病毒性肝炎、带状疱疹、发热伴血小板减少综合征、流行性出血热、老年性腹泻、社区获得性肺炎、结核病等的病原学、流行病学、临床表现、治疗和预防等做了详细的描述说明,便于养老机构工作人员掌握运用。本书中个别外文单词或字母缩写暂无正式中文译名,为避免讹误,未翻译为中文。

　　由于篇幅所限,本书不能对所有的感染性疾病逐一列举。另外,随着医学科学发展,新的治疗方法和药物不断涌现更新,相关机构和人员在参考本书开展感染性疾病诊治时还须不断关注新技术、新方法的应用,以更好地为广大老年朋友服务。

　　由于编者水平所限,纰漏之处在所难免,敬请各位读者批评指正。

编者

2023 年 5 月

目　录

第一章

养老机构感染性疾病防控管理现状

一、我国养老机构的现况

（一）我国养老机构发展的背景

我国是世界上人口老龄化程度比较高的国家之一,满足数量庞大老年群众的多方面需求、妥善解决人口老龄化带来的社会问题,事关国家发展全局与百姓福祉。相关数据显示,从 2019 年到 2024 年,我国将进入急速老龄化阶段。中国人口学会、联合国人口基金会等单位发布的《老年公平在中国》研究报告指出,中国人口的老龄化规模大,老年人口增长迅猛,到 2030 年,中国老年人口将占总人口的 25％ 左右。据预测,中国 60 岁及以上老年人数量将在 2025 年左右突破 3 亿,2034 年左右突破 4 亿,21 世纪中叶攀升至 4.7 亿。

养老机构,即为老年人提供集中居住和照料服务的机构。民政部老年人社会福利机构对养老机构的定义包括老年社会福利院、敬老院、老年院、护老院、护养院和老年公寓等。中国的养老思想源远流长,早在两千多年前的周代就出现了专门的养老场所,到唐朝基本形成了比较完善的养老制度。此后,各朝各代都有其代表性的养老机构,如唐代的"悲田院"、宋代的"福田院"、元朝的"济众院"、明朝的"养济院"、清朝的"普济堂"等。进入 21 世纪以来,随着人口老龄化的加剧,国家越来越重视养老产业的发展,发布了一系列政策扶持,中国养老行业发展也渐趋明朗。目前,我国的养老机构有以下几种类型。

1.社会福利院

社会福利院是民政部门在城镇设立的社会福利事业单位,其任务是收养城镇丧失劳动能力、无依无靠、无生活来源的孤老、孤儿、弃婴和残疾儿童。被收养人员的一切生活费用由政府承担。

2.养老院(养老中心)

养老院收住的是居家养老有困难的老人,且一切费用自理。养老院属于自负盈亏的养老服务机构,大多是民办的养老机构,但也有公办民营、民办公助的养老院。改革开放以来,很多社会福利院和敬老院已逐步向社会开放,它们在保证收养孤寡老人的同时也收养一部分自费老人入住,从而使这些福利救济型的养老机构增添了商业性的养老服务功能。

3.敬老院

敬老院是农村集中供养"五保老人"(实行"保吃、保穿、保住、保医、保葬"五保措施的老人)的场所。"五保老人"供养是国家举办的农村福利事业的组成部分。收养的"五保老人"依靠集体供养为主,辅之以国家和社会必要的援助,他们吃、穿、住、医、葬的费用,由农村集体经济组织支付。

4.老年公寓

老年公寓是借助政府和社会力量,按照市场原则兴建的专供老年人居住的单元楼,单元楼中的单元房面积有大有小,入住者可买可租。老年公寓楼内设有医务室、活动室、健身房和小食堂,配置各项服务人员。

(二)养老机构发展的必要性

1.提高养老服务质量

与专业养老机构相比,传统家庭养老在老年人一日三餐及医疗保健等方面的养老专业化水平较低。随着我国经济发展,人们对生活质量的要求越来越高,对养老机构的服务质量也越来越重视。养老机构能够给需要服务的老年人提供高质量的服务需求,包括饮食照料、清洁卫生、排泄护理、转移护理等日常生活照料服务的全过程。在活动方面,传统的家庭养老也缺乏老年人社会活动及日常锻炼等娱乐活动,老人存在一定的孤独感与寂寞感。建设和完善社会养老机构,是提高养老服务质量的重要途径。老年人对于养老机构的期待不仅是希望机构提供房屋的基础设施、常规的日常保洁、环境整洁,还希望苦闷无聊时得到倾听与陪伴,除了感受到老有所养、老有所依之外,也能体会到老有所用、老有所为。

2.促进养老行业的发展

传统的家庭养老是老年人的子女为老年人提供养老服务或为老年人雇用保姆,这些会在一定程度上增加劳动成本,导致劳动效率降低。国家大力提倡加强养老机构建设,不仅可以促进养老产业的发展,还可以通过提高养老服务质量来提高养老服务的劳动效率。有养老服务需求的人群可以选择更为专业化的养老机构,养老机构在保证服务质量的同时可以获取更多的资金收益,促进养老服务业快速发展。

3.完善我国养老体系

我国养老机构建设迎来快速增长阶段,养老体系建设问题一直备受关注。以前,我国的大多数养老机构都是由政府扶持筹建的,民营规模化养老机构相对较少。民营的养老机构也多是小规模的,与家庭养老模式相似。政府近年来通过一系列政策及财政支持鼓励发展民办养老服务机构,在原有公办养老机构的基础上不断进行深化改革,努力探索多元化社会养老服务体系建设,经过多方共同努力,我国养老行业规模不断扩大,养老服务能力和质量大幅提升。截至2019年底,我国养老服务床位数已经超过761万张,养老机构超过3.4万个,其中社会力量占比超过50%。同时,互联网、物联网、人工智能等新兴产业与养老服务也在快速融合发展,一大批机构在机构养老、社区养老、居家养老等细分领域进行战略性布局,为广大老年人及其家庭带来了更多的养老服务选择和更优质的服务体验。

4.国家政策的大力支持

近年来,党和国家对养老服务和民政工作作出了重要指示,提出要加快建立全国统一的养老服务质量标准和评价体系,坚持标准引领,激发市场活力,强化监督管理,健全养老机构质量和安全保障长效机制,加快建设居家社区机构相协调、医养康养相结合的养老服务体系。2019年底,为适应我国医养结合机构发展的需要,规范医养结合机构服务内容,提高医养结合机构服务质量,增强老年人获得感和幸福感,在深入调查研究、广泛征求意见的基础上,国家卫健委会同民政部、国家中医药管理局制定出台了《医养结合机构服务指南(试行)》,要求各地医养结合机构参照《医养结合机构服务指南(试行)》,规范服务开展,切实提高医养结合服务质量。在此类相关国家政策的支持下,我国养老机构进入科学稳定的发展阶段。

（三）养老机构服务的主要内容

1.生活照料

养老机构主要由专职工作人员向老年人提供日常生活照顾和生活护理方面的服务。老年人居室应清洁、整齐,空气清新无异味,在提供个人清洁卫生服务、饮食服务、如厕服务、压疮预防、便溺护理等服务的同时,也要注意老年人的生理、心理变化。对老年人个人生活照料服务应做到每日自查、每周重点检查、每月进行效果评估等。

2.医疗保健

随着老龄化形势的加重,失能半失能人口数量逐渐增多,老年人医疗卫生需求趋势越来越显著,部分养老机构已经增加了医疗服务功能。服务内容主要包括建立老年人医疗健康档案,定期为老年人进行健康检查、心理咨询、疾病诊治、应急救治、康复服务、健康教育等基础医疗服务。

3.精神慰藉服务

引入精神服务的理念,加强与老年人的交流,及时掌握老年人的心理动态和精神变化是社会养老机构服务的重要内容。老年人离开家庭进入养老机构往往需要一定的过渡期。养老机构提供的不仅仅是对老年人的身体照顾,更应该有精神照顾。所谓"精神照顾",就是让老年人的晚年生活有乐趣。老年人需要一个优质的居住环境,更需要情感的寄托。组织各类文体活动,通过情感沟通、心理疏通,真正走进老人内心是提升养老服务水平的重要环节。

（四）我国现阶段养老机构存在的问题

1.养老机构良莠不齐

我国养老机构数目繁多,但是高档次的养老机构比较少。除此之外,区域间养老机构的发展也不平衡,发展较好的养老机构主要集中在北京、上海、广州等一线城市以及一些沿海旅游城市。总体而言,我国养老机构普遍存在资金不足,专业护理人员短缺,服务设施不完善,制度化运营管理经验缺乏,专业化心理辅导活动较少,产业规模扩大较困难,老人对养老机构和护理服务不甚满意等问题。

2.行业规范不完善,"无证"养老机构横行

民政部数据显示,在所有养老机构中,注册登记者不足总数的四分之一。"无证"养老机构横行的原因有三条:一是国家对养老产业没有制定出相对清晰完善的行业规范,养老机构无法可依;二是政府对养老产业不够重

视,缺乏应有的监督体制,致使乱象丛生;三是养老行业投入多、回收期长,一些民营机构在前期缺乏对养老院安全设施的投入,相当一部分养老机构都是因为消防要求不达标故而没有拿到"养老机构设立许可证"。

3.公立养老机构平价实惠、一床难求,民营养老机构价格昂贵、入住率低

公立养老机构两极分化严重,有床位过千、风景优美、价格高昂、针对国家优抚的离退休老人或归国华侨设立的"明星"养老院,也有空间狭小、平价实惠、"一床难求"的普通养老院。而民营养老机构,以营利作为主要目的,较之普通公立养老机构,其设施齐全、功能全面,能够以市场为依据为老年人提供更加优质的服务,更能满足现代老年人的养老需求。优质的服务势必会花费高昂的费用,而且我国民营养老机构的收费标准存在一定的随意性,往往超出老年人及其家庭的可承受范围,因此很大一部分老人宁肯选择排队等待进入价格亲民的公立养老院。有数据显示,我国的民营养老机构入住率不足五成。

(五)走出养老机构行业困境的对策

1.建立健全养老机构行业规范

目前,我国养老机构还处在初级发展阶段。建立具有组织、指导、服务、培训等功能的养老机构服务指导中心,强化养老方面业务指导和养老行业管理,使养老机构在服务功能层面进一步专业化、规范化是我国社会养老服务发展的重要改革方向。根据国家政策标准的要求降低低保老人、高龄老人、残疾老人等有特殊困难老人准入标准,同时根据老人不同的需求及不同的服务方式制定不同的收费标准,为老年人提供多种服务方式是提升我国社会养老服务水平的重要手段。

2.加大养老机构建设政策帮扶力度

养老机构的发展不能只依靠国家建设,更应该鼓励民间也参与到建设中。应大力支持民营企业创办养老机构,加快养老行业社会化的步伐。通过国家政策资金补贴、税费优惠等扶持政策来加快民营养老机构发展。同时也不应该忽略利用外资创办养老机构,真正地将养老机构的市场面向全社会,鼓励民间的力量参与建设养老机构,使我国养老机构多元化发展。社会养老服务发展是当前社会关注的重点问题之一,加快推进养老机构标准化、专业化、信息化建设,建立健全养老服务体系,全面推动养老机构向高质量发展是我国社会公共服务发展的重要任务。

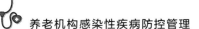

二、养老机构感染性疾病防控规范

早在 2000 年,就有学者对北京市 9 所养老机构的院内感染控制状况进行了调查研究,发现 1999~2000 年中死亡的 180 位老年人的死亡原因均直接或间接与感染性疾病有关,下呼吸道感染和泌尿系统感染是死亡的主要病因。其中,51.1%的老年人死于直接感染(肺部感染占 92.4%),48.9%的老年人死于间接感染。而经院感措施干预后,入住老年人的院内感染率从 6.5%下降至 6.1%,泌尿道感染从 2.5%下降至 0.8%。2019 年,发表在《中国感染控制杂志》的一篇论文报道了对长沙市 40 所养老机构、148 名养老机构医务人员的调查结果,仅有 7.5%(3/40)的养老机构设置有独立的院感管理部门并配备专职院感人员,医务人员院感知识测评合格率仅为 62.2%。该调查发现,养老机构院内感染管理组织机构欠完善,制度落实欠到位,医务人员院感知识欠缺,养老机构院内感染控制缺乏相关标准。

(一)养老机构感染存在的危险因素

1.老年人群体的基础状况不良

老年人群体的基础状况不良主要原因为老年人的原发疾病、高龄、身体机能下降、抵抗力下降等。

2.养老机构居住环境较差

感染性疾病可以通过空气、物体表面、服务人员手在人员之间交叉感染。

3.消毒灭菌不规范

部分养老机构的居住环境较差,老人与老人之间存在交叉感染的隐患,因此相应的消毒灭菌工作的规范性尤为重要。部分养老机构现有的消毒设施不齐,消毒效果较差,个别护工人员对基本操作的执行不够严谨,容易导致感染发生。一些实习护工甚至医疗机构忽视基本操作原则。

4.护理不当

护工的各项操作对于预防养老机构感染的发生至关重要,例如对于老年人的各种注射、气管插管、导尿、鼻饲等。可以说,护工的无菌操作意识与养老机构的感染密切相关,操作中稍有疏忽,甚至不重视无菌操作,就有可能导致感染发生。正确的护理操作是预防养老机构感染发生的关键。

5.护工对养老机构感染知识欠缺

有些护工在感染方面知识欠缺,对患感染性疾病的老年人不够重视,缺乏相应的鉴别感染性疾病的知识,导致老年人病情加重甚至引起养老机构内的交叉感染。

6.养老机构对感染管理的力度不够

大多数养老机构的感染管理部门已经成立,但制度尚不健全,或存在制度落实不力甚至有章不循的情况,感染监测不到位,如针对感染发生原因的监测或消毒剂有效浓度的监测开展少,抗菌药物合理应用管理不到位。

(二)养老机构感染性疾病防控规范

(1)建立健全各项规章制度并落实。

(2)定期对养老机构护工人员进行有关感染性疾病防治知识的培训。

(3)定期考核养老机构的护工人员,考核合格后方可上岗。

(4)对养老机构的老年人进行感染病甄别,并采取及时、正确的救治措施。

(5)认真执行消毒隔离制度。

(6)居住布局、分区合理,人流、物流合理,所有物品、区域的标识明确、清楚。保持室内清洁卫生,洁、污物品分开放。

(7)养老机构的医务人员必须了解、掌握感染性疾病的病种和分类,以及不同感染病例的报告时限和内容要求,及时、准确报告感染病例,且在养老机构内有专人负责感染病例报告工作。

(8)对养老机构内的老年人群体开展有关感染性疾病的宣传教育工作。

(9)养老机构需配备必要的防护用品,尽量防止和避免交叉感染;一旦发生交叉感染,能立即采取补救措施。

第二章

感染性疾病的基本知识

一、感染与免疫

（一）感染的概念

医学上的感染是指细菌、病毒、真菌、寄生虫等病原体侵入人体所引起的局部组织和全身性炎症反应。

（二）感染的表现

1.血液学症状

感染的血液学症状包括白细胞增多、贫血、弥散性血管内凝血（disseminated intravascular coagulation，DIC)和血小板减少症。

（1）白细胞增多：感染通常引起白细胞增多，主要是中性粒细胞和未成熟的循环中性粒细胞数增加。相反，某些感染（如伤寒、布鲁氏菌病）常引发中性粒细胞缺乏症。在极为严重感染的情况下，骨髓可能无法维持外周血中中性粒细胞数，导致中性粒细胞明显缺失，常是预后不良的征象。嗜酸性细胞增多与细菌感染无关，常由过敏反应和寄生虫感染引起。

（2）贫血：尽管有足量铁离子，贫血仍然会发生。它可能是急性的，由出血和红细胞破坏所致（如与肺炎支原体相关的冷凝集）；也可能是慢性的，网状内皮系统中铁离子库正常或增加，而胞浆铁的结合力减少。

（3）弥散性血管内凝血：革兰氏阴性菌菌血症比革兰氏阳性菌菌血症更常见，严重的感染常引起 DIC，肿瘤坏死因子通过诱导内皮细胞表达组织因子凝血酶原活性在促进 DIC 形成中可能发挥重要作用。DIC 的特点是血小板减少，凝血时间延长，纤维素降解产物增加，纤维素原水平下降。并发症包括出血或血小板增多症,这时尽管处于超凝血状态,出血依然存在,病因治疗对逆转 DIC 非常重要。

（4）血小板减少症。单纯的血小板减少症也能由败血症引起,观察患者对治疗的反应可以帮助诊断。感染造成的心肌症状可从心动过速和心输出量增加到心力衰竭。败血症休克的特点是早期心输出量增加,全身血管抗性降低;晚期心输出量降低,全身血管抗性增加。

2.主要临床表现

感染主要表现为体温升高,超出正常的体温界限,口腔温度超过37.8 ℃,或直肠温度超过 38.2 ℃。人体温度主要由下丘脑控制,体温调节主要靠外周热量丧失和组织(特别是肝脏、肌肉)产热两者的平衡。健康人体温调节中枢维持内部器官温度在 37～38 ℃。在 24 小时内,人体早晨温度最低,下午温度最高,温度变化幅度大约是 0.6 ℃。

（三）感染的诊断

1.病史和症状能提供重要线索

旅游、接触过某种物品或动物等信息很重要,如美国某些地区是球孢子菌病和组织胞浆菌病地方性流行区域,伤寒患者可能有饮用不洁水的病史,布鲁氏菌病患者可能有肉类加工厂工作史等。对不明原因发热,热型一般无诊断价值,但也有例外。隔天发热或每 3 天一次发热提示疟疾,但确诊还需从血涂片中找到疟原虫。在周期性中性粒细胞缺乏症,每 21 天外周中性粒细胞数下降到很低水平时,常引起感染和发热。

2.全面重复的体检,特别是实验室检查很重要

实验室检查包括血及其他可采集到的体液的细菌、真菌、病毒和分枝杆菌的分离培养,全部血细胞计数和抗体滴定(如伤寒、布鲁氏菌病和某些病毒性疾病)。对某些疾病(如感染性心内膜炎)的诊断,可能需要多次采血,如一天2～3 次,进行分离培养;对原虫病(如疟疾)的确诊需进行血液的直接检查。抗体滴度的升高可诊断很多传染病,但血清标本采集的间隔应有规律。更特异的免疫学和分子生物学技术〔如聚合酶链式反应(polymerase chain reaction,PCR)〕可能也有助于诊断。此外,厌氧菌感染已日益受到关注,特别是专性厌氧菌(如破伤风杆菌)和微需氧菌(如幽门螺杆菌)引起的感染,已越来越被提高重视程度。

3.非损伤性措施减少了损伤性处理的必要

超声图可显示心脏的赘生物及胰、肝、肾、膀胱的异常;计算机断层扫描

(computer tomography，CT)可显示腹腔肿瘤,腹膜后、胸骨后和肠系膜淋巴结异常,也可检查出脾、肾、肾上腺、胰、心脏等的缺陷;放射性核素扫描可以帮助定位感染和观察感染过程。对于检测大多不明原因发热,磁共振成像(magnetic resonance imaging，MRI)更优于CT。

4.损伤性诊断措施的必要性

损伤性诊断措施也是必要的,如肝、骨髓或其他相关部位活检。活检标本应进行组织病理学检查及细菌、真菌、病毒和分枝杆菌分离培养。

(四)感染过程中病原体的作用

1.侵袭力

侵袭力指病原体侵入机体,并在机体内生长、繁殖及扩散的能力。有的病原体可直接侵入人体,如钩端螺旋体及钩虫丝状蚴等;有的则需借助其产生的肠毒素(如霍乱弧菌)、细菌荚膜(如炭疽杆菌)、细菌表面成分(如伤寒杆菌的 Vi 抗原)及酶(如阿米巴原虫分泌的溶组织酶)等致病。

2.毒力

毒力包括毒素及毒力因子。毒素包括:①内毒素,如革兰氏阴性杆菌裂解产生的脂多糖,通过激活单核-巨噬细胞,释放细胞因子如白介素-1、白介素-6 及肿瘤坏死因子等,临床可引起发热、出血、坏死及休克。②革兰氏阳性菌产生的外毒素,如白喉杆菌、破伤风杆菌的外毒素和霍乱弧菌的肠毒素。毒力因子指痢疾杆菌的侵袭能力、溶组织阿米巴原虫的溶组织能力、钩虫丝状蚴的穿透能力等,均与细菌产生的毒力因子有关。

3.数量

侵入人体的病原体要有足够的数量,才能突破机体的防御功能引起感染。所需数量与其致病力及机体抵抗力有关,不同传染病发生的最低病原体数量可有很大不同,如伤寒杆菌为 10 万个菌体,而志贺痢疾菌仅 10 个即可致病。

4.变异

病原体可因遗传、外界因素如免疫力或药物而产生变异。如经过人工培养多次传代后,病原体致病力减弱而用之制备疫苗。乙型肝炎疫苗预防接种后,乙型肝炎病毒可发生免疫逃逸变异,应用抗病毒药物治疗后,亦可发生病毒变异而出现耐药及病情加重。

(五)感染过程中免疫应答的作用

感染按照致病菌种类可引起非特异性免疫和特异性免疫。机体的免疫

应答对感染过程的表现和转归起着重要作用。免疫应答可分为有利于机体
抵抗病原体的保护性免疫应答和促进病理改变的变态反应两大类,非特异
性免疫(又称"天然免疫")和特异性免疫都有可能引起机体保护和病理损
伤。变态反应都是特异性免疫应答。

1.非特异性免疫

非特异性免疫又称"化脓性感染""一般感染",病原菌多是化脓性细菌,
但同一种致病菌可引起多种化脓性感染,而不同致病菌又可引起同一种疾
病,是机体对侵入病原体的一种清除机制。它不牵涉对抗原的识别和二次
免疫应答的增强。

(1)天然屏障:包括外部屏障,即皮肤、黏膜及其分泌物,如溶菌酶、气管
黏膜上的纤毛等;内部屏障,如血脑屏障和胎盘屏障等。

(2)吞噬作用:单核-吞噬细胞系统包括血液中的游走大单核细胞,肝、
脾、淋巴结、骨髓中固有的吞噬细胞和各种粒细胞(尤其是中性粒细胞)。它
们都具有非特异性吞噬功能,可清除机体内的病原体。

(3)体液因子:包括存在于体液中的补体、溶菌酶、纤连蛋白和各种细胞
因子等。细胞因子主要是由单核-吞噬细胞和淋巴细胞被激活后释放的一类
有生物活性的肽类物质。这些体液因子能直接或通过免疫调节作用而清除
病原体。与非特异性免疫应答有关的细胞因子有白介素、肿瘤坏死因子-α
(tumor necrosis factor-α,TNF-α)、干扰素-γ(interferon-γ,IFN-γ)、粒细胞-
巨噬细胞集落刺激因子(granulocyte-macrophage colony stimulating factor,
GM-CSF)等。

2.特异性免疫

特异性免疫发生于特异性细菌,如结核分枝杆菌、破伤风杆菌等引起的
感染,是指由于对抗原特异性识别而产生的免疫。由于不同病原体所具有
的抗原绝大多数是不相同的,故特异性免疫通常只针对一种病原体。特异
性免疫通过细胞免疫和体液免疫的相互作用而产生免疫应答,分别由 T 淋
巴细胞与 B 淋巴细胞介导。

(1)细胞免疫:致敏 T 细胞与相应抗原再次相遇时,通过细胞毒性淋巴
因子来杀伤病原体及其所寄生的细胞。对细胞内寄生病原体的清除,细胞
免疫起重要作用。T 细胞还具有调节体液免疫的功能。

(2)体液免疫:致敏 B 细胞受抗原刺激后即转化为浆细胞并产生能与相
应抗原结合的抗体,即免疫球蛋白(immunoglobulin,Ig)。不同的抗原可诱

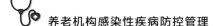

发不同的免疫应答。抗体又可分为抗毒素、抗菌性抗体、中和抗体及调理素等，可促进细胞吞噬和清除病原体。抗体主要作用于细胞外的微生物。根据化学结构不同，Ig可分为五类，即IgG、IgA、IgM、IgD和IgE，它们各具不同功能。在感染过程中，IgM首先出现，但持续时间不长，是近期感染的标志；IgG随后出现，并持续较长时期；IgA主要是呼吸道和消化道黏膜上的局部抗体；IgE则主要作用于入侵的原虫和蠕虫。

二、感染性疾病的流行过程与影响因素

（一）传染病的流行过程

传染病的流行过程（epidemic process）是传染病在人群中发生、发展和转归的过程，即传染病的特异病原体从感染者体内排出，经过一定传播途径，再侵入易感者，并不断发生、发展的过程。传染病流行过程的发生必须具备三个条件，即传染源、传播途径和易感人群。缺乏任何一个环节，新的传染就不可能发生，也就不可能引起传染病在人群中的传播和流行。但这一过程的形成并非一个单纯的生物学现象，它始终受到自然因素和社会因素的影响，使得这一过程表现出不同的强度和性质。

（二）传染病流行过程的发生条件

1.传染源

传染源（source of infection/reservoir of infection）指体内有病原体生长、繁殖，并能排出病原体的人和动物，包括患者、病原携带者和受感染的动物。

（1）患者作为传染源：传染病患者是重要传染源。患者体内存在大量病原体，且具备某些利于病原体排出的症状，如肺结核、麻疹、白喉等一些呼吸道传染病的咳嗽，霍乱、痢疾等一些肠道传染病的腹泻，均可大量排出病原体，增加了感染他人的机会。传染病患者的病程一般分为潜伏期、临床症状期和恢复期几个阶段。各期患者作为传染源的意义不同，这主要取决于患者排出病原体的数量、频度等。

1）潜伏期：潜伏期指自病原体侵入机体至最早临床症状出现之间的一段时间。不同传染病的潜伏期长短不一，短至数小时，长至数月甚至数年。每种传染病的潜伏期多局限在一定的时间范围内。潜伏期在流行病学调查研究中具有重要意义，表现在：①根据潜伏期可判断患者受染的时间、传播途径和追踪传染源。②根据潜伏期，可确定接触者的留验、检疫或医学观察

期限,一般按平均潜伏期增加1～2天予以留验,危害严重的传染病可按最长潜伏期予以留验。③根据潜伏期,可确定接触者的免疫接种时间。如被狂犬严重咬伤时,必须在72小时内注射抗狂犬病血清才效果较佳;与麻疹患者密切接触的易感人群,应在接触后5日内注射免疫球蛋白,否则效果不佳。④潜伏期的长短可影响传染病的流行特征。一般来说,潜伏期短的传染病一旦发生流行,来势猛、传播快,常呈现暴发;潜伏期长的传染病流行时,一般比较平缓,持续较久。⑤根据潜伏期可评价预防措施效果。从某项预防措施开始执行时算起,经过最长潜伏期,通过观察病例数量是否下降等,来评价该项措施的效果。

2)临床症状期:临床症状期指出现临床特异症状和体征的时期。患者在临床症状期,机体组织已遭损害,并开始排出病原体,而有些临床症状有利于病原体排出,是传染性最强的时期。临床症状期患者作为传染源的意义最大。重症或典型患者由于具有典型的临床经过、症状和体征,尽管他们排出的病原体数量较大,但易于诊断而多住院隔离治疗,其传染源的作用受到限制,否则将是重要的传染源。轻型或非典型患者由于其临床表现或病程经过与一般典型患者不同,容易被忽视、误诊,而未进行及时隔离,其作为传染源的意义常比典型患者更重要。有些疾病的临床症状迁延不愈,呈慢性或迁延性疾病,持续排出病原体,对周围健康人群的威胁时间拖长,其传染源意义亦大,如慢性活动性乙型肝炎、肺结核等。

3)恢复期:恢复期指机体遭受各种损害后逐渐恢复到正常状态的时期。有些传染病患者的主要临床症状消失后,体内的病原体被排出,一般不再起传染源作用。但也有些传染病,如白喉、痢疾、乙型病毒性肝炎等,患者在恢复期仍可排出病原体,继续作为传染源,有的甚至终生作为传染源,如部分伤寒患者可成为慢性带菌者。

(2)病原携带者作为传染源:病原携带者(carrier)是指没有任何临床症状而能排出病原体的人。病原携带者由于只能通过病原学检查才能发现,而且其活动如常,常成为某些传染病的重要传染源。按照病原携带状态与临床分期,将其分为潜伏期病原携带者(incubatory carrier)、恢复期病原携带者(convalescent carrier)和健康病原携带者(healthy carrier)三类。

1)潜伏期病原携带者:指在潜伏期内携带病原体的人,多在潜伏期后期排出病原体。只有少数传染病存在这种病原携带者,如麻疹、白喉、痢疾、水痘、甲型病毒性肝炎和霍乱等。

2）恢复期病原携带者：指临床症状消失后，仍能持续排出病原体的人。某些传染病，如伤寒、霍乱、白喉、乙型病毒性肝炎和流行性脑脊髓膜炎等部分患者可有这种病原携带现象。一般情况下，恢复期病原携带状态持续时间较短，但也有少数人持续时间较长，甚至可持续终生。凡临床症状消失后，3 个月内仍有病原体排出的人为"暂时病原携带者"，超过 3 个月者为"慢性病原携带者"。慢性病原携带者往往引起传染病的暴发或流行，必须加强管理。

3）健康病原携带者：指既往未曾出现明显临床症状和患病史，却能排出病原体的人。健康病原携带者排出病原体数量较少，时间较短，其流行病学意义相对较小。但也有些传染病健康病原携带者为数较多，则是非常重要的传染源，如流行性脑脊髓膜炎、脊髓灰质炎、流行性乙型脑炎、乙型病毒性肝炎等。

病原携带者作为传染源意义的大小，不仅取决于排出病原体数量的多少和携带时间的长短，更重要的是取决于病原携带者的职业、个人卫生习惯以及卫生防疫措施等。

（3）受感染的动物作为传染源：许多种动物的传染病可传染给人，如牛型结核、炭疽、狂犬病等。人类罹患以动物为传染源的疾病，统称为"动物性传染病"。作为传染源的动物，通常以鼠类等啮齿类动物最为重要，与其有关的传染病有鼠疫、钩端螺旋体病、肾综合征出血热、多种立克次体病等 20 余种，其次是家畜和家养动物，包括牛、羊、马、猪、狗、猫等，与其有关的传染病有布鲁氏菌病、狂犬病、炭疽、流行性乙型脑炎、肺结核、弓形体病等。

动物性传染病患者作为传染源的意义一般不大，因为通常人与人之间不会传播。在近年来新发现的传染病中，其病原体大多来自家畜和野生动物，如许多欧美国家在大城市生活的人愿意到野外或森林里度假，增加了与野生动物接触的机会，致使莱姆病发病增多。

2.传播途径（route of transmission）

传播途径是指病原体从传染源排出后，侵入宿主之前，在外环境中停留和转移所经历的全过程。病原体从传染源经过外界环境而到达另一个易感个体，需借助于外界环境中一定的媒介，如空气、食物、手、日常用品等。这些参与传播病原体的媒介物称为"传播因素"或"传播媒介"。传播途径即为传播因素的组合。一种传染病可通过一种或数种途径传播。

（1）经空气传播：经空气传播包括下列三种方式。

1）飞沫传播：指含有病原体的飞沫借传染源呼气、说话、咳嗽、打喷嚏等经口、鼻咽部喷出体外而传播。大的飞沫迅速落在地面，较小的飞沫在空气中悬浮，但停留时间短，传播范围仅限于周围大约 2 m 以内的密切接触者。对外环境抵抗力较弱的病原体常经此方式传播，如脑膜炎双球菌、流行性感冒病毒、百日咳杆菌等。

2）飞沫核传播：由传染源排出的含有病原体的飞沫悬浮在空气中，由于蒸发失去水分，剩下蛋白质外壳的微小颗粒，内含病原体，称为"飞沫核"。这种飞沫核可以在空气中悬浮数小时甚至更久，漂浮距离也较远。吸入带病原体的飞沫核引起感染，称为"飞沫核传播"。病原体抵抗力较强的传染病，如白喉、猩红热、结核病等，可经飞沫核传播。

3）尘埃传播：含有病原体的分泌物或较大的飞沫落在地面，干燥后形成尘埃，由于人们的活动，尘埃重新悬浮于空气中，被人吸入而造成传播。凡对外界抵抗力较强的病原体，如结核分枝杆菌、炭疽杆菌芽孢等，均可经尘埃传播。

经空气传播的传染病，其主要流行特征是：①一般呈季节性升高，多见于冬春季节。②传播易于实现，病例可连续发生，传播迅速、广泛。③在未经免疫预防的人群中，发病可呈现周期性升高，而免疫力持久的疾病，则以儿童多见。④发病与人口密集程度、居住条件等有关。

（2）经水传播：经水传播主要有下列两种方式。

1）污染的饮用水传播：由于饮用水被粪便、污物、污水等污染而引起的传播，如细菌性痢疾、伤寒、霍乱、甲型病毒性肝炎等。经饮用水传播引起的疾病，其流行特征是：①病例分布与饮用水供水范围一致，患者有饮用同一水源的历史。②发病可无明显的年龄、性别及职业特征，不同年龄、性别、职业的人群均可发病。③水源经常被污染时，病例可终年不断，停用污染水或饮用水经净化后，流行或暴发即可平息。

2）疫水传播：由于水体被病原体污染，经接触疫水而受染，如钩端螺旋体病、血吸虫病等。经疫水传播引起的疾病，其主要的流行特征是：①患者皮肤、黏膜有疫水接触史。②发病具有季节性和地区性，以常接触疫水的职业人群发病较多。③大量易感人群进入疫区接触疫水，可形成暴发或流行。④加强疫水洁治措施和个人防护，可控制病例发生。

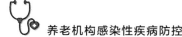

(3)经食物传播:经食物传播主要有下列两种方式。

1)食物本身含有病原体:如来自受感染的家畜、家禽的肉、内脏、乳及水生物等,若未经煮熟或未消毒即食用可引起感染。如1988年1~3月,上海市发生大规模的甲型肝炎流行,急性患者达20万人,其原因是人们生吃或半生吃了含有甲肝病毒的毛蚶。

2)食物被污染:食物在加工、运输、储存、烹调和供食过程中可被污染。

经食物传播的传染病的流行特征主要是:①病例常集中分布在同一伙食单位,病例有食用污染食物的历史。②不食者不发病,累计患病人数与吃污染食物的人数有关。③停用污染的食物后,发病即可平息。

(4)经接触传播:经接触传播主要有下列两种方式。

1)直接接触传播:指传染源与易感者不经任何传播媒介直接接触所造成的传播,如狂犬病、性传播疾病等。

2)间接接触传播:或称"日常生活接触传播",即易感者接触了被传染源的排泄物或分泌物污染的日常生活用品而造成的传播。例如,被污染的毛巾可传播沙眼、急性出血性结膜炎等,被污染的餐具可传播甲型病毒性肝炎、流行性感冒、白喉、猩红热等,便器可传播细菌性痢疾、性传播疾病等。间接接触传播的传染病,其主要流行特征是:①个人卫生习惯不良、卫生条件差的情况下,发病者较多。②病例一般呈散发,可形成家庭或同居室的聚集性。③无明显的季节性,流行过程缓慢。④切实改善环境卫生条件、讲究卫生,可减少或防止发病。

(5)经媒介节肢动物传播:经媒介节肢动物传播主要有下列两种方式。

1)机械性传播:指节肢动物只是机械地携带、传送病原体,病原体在其体内或体表均不发育繁殖。例如,苍蝇、蟑螂等携带肠道传染病病原体,传播细菌性痢疾、伤寒等。

2)生物性传播:指病原体必须在节肢动物体内经过一段时间(外潜伏期)的发育繁殖后才具有传染性,随之感染易感者。例如,蚊、蚤、蜱、螨等传播疟疾、丝虫病、登革热、流行性乙型脑炎、回归热、森林热等。

经节肢动物传播的疾病,其主要流行特征是:①具有一定的地区性和明显的季节性。②有些疾病具有职业特征,如森林脑炎多见于林区伐木工人或林区居住者。③发病年龄有差异,在疫区多见于儿童。④发病率与节肢动物媒介密度呈正相关,控制主要虫媒后则发病率明显下降。

(6)经土壤传播:土壤可因传染源的排泄物、分泌物直接或间接被污染,也可因传染源的尸体埋葬不当等而被污染。经土壤传播的疾病很多,如蛔虫病、钩虫病、鞭虫病、破伤风、炭疽等。蛔虫、钩虫、鞭虫等虫卵在人体内不发育,只有随粪便排到土壤中经发育后才具有传染性。破伤风、炭疽等芽孢在土壤中可长期生存,可经破损的皮肤引起感染。

土壤作为传播途径的意义,主要取决于病原体在土壤中的存活力、人与土壤的接触机会和个人卫生习惯等。

(7)医源性传播:医源性传播主要有下列两种方式。

1)易感者在接受检查、检验、治疗或预防措施时,由于所用的医用器械消毒不严格或被污染而引起疾病传播,如乙型病毒性肝炎、艾滋病等。

2)药品和生物制剂被污染而发生疾病传播。如患者在输血时,污染的血液可使患者发生感染。

3.人群易感性

人群作为一个整体对传染病病原体的易感程度称为"人群易感性"(herd susceptibility)。通常,人群易感性以人群中非免疫人口占全部人口的百分比表示。群体免疫水平高,即人群中免疫人口比例大,则人群易感性低,可抑制传染病流行。人群易感性受诸多因素影响而不断发生变化。

(1)人群易感性升高的主要因素

1)新生儿的增加:生后6个月以上未经人工免疫的婴儿,由于他们从母体得到的抗体逐渐消失,而获得性免疫尚未形成,缺乏特异性免疫力,故对许多传染病都易感。

2)易感人口的迁入:久居传染病地方流行区的居民,因患病或隐性感染而获得免疫力。但如大量非流行区居民迁入,因他们缺乏相应的免疫力,而使流行区人群易感性升高。

3)免疫人口免疫力的自然消退:一般来说,多数传染病在病后(包括隐性感染)或人工免疫后,经过一段时间,人们的免疫力逐渐降低,成为易感人口,从而使人群易感性升高。

4)免疫人口的死亡:人们通过人工免疫、病后或隐性感染而获得对某种传染病的免疫力,人群中这些人的死亡数增加,会使人群易感性升高。

5)病原体发生变异:人群对病原体的新变异株缺乏免疫力,因而普遍易感。

(2)人群易感性降低的主要因素

1)计划免疫:在人群中进行预防接种,使机体获得特异性免疫力,是降

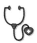
低人群易感性的重要措施。

2）传染病流行：由于人在病后或隐性感染后获得特异性免疫力，从而增加了免疫人口。

3）人群一般抵抗力的提高。

（三）疫源地与流行过程

1.疫源地

疫源地（infectious focus）是指传染源及其排出的病原体向周围传播时所能波及的地区。每个传染源所能到达的范围可单独构成一个疫源地，但在一个疫源地内可同时存在一个以上的传染源。一般把范围较小的疫源地或单个传染源所构成的疫源地称为"疫点"，如以有患者的住户或附近几户作为疫点。较大范围的疫源地或若干疫源地连成片时，称为"疫区"，如一个村或几个村庄、一个居委会或一条街。有传染源的存在和病原体能够继续传播是形成疫源地的必备条件。

疫源地范围的大小主要取决于三个因素，即传染源的存在时间和活动范围、传播途径的特点和周围人群的免疫状况。一个住院隔离的传染病患者造成的疫源地范围很有限，而一个自由活动的病原携带者或患者造成的疫源地范围则较大；只能经飞沫传播的麻疹的疫源地范围有限，而通过蚊虫传播的疟疾，疫源地范围则决定于蚊虫的活动范围。疫源地范围的大小决定了采取防疫措施的范围。

消灭疫源地必须具备下列条件：传染源已被移走（如隔离、死亡、移居）或已经治愈；经过有效的消毒、杀虫措施，传染源散播在外环境中的病原体被彻底清除；所有易感的接触者，经过最长潜伏期后未出现新病例或新感染者。

2.疫源地与流行过程

疫源地是构成流行过程的基本单位。每一个新发生的疫源地都是由过去的疫源地发展而来，一系列相互联系、相继发生的新、旧疫源地构成了传染病流行过程。只有传染源、传播途径和易感人群三个基本环节相互连接、协同作用，才能发生新的疫源地，才使得流行过程延续下去。及时、有效地消灭疫源地可终止流行过程。

（四）影响流行过程的因素

构成流行过程必须具备三个基本环节，即传染源、传播途径和易感人群，而三者能否相互连接形成流行，是一个复杂的生物和社会现象，往往受自然因素和社会因素的影响。

1.自然因素的影响

自然因素包括人们生活环境中的气候、地理、土壤、动植物等,其中对流行过程影响最明显的是气候因素和地理因素。气候因素和地理因素对动物宿主、生物媒介、人群活动以及外环境中病原体的存活均有显著影响。

(1)自然因素对传染源的影响:以动物为传染源时,自然因素尤其是气候因素和地理因素,可通过促进或抑制传染源的活动而影响流行过程。如肾综合征出血热的传染源黑线姬鼠,栖息在潮湿、多草地区。黄鼠需要冬眠,多在春夏之交繁殖,秋季密度达到高峰,从而决定了黄鼠鼠疫及其引起的人间鼠疫的流行时间为4～10月份。

(2)自然因素对传播途径的影响:尤其在以节肢生物媒介作为传播途径时,自然因素的影响明显。媒介生物的地理分布、季节消长、活动能力,以及病原体在媒介生物体内的发育和繁殖等均受自然因素制约。因此,疟疾、流行性乙型脑炎等由节肢动物媒介传播的传染病有明显的地区性和季节性。

(3)自然因素对易感人群的影响:自然因素还能影响人们的受感染机会。如夏季气候炎热,人们喜食生冷食品,易发生肠道传染病;冬季寒冷,人们多在室内活动,增加了飞沫传播传染病的机会。自然因素还可对易感者非特异性免疫力产生影响。如寒冷冬季,冷空气刺激呼吸道黏膜使血管收缩,造成局部缺血,致使上呼吸道抵抗力降低,易发生呼吸道疾病;而夏季炎热,血液多流向体表,造成肠黏膜缺血,肠道抵抗力降低,往往容易发生肠道传染病。

2.社会因素的影响

社会因素包括人类的一切活动,如社会制度、生产活动、生活条件、医疗卫生状况、文化水平、人口移动、宗教信仰、社会安定等。

(1)社会因素对传染源的影响:如我国由于建立了各级卫生防疫机构和传染病医院,保证了重大传染病及时得到报告、隔离和治疗,极大地控制了传染病在我国的流行。严格执行国境卫生检疫,防止了境外传染病传入我国。定期对饮食行业、自来水厂有关工作人员做肠道传染病的病原体检查,以利于早期发现传染源,减少了肠道传染病的流行。对献血人员进行包括乙型肝炎表面抗原在内的常规检查,有助于防止受血者经血液或血制品感染等。

(2)社会因素对传播途径的影响:在流行过程的三个基本环节中,以传

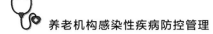

播途径受社会因素影响最为明显。居民饮用水质量的好坏可影响霍乱、伤寒、痢疾等肠道传染病的传播。人口密度也可影响某些传染病的流行过程。如农村人口密度小,麻疹等呼吸道传染病不经常存在,多在传入后才发生流行;相反在城市,由于人口密度大,呼吸道传染病则经常存在,出现周期性流行。人们的卫生知识水平和风俗习惯也是传染病发生的影响因素。例如,饭前便后洗手、不饮生水、不随地大小便,都会减少传染病传播的机会。

(3)社会因素对易感人群的影响:预防接种及其质量是社会因素影响人群易感性最明显的一个方面。通过预防接种可提高人群免疫力,以控制传染病的传播和流行,最终消灭传染病。如实行计划免疫,可有效预防麻疹、白喉、百日咳、破伤风、脊髓灰质炎和结核病等。

(五)研究感染性疾病常用指标

感染性疾病的流行过程在自然因素和社会因素的影响下,表现出各种各样的特征,这些特征的描述需要用量化的数据来进行分析,也就是疾病的分布。

1.研究疾病分布常用的率和比

(1)发病率:它描述的是在一个可能发病的人群(暴露人群)中,一定期间内(通常为1年)发生某病的新病例的频率,多以每10万人口来表达。

(2)罹患率:它指的是在某一人群中新发生的患者的频率。这个指标是衡量人群中在较短时期内新发病例的频数,可以用来描述在某疾病暴发流行期间患该病的危险性,通常用百分比来表达。

(3)患病率:患病率又称"现患率",是指在某一时间点上某一人群患某病的比例,包括该时间内的新、老病例,但不包括已死亡者及已痊愈者,通常以每千或每10万人口来表达。用它衡量慢性病要比发病率或罹患率更好,因后两者只考虑新发生的病例。

(4)感染率:它是指某一时期内某一种疾病在一定人群中所占的比例,按感染指标来计算,包括隐性感染者在内,常用于血清流行病学调查。

2.疾病流行的强度

(1)散发性发病:发病率呈历年来一般水平。以当年的发病率和过去3年的发病率相比,如未显著超过以往一般发病率,则为散发性发病。

(2)流行:当一个地区某病发病率超过该病散发性发病率水平3～10倍时,称为"流行"。

(3)大流行:当某病发病率超过流行水平,且蔓延范围越过国界和洲界时,称为"大流行"。

3.疾病的地区分布

(1)地方性疾病:指在特定的自然或社会条件下,某些地区内持续发生的疾病,如疟疾、血吸虫病、黑热病等。

(2)外来性疾病:指本国或本地区本来不存在,而从外国或外地传入的疾病,如霍乱、黄热病。

4.疾病的时间分布

(1)暴发:某病在某人群中短时间内发病数突然增加,称为"暴发",如食物中毒、伤寒、细菌性痢疾、甲型肝炎等。

(2)季节性:季节性是指某病的发病率在每年的某个季节出现高峰,如乙型脑炎、恙虫病等。

(3)周期性:由于易感人群的积累或病毒的变异,而出现每几年一次的发病率高峰时,称为"周期性发病",常见于麻疹、流行性脑脊髓膜炎和流行性感冒等。

(4)长期变异:随着自然和社会条件的改变,以及医疗技术的进步,某些疾病的病原体会发生变异,种群会变迁,从而引起疾病病理学和临床表现的变化。如细菌性痢疾菌群的变迁,霍乱由古典生物型到 El Tor 型再到 O139型的变迁,都是很典型的例子。

5.疾病的人群分布

(1)性别:疾病的性别差异可能与两性参加的社会活动不同导致暴露机会不同有关,如粪-口传播的感染性疾病常见于男性。疾病的性别差异还与机体免疫应答有关,如男性乙型肝炎患者多于女性,可能与女性染色体 X 比男性多一倍有关。

(2)年龄:由于成年人大多通过隐性感染而获得主动免疫,感染性疾病的年龄分布通常偏重于儿童和青少年。

(3)职业:职业与暴露机会密切相关,如农民容易感染血吸虫病和钩端螺旋体病等。

(4)种族:某些感染性疾病可能与种族相关。例如,在纽约,华人急性乙型肝炎恢复期发展为慢性携带者显著多于白种人。

(5)行为:华支睾吸虫病多见于常吃生鱼的人,肺吸虫病多见于爱吃蝲蛄的人,这些都是行为与感染性疾病相关的例子。

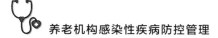
三、感染性疾病的鉴别与诊断原则

（一）感染性疾病的定义

医学上将所有由病原体引起的疾病统称为"感染性疾病"，常见的病原体有细菌、真菌、病毒、寄生虫等。感染性疾病的发生主要与病原体的侵袭力及宿主的抵抗力密切相关。临床上，抗生素的不规范使用引起了正常菌群失调和大量耐药菌株的出现，从而增加了机体的内源性感染概率，这在一定程度上增加了感染性疾病的发生。

（二）感染性疾病的分类

1.按病原体来源分类

（1）外源性感染：它是指患者遭受非本人自身存在的各种病原体的侵袭而发生的感染（即病原体来自患者本身以外的地方），如细菌性痢疾、病毒性肝炎等。

（2）内源性感染：它是指由于各种原因导致人体免疫力下降时，患者受自身常驻细菌的侵袭而发生的感染。病原体来自患者自身的体表或体内，在一定条件下（如使用抗肿瘤药物及放射治疗）可造成全身性免疫功能降低，此时正常菌群可引起自身感染而导致各种感染性疾病。或长期使用广谱抗生素后，体内正常菌群受到不同程度的抑制，未被抑制的细菌会趁机大量繁殖，造成二重感染。

2.按感染部位分类

（1）全身感染。

（2）局部感染。

3.按感染系统分类

（1）中枢神经系统感染。

（2）呼吸系统感染。

（3）心血管系统感染。

（4）消化系统感染。

（5）泌尿生殖系统感染。

（6）骨和关节感染。

（7）皮肤软组织感染。

（8）眼耳鼻喉口腔感染。

4.按获得感染的环境分类

(1)社区获得性感染。

(2)医院获得性感染。

感染病原菌的变迁研究表明,感染病原菌变迁的总趋势为革兰氏阴性杆菌的感染明显增多。20世纪以来,第3代头孢菌素的广泛应用使革兰氏阴性杆菌的耐药现象日益严重,如产P-内酰胺酶的大肠埃希菌和肺炎克雷伯菌,还有耐甲氧西林的葡萄球菌,引起了国内外的广泛关注,特别是万古毒素中介的葡萄球菌。这些耐药菌株的出现已经向人类发出了挑战。

(三)感染性疾病的诊断与鉴别

由于微生物的种类多种多样,耐药情况不断出现,导致感染性疾病种类繁多,诊断复杂。临床抗感染治疗很大程度上采用经验治疗。

1.发热

(1)稽留热:体温恒定维持在39℃以上达数天或数周,24小时内体温波动不超过1℃,常见于大叶性肺炎、斑疹伤寒及伤寒高热期。

(2)弛张热:体温在39℃以上,波动幅度大,24小时波动范围超过2℃,常见于败血症、风湿热、重症肺结核及化脓性炎症。

(3)间歇热:体温骤升达高峰后持续数小时,迅速下降至正常水平,无热期持续1天至数天,如此高热期与无热期反复交替出现,常见于疟疾、急性肾盂肾炎等。

(4)波状热:体温上升达39℃或以上,数天后又逐渐下降至正常水平,持续数天后又逐渐升高,如此反复多次,常见于布鲁氏菌病。

(5)回归热:体温急剧上升至39℃或以上,持续数天后又骤然下降至正常水平,高热期与无热期各持续若干天后规律性交替一次,可见于回归热、霍奇金病等。

(6)不规则热:常见于肺结核、风湿热、支气管肺炎、渗出性胸膜炎等。

2.咳嗽

(1)咳嗽伴发热:多见于急性呼吸道感染、肺结核、胸膜炎等。

(2)咳嗽伴胸痛:常见于肺炎、胸膜炎、支气管肺癌、肺栓塞和自发性气胸。

(3)咳嗽伴呼吸困难:见于喉水肿、慢性阻塞性肺炎、重症肺炎、肺结核等。

(4)咳嗽伴咯血:常见于支气管扩张、肺结核、肺脓肿等。

(5)咳嗽伴大量脓痰:常见于支气管扩张、肺脓肿、肺囊肿合并感染等。

(6)急性发作的刺激性干咳伴发热、声嘶:常见于急性喉炎、气管炎和支气管炎。

(7)咳嗽伴哮鸣音:多见于支气管哮喘、慢性喘息性支气管炎、弥漫性泛细支气管炎。

3.咳痰

痰的性质可分为黏液性、浆液性、脓性和血性等。痰的性质、量及颜色不同,具有不同的临床意义。

(1)黏液性痰:痰由白色泡沫转为脓性,多为细菌性感染。

(2)浆液性痰:见于肺水肿。

(3)脓性痰:见于化脓性细菌性下呼吸道感染。

(4)血性痰:是由于呼吸道黏膜受侵害、损害毛细血管或血液渗入肺泡所致。

(5)铁锈色痰:为典型肺炎球菌肺炎的特征。

(6)砖红色胶冻样痰:典型的肺炎克雷伯菌肺炎。

(7)黄绿色或翠绿色痰:提示铜绿假单胞菌感染。

(8)其他:肺阿米巴病痰呈咖啡样;肺吸虫病为果酱样痰;痰白黏稠且牵拉成丝,难以咳出,提示有真菌感染;痰恶臭提示有厌氧菌感染;粉红色泡沫痰是肺水肿的特征。

4.呼吸困难

呼吸困难是指患者主观感到空气不足、呼吸费力,客观上表现为呼吸运动用力,严重时可出现张口呼吸、鼻翼翕动,并且有呼吸频率、深度、节律的改变。

(1)急性呼吸困难伴胸痛常提示肺炎、气胸和胸腔积液。

(2)肺血栓栓塞症常表现为不明原因的呼吸困难。

(3)左心衰竭患者可出现夜间阵发性呼吸困难。

(4)支气管哮喘发作时,患者出现呼气性呼吸困难,且伴有哮鸣音,缓解时消失,下次发作时又出现。

5.疼痛

疼痛是感染性疾病的症状之一,呼吸系统感染会导致胸痛,急性胰腺炎、阑尾炎会有腹痛,泌尿系统感染会有尿痛、腰痛,中枢神经系统感染会有头痛等。

第三章

感染性疾病的预防与控制

一、一般性防控措施

（一）消毒

1.室内空气的消毒

室内空气消毒最简单的方法是通风，上午、下午各一次，每次不少于30分钟。或者用紫外线消毒。用紫外线消毒的时候注意：一定要在没有人的情况下进行，如果老人需要卧床不能活动，要遮盖起来，以免刺激引起损伤。紫外线可以用于物品消毒和空气消毒，用于物品消毒时，有效距离是1 m以内，而且必须是直接照射；用于空气消毒时，有效距离是2 m以内，时间一般是30分钟。紫外线灯管有效的消毒时间是1000小时，所以要及时更换。使用过程中要保持灯管表面的清洁，每周用酒精擦拭一次，表面被污染时要及时擦拭。每半年监测一次灯管的照射强度，低于70 μW/cm^{2}时要及时更换。另外，要随时记录消毒日期、照射时间、灯管使用累计时间及更换时间。

2.手的清洗和消毒

手卫生是预防院内感染最有效、最方便、最经济的方法，有80%的院内感染是通过不规范洗手传染的，所以一定要严格手卫生。手卫生包括洗手、卫生手消毒和外科手消毒。手卫生的指征包括直接接触患者前后、摘手套后、接触体液或排泄物后、接触破损皮肤或伤口敷料后、从污染部位到清洁部位护理患者的时候。洗手时用清洁剂认真揉搓，并使用七步洗手法。注意手消毒前摘掉手部饰物，而且不可以用消毒盆浸泡作为手消毒的方法。

另外,接触患传染性疾病的老年人后,要先洗手再去护理下一位老人,以防传染给别人。

3.物体表面的消毒

地面、墙面、门窗、桌椅、门把手、水龙头、卫生间、便池,一般情况下可以只进行日常清洁卫生工作,每天用湿抹布擦拭两次,就可以除去大部分微生物;被褥、床垫、毛毯、衣服等可以进行日光消毒,日光热、干燥,具有紫外线,将物品放在直射的日光下暴晒 6 小时,并定时翻动,使物品各面都受到日光的照射,也可以达到消毒目的。但是,当物体表面受到病原体污染时,必须采用严格的消毒处理。可以用含氯消毒剂也就是 84 消毒液擦拭或喷洒消毒物体表面,或者用紫外线消毒。

4.织物的消毒

织物包括患者的衣服、床单、被罩等。为老人更换物品的时候要注意分类,把有传染性疾病者和正常老人的物品分开收集,有明显污染的和没有明显污染的被单也要分开收集,污染如尿迹、血迹,以防引起交叉感染。收集被单的工具,比如推车,每次更换被单前后用清水擦拭一次,在整理明显有污染的被单后要用 1000 mg/L 的有效氯消毒液擦拭消毒。

5.日常用品的消毒

日常用品包括老人的餐具、脸盆、尿壶、便盆等,影响餐具消毒效果的重要因素是清洁的程度,如果清洁不彻底,留有食物残渣或油腻会对消毒效果影响很大。一般老人的餐洁具如餐具、脸盆、便器等,应该专人专用,用后清洗干净,晾干备用;必要时可以煮沸 15 分钟或者用 250 mg/L 的有效氯消毒剂浸泡 20~30 分钟,然后用清水冲洗干净。对患有传染性疾病老人的餐具,煮沸 20 分钟后清洗去污,再用 1000 mg/L 的有效氯消毒液浸泡半小时,再用清水冲洗备用;脸盆、便器等要用 1000 mg/L 有效氯消毒液浸泡 30 分钟,清水冲净后再用 500 mg/L 的有效氯消毒液浸泡 30 分钟,然后冲洗干净备用。

6.抹布、拖布的消毒

健康的和有传染病的老人的抹布、拖布等应该有明显的标记,要严格区分使用。一般的房间和走廊可以用 84 消毒液擦拭,用清水洗净抹布、拖布,晾干备用。有分泌物、排泄物时,先用 1000 mg/L 的有效氯消毒液适量倒在污染处,30 分钟后清除干净,再用 500 mg/L 的有效氯消毒液浸泡抹布、拖布 30 分钟,之后清洗晾干备用。传染病老人使用后的抹布、拖布要先用

1000 mg/L的二氧化氯消毒液浸泡 30 分钟,用清水清洗干净,再用 500 mg/L的有效氯消毒液浸泡 30 分钟,然后清洗晾干备用。

(二)隔离

隔离是采用各种方法或技术,防止感染因子由患者和携带者传播给其他人的一种措施,可减少已知和未知的感染造成院内感染的传播。传染源隔离通常是将处于传染期内的患者或可疑的传染患者和病原携带者同其他老人分开,或者将其安排在不能传染给他人的条件下。其目的是避免患者之间的交叉感染,控制传染病的传播扩散。隔离的原则是传染患者要与健康人严格分开,确诊的和未确诊的分开,清洁物品和污染物品要严格区分。

1.呼吸道隔离

呼吸道隔离适用于病原微生物随飞沫及分泌物排出而传播的呼吸道传染病,如流行性脑脊髓膜炎、猩红热、流行性感冒等。患者口鼻分泌物和痰液中含有大量病原微生物,要求必须吐在加盖的痰盒中。患者口鼻分泌物接触过的用品应固定专用,定期消毒。病室要注意通风换气,每天要进行空气消毒。

2.消化道隔离

消化道隔离适用于粪-口传播途径的疾病,如伤寒、痢疾、病毒性肝炎等。处理这些患者的污物时,要戴手套,坐便器要定期消毒,餐具也要定期消毒。另外,要保证房间里没有苍蝇、蟑螂。

3.隔离的要求

工作人员在护理有传染性疾病的老人时一定要洗手和戴手套,进出呼吸道疾病老人的房间时要随手关门,防止病室中的微生物污染中间环境或其他老人的房间,在污染区内禁止进食。工作人员若处于传染性疾病的传染期,应尽量避免与老人直接接触。

4.隔离技术

佩戴手套、口罩可保护工作人员免受微生物的感染,防止将微生物菌群传染给其他老人。戴手套指征:在有可能接触血液、体液、分泌物、排泄物时戴手套。手套用完后要及时投入垃圾袋;每副手套只限于一个患者的一项操作,禁止一副手套进行多项操作,操作完后要及时洗手。

5.合理应用抗生素

滥用抗生素可增强药物耐药性,导致体内正常菌群失调,难以有效控制感染性疾病症状,最终造成院内感染。护理管理人员应当严格把握抗生素

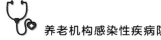

的使用量,通常约占全部用药量的 1/4。此外,还应加强督查抗生素应用情况,规范应用抗生素。

(三)治疗区域的感染控制

(1)应分区明确、布局合理、标记清楚,设有流动水洗手设备;治疗区域应每日清洁,遇污染时应随时进行清洁消毒。

(2)医护人员进入治疗区域应衣帽整洁,佩戴口罩;医护人员执行技术操作应符合无菌操作规程。

(3)无菌物品按灭菌日期依次放入专柜,应做到一人一用一灭菌。

(4)抽出的药液、开启的无菌溶液应注明时间,超过 2 小时不宜使用;启封抽吸的各种溶媒超过 24 小时不宜使用,宜采用小包装。

(5)碘酒、乙醇等皮肤消毒剂应采用小包装,装消毒液的玻璃容器应每周灭菌更换 2 次。

(6)无菌棉球、纱布等小包装一经打开,应立即使用,未使用完的棉球、纱布等超过 4 小时不宜使用。

(7)治疗车上层为相对清洁区,下层为相对污染区。

(8)治疗、处置按一般老人、感染老人的顺序进行;换药操作应按清洁伤口、感染伤口依次进行;感染性敷料应放在黄色塑料袋内,按照医疗废弃物要求处理。

(四)居住区域的感染控制

(1)老年人居住区域日常清洁消毒应根据感染的病原选用适宜消毒方法。健康老人日常清洁应以清水清洁为主,辅以清洁剂,达到无尘、无污迹及无异味;长期卧床老人居室日常清洁应在清水清洁基础上辅以低水平消毒剂消毒,有体液、分泌物或排泄物污染时随时清洁消毒。

(2)保持老年人居住区域空气清新,应每天通风换气 2 次。

(3)床铺应采用湿式清扫,一床一套(巾);床头柜一桌一抹布,抹布用后统一清洗并湿热消毒。入住老年人出院、转出或死亡后,床单应做终末消毒处理。

(4)地面应湿式清扫,保持清洁。当有血迹、粪便、体液等污染时,应立即实施清洁和消毒;污染物量≥10 mL 时,应先采用可吸湿性材料清除污染物,再实施清洁和消毒措施。

(5)衣服、床单、被套等用品应定期更换,遇有污染须及时更换;枕芯、棉褥、床垫宜根据条件选用适宜的消毒方法,定期消毒。

（6）环境消毒过程中使用的消毒液应严禁"重复浸泡"，保洁用品宜选用易清洗、消毒、干燥的微纤维织布材料的洁具，如抹布、地巾或可拆卸更换的拖布头，保洁用品复用应清洗湿热消毒。

（五）洗涤区域的感染控制

（1）区域布局合理，洁污分开，通风良好，物流由污到洁，顺行通过，不宜逆行。

（2）应指定洗涤物品的收集地点，避免在老年人居住区域清点，洗涤物品专车、专线（人）运输，运送车辆洁污标识清晰，每日定时清洗消毒，被血液、体液污染及患有传染病老人的衣物单独封闭运输。

（3）物品应分类洗涤，被血液、体液污染及患有传染病老人的衣物应单独清洗、消毒。

（4）清洁布存贮应符合 DB 11/662—2009 的要求。

（六）餐饮区域的感染控制

（1）从业人员上岗前及每年都应进行健康体检，有传染病者不应在餐饮部门工作；进入操作间应穿戴好工作服及工作帽，不应穿工作服离岗去其他地方；个人卫生应做到"四勤"，即勤洗手，勤剪指甲，勤洗澡、理发，勤洗衣服；每周至少换洗两次工作服。

（2）餐饮区域内外环境卫生整洁，采取"四定方法"，即定人、定物、定时间、定质量；划片分工包干负责；争取做到消灭苍蝇、老鼠、蟑螂和其他害虫及滋生条件；食品从原料到成品实行"三不"制度，不采购腐烂变质的原料，库房不存放腐烂变质的原料，不用腐烂变质的原料加工食品。

（3）食物存放实行"四隔离"：生食与熟食隔离，成品与半成品隔离，食品与杂物、药品隔离，食品与天然冰隔离。食物应做到洁净、无毒、无致病菌、无寄生虫、无腐败变质、无杂质。

（4）餐具的消毒应符合 GB 14934—2016 的规定。

加强养老机构院内感染控制工作对于确保老年人健康安全、医疗安全具有重大实际意义。做好院内感染控制工作能在最大限度上降低养老机构院内感染概率，还能提高护理服务工作质量，确保院内医疗安全。

二、特异性防控措施

（一）管理传染源

传染病报告制度是早期发现、控制传染病的重要措施，可使防疫部门及时掌握疫情,采取必要的流行病学调查和防疫措施。根据《中华人民共和国传染病防治法》,传染病分为甲类、乙类和丙类。值得注意的是,在乙类传染病中,传染性非典型肺炎、炭疽、人感染高致病性禽流感和脊髓灰质炎,必须采取甲类传染病的报告、控制措施。

对传染病的接触者,应分别按具体情况采取检疫措施,密切观察,并适当做药物预防或预防接种。应尽可能地在人群中检出病原携带者,进行治疗、教育、工作岗位调整和随访观察。特别是对食品制作供销人员、炊事员、保育员,应做定期带菌检查,及时发现,及时治疗及调换工作。

对动物传染源,如属有经济价值的家禽、家畜,应尽可能加以治疗,必要时宰杀后加以消毒处理;如属无经济价值的野生动物,则予以捕杀。

(二)切断传播途径

对于各种传染病,尤其是消化道传染病、虫媒传染病和寄生虫病,切断传播途径通常是起主导作用的预防措施,其主要措施包括隔离和消毒。

1.隔离

隔离是指将患者或病原携带者妥善地安排在指定的隔离单位,暂时与人群隔离,积极进行治疗、护理,并对具有传染性的分泌物、排泄物、用具等进行必要的消毒处理,防止病原体向外扩散的医疗措施。隔离的种类有以下几种:

(1)严密隔离:对传染性强、病死率高的传染病,如霍乱、鼠疫、狂犬病等,患者或病原携带者应住单人房,严密隔离。

(2)呼吸道隔离:对由患者的飞沫和鼻咽分泌物经呼吸道传播的疾病,如传染性非典型肺炎、流行性感冒、流行性脑脊髓膜炎、麻疹、白喉、百日咳、肺结核等,应做呼吸道隔离。

(3)消化道隔离:对由患者的排泄物直接或间接污染食物、食具而传播的传染病,如伤寒、菌痢、甲型肝炎、戊型肝炎、阿米巴病等,最好能在一个病房中只收治一个病种,否则,应特别注意加强床边隔离。

(4)血液-体液隔离:对于直接或间接接触感染的血及体液而发生的传染病,如乙型肝炎、丙型肝炎、艾滋病、钩端螺旋体病等,在一个病房中只住有同种病原体感染的患者。

(5)接触隔离:对病原体经体表或感染部位排出,他人直接或间接与破损皮肤或黏膜接触感染引起的传染病,如破伤风、炭疽、梅毒、淋病和皮肤的真菌感染等,应做接触隔离。

（6）昆虫隔离：对以昆虫作为媒介传播的传染病，如流行性乙型脑炎、疟疾、斑疹伤寒、回归热、丝虫病等，应做昆虫隔离。病室应有纱窗、纱门，做到防蚊、防蝇、防螨、防虱和防蚤等。

（7）保护性隔离：对抵抗力特别低的易感者，如长期大量应用免疫抑制剂者、严重烧伤患者、早产婴儿和器官移植患者等，应做保护性隔离。在诊断、治疗和护理工作中，尤其应注意避免医源性感染。

2.消毒

消毒是切断传播途径的重要措施。狭义的消毒是指消灭污染环境的病原体，广义的消毒则包括消灭传播媒介。消毒有疫源地消毒（包括随时消毒与终末消毒）及预防性消毒两大类。消毒方法包括物理消毒法和化学消毒法等，可根据不同的传染病选择。

（三）保护易感人群

保护易感人群的措施包括特异性和非特异性两个方面。非特异性保护易感人群的措施包括改善营养、锻炼身体和提高生活水平等，可提高机体的非特异性免疫力。在传染病流行期间，应保护好易感人群，避免与患者接触。对有职业性感染可能的高危人群，及时给予预防性措施，一旦发生职业性接触，立即进行有效的预防接种或服药。

特异性保护易感人群的措施是指采取有重点、有计划的预防接种，提高人群的特异性免疫水平。人工自动免疫是有计划地对易感者进行疫苗、菌苗、类毒素的接种，使人体在1～4周内主动产生免疫力，维持数月至数年，免疫次数为1～3次，主要用于预防传染病。动物实验证明，加入适量的佐剂（adjuvant），如氢氧化铝，可提高蛋白疫苗、脱氧核糖核酸（deoxyribonucleic acid，DNA）疫苗的免疫效果。人工被动免疫采用的是含特异性抗体的免疫血清，包括抗毒血清、人类丙种球蛋白等，给人体注射后免疫立即出现，但持续时间仅为2～3周，免疫次数多为一次，主要用于治疗某些外毒素引起的疾病，或与某些传染病患者接触后的应急措施。预防接种对传染病的控制和消灭起着关键性作用。人类由于普遍接种牛痘苗，现已在全球范围内消灭了曾对人类危害很大的天花。由于我国在儿童中坚持实行计划免疫，全面推广脊髓灰质炎疫苗，目前我国已基本消灭脊髓灰质炎。

三、应急处置与管理

按照《中华人民共和国传染病防治法》，传染病分为甲类、乙类和丙类三类。法定报告传染病的病种有 39 种,其中甲类传染病 2 种:鼠疫、霍乱,报告时限为 2 小时;乙类传染病 26 种:传染性非典型肺炎、艾滋病、病毒性肝炎、脊髓灰质炎、人感染高致病性禽流感、麻疹、流行性出血热、狂犬病、流行性乙型脑炎、登革热、炭疽、细菌性和阿米巴性痢疾、肺结核、伤寒和副伤寒、流行性脑脊髓膜炎、百日咳、白喉、新生儿破伤风、猩红热、布鲁氏菌病、淋病、梅毒、钩端螺旋体病、血吸虫病、疟疾、人感染 H7N9 型禽流感(2013 年新增),报告时限为诊断后 24 小时网络报告,其中肺炭疽、传染性非典型肺炎、脊髓灰质炎、高致病性禽流感按甲类传染病管;丙类传染病 11 种:流行性感冒、流行性腮腺炎、风疹、急性出血性结膜炎、手足口病(2008 年新增)、麻风病、流行性和地方性斑疹伤寒、黑热病、包虫病、丝虫病以及除霍乱、细菌性和阿米巴性痢疾、伤寒和副伤寒以外的感染性腹泻病,报告时限为诊断后 24 小时网络直报。

院内感染疾病的应急处理操作流程如下:

(一)按疾病的严重程度分类

院内感染疾病按照疾病的严重程度分为一般传染性疾病、重大传染性疾病、特大传染性疾病。

1.一般传染性疾病

养老院内发生属于一般传染性疾病的疫情时,启动第三级应急响应。

(1)启动日报告制度和零报告制度,养老院内实行 24 小时值班制度,加强系统的疫情通报。

(2)养老院做好落实各项防治措施,进入应急状态的准备。

(3)养老院如尚无疫情发生,可保持正常的生活秩序,但要对集体活动、大型集会等群体性活动进行控制。

(4)传染病流行时要加强对发热患者的追踪管理;呼吸道传染病流行期间,图书室、食堂等公共场所必须加强消毒、通风换气;肠道传染病流行期间,对厕所、粪便、食堂及饮用水加强消毒,并加强除"四害"工作。

(5)严格执行出入养老院管理制度。

2.重大传染性疾病

养老院所在区域如发生属于重大传染性疾病的疫情,启动第二级应急响应。除对接触者实施控制外,全院保持正常的生活秩序,在第三级疫情防控措施的基础上,进一步采取以下措施:

(1)开展有针对性的健康教育,印发宣传资料,在养老院贴宣传标语和宣传画,提高老人和员工的自我防护意识和防护能力,外出和进入公共场所要采取必要的防护措施。

(2)对全体人员每日定时测量体温,发现异常情况及时上报。

(3)对重大传染病的密切接触者,养老院要配合卫生部门做好隔离、医学观察和消毒等工作。

(4)加大进出养老院的管理力度,控制院外人员进入养老院。

(5)养老院根据情况,及时向老人及员工通报疫情防控工作情况。

3.特大传染性疾病

养老院所在区域如发生属于特大传染性疾病的疫情,启动第一级应急响应。在第二、第三级疫情防控措施的基础上,进一步采取以下措施:

(1)实行封闭式管理,严格控制外来人员进入养老院。

(2)全面掌握和控制人员的流动情况,职工外出必须向所在部门请假。外出老人和去疫区的人员返院后,必须进行医学观察。对缺勤者逐一登记,及时查明缺勤原因。发现异常者劝其及时就医或在家医学观察,暂停上班。

(3)避免人群的聚集和流动。不组织老人参加各类大型集体活动,养老院不安排外出参加旅游、聚餐等活动。

(二)按疾病的发病种类分类

院内感染疾病按照疾病的发病种类分为呼吸系统感染性疾病、泌尿系统感染性疾病、消化系统感染性疾病、皮肤感染性疾病。

1.呼吸系统感染性疾病

本着早发现、早隔离、早治疗的原则,及时切断传播途径,并采取必要的流行病学调查和防控措施。积极治疗原发病,加强老年人生活照料和营养支持,提高机体免疫力。保持口腔清洁,预防感染等并发症,促进呼吸道分泌物排出并鼓励戒烟。鼻饲、吸痰时戴一次性手套,并注意防止误吸和异物进入呼吸道。用于雾化器和湿化器(瓶)的大包装无菌液体,开启后 24 小时内使用。连续使用的氧化湿化瓶应每日更换无菌水或当日新煮沸的凉开水,用后消毒,干燥保存。

2.泌尿系统感染性疾病

导尿系统应保证密闭、引流畅通,无逆流。若出现无法用药物控制的泌尿道感染、梗阻、污染、破裂、沉积物堆积等情况,应尽早拔除导尿管。严格执行无菌技术操作,尤其注意洗手、手消毒及无菌器具的使用。应用无菌方式采集尿样本,在导尿管与引流接头上端周围用 2%碘酊、75%乙醇消毒,以无菌空针及针头抽取尿液。维持会阴部、尿道口的清洁干燥，做好阴部的护理。耻骨上膀胱造瘘的老人应注意保持伤口清洁，老年男性病患的阴茎应每日清洗一次，并做好尿管、尿袋的护理和管理。

3.消化系统感染性疾病

加强老年人及家属手卫生等接触隔离的卫生宣传教育，加强食品安全管理，不提供生冷、腐败、变质食物。对患有胃肠道感染的老年人，应做到早发现、早隔离、早治疗，切断传播途径。做好卫生管理，明确划分清洁区、污染区，做好餐具、药杯的清洁消毒，做好布巾、地巾、便器、卫生间及环境的清洁消毒。

4.皮肤的感染性疾病

保持皮肤的清洁卫生，避免皮肤经常受风吹和阳光暴晒。洗澡时不使用碱性肥皂，水温不超过 40 ℃，次数不宜过勤，时间不宜过长。洗浴后，应在面部、背部、手背等容易暴露的部位涂爽身粉、润肤液。加强营养，注意合理膳食，适量饮水。保持老人卧具（被子、床单）的平整、干燥、舒适，老人内衣应勤洗勤换，选用棉织品。对长期卧床的老人，应每 2 小时翻身一次。

第四章

养老机构院内感染及防控

老年人由于年老体弱，免疫力低下，容易发生感染，院内感染为养老机构面临的一个新问题。

一、医院感染的判定

医疗机构内的医院感染，曾称"医院内感染""院内感染"或"医院获得性感染"，是指入院时不存在也不处于感染的潜伏期，而是入院以后引起的感染，包括住院期间感染而出院后才发病。

（一）医院感染

参照卫医发〔2001〕2号《关于印发医院感染诊断标准（试行）的通知》，以下情况属于医院感染。

（1）无明确潜伏期的感染，规定入院48小时后发生的感染为医院感染；有明确潜伏期的感染，自入院时起超过平均潜伏期后发生的感染为医院感染。

（2）本次感染直接与上次住院有关。

（3）在原有感染基础上出现其他部位新的感染（排除脓毒血症迁徙灶），或在原感染已知病原体基础上又分离出新的病原体（排除污染和原来的混合感染）的感染。

（4）新生儿在分娩过程中和产后获得的感染。

（5）由于诊疗措施激活的潜在性感染，如疱疹病毒、结核杆菌等的感染。

（6）医务人员在医院工作期间获得的感染。

（二）以下情况不属于医院感染

（1）皮肤黏膜开放性伤口只有细菌定植而无炎症表现。

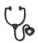

（2）由于创伤或非生物性因子刺激而产生的炎症表现。

（3）新生儿经胎盘获得（出生后 48 小时内发病）的感染，如单纯疱疹、弓形体病、水痘等。

（4）患者原有的慢性感染在医院内急性发作。

据此可定义，养老机构的院内感染是指入院时不存在也不处于感染的潜伏期，而入院以后引起的感染，包括入住期间感染而出院后才发病。工作人员在院内获得的感染也属院内感染。院内感染的情形可参照上述医院感染的情形。院内感染按其感染病原体的来源可分为内源性感染和外源性感染。内源性感染又称"自源性感染"，是指体内或体表的正常菌群或条件致病菌在各种因素引起人体抵抗力降低时，或由于数量或定植部位改变而引起的感染。外源性感染又称"交叉感染"或"获得性感染"，是指来自人体外的病原体所引起的感染。

至少 1/3 的院内感染可以通过有效的控制措施避免发生，因此加强养老机构院内感染防控有助于降低老年人感染发病率，提高老年人生活质量。

二、养老机构院内感染概述

目前，尚缺乏对养老机构院内感染的系统性研究，养老机构院内感染常见病原体、临床表现及治疗等可参考老年人常见感染和医疗卫生机构的医院感染。

（一）常见病原体

细菌、病毒、真菌和原虫等均可引起养老机构院内感染。

1.细菌

引起养老机构院内感染的主要病原体是细菌，医疗机构 90％以上的医院感染也是由细菌引起的。根据中国细菌耐药监测网的监测结果，近 10 年内细菌引起的医院感染中，革兰氏阴性菌感染占到七成。易引起医院感染的革兰氏阴性菌依次为大肠埃希菌、肺炎克雷伯菌、铜绿假单胞菌、鲍曼不动杆菌等，引起医院感染的革兰氏阳性菌主要有金黄色葡萄球菌、凝固酶阴性的葡萄球菌、肠球菌等。

自抗生素问世以来，由于对细菌耐药认识得不充分和不重视，普遍存在抗生素应用不规范现象，使多重耐药菌医院感染问题日益突出。对常用的通常敏感的三类及以上抗菌药物同时出现耐药的细菌，即"多重耐药菌"（multi-drug resistance bacteria，MDRB），包括泛耐药（extensive drug

resistance,XDR)和全耐药(pan-drug resistance,PDR)。曾引起广泛关注的
"超级细菌"携带有 NDM-1 基因,能抵御除替加环素和多粘菌素之外的所有
抗菌药物,甚至其中有一些细菌对现有的所有抗菌药物耐药,而携带NDM-1
基因的"超级细菌"已在印度、巴基斯坦、英国、德国、法国、加拿大、美国、日
本、新加坡、中国等多个国家被发现。临床上常见的多重耐药菌有产超广谱
β-内酰胺酶(extended-spectrum β-lactamases,ESBLs)的肠杆菌科细菌(大
肠埃希菌、肺炎克雷伯菌等)、耐碳青霉烯类肠杆菌科细菌(CRE)、耐甲氧西
林金黄色葡萄球菌(methicillin resistant staphylococcus aureus,MRSA)、抗
万古霉素肠球菌(vancomycin resistant enterococcus,VRE)、多重耐药铜绿
假单胞菌(multi-drug resistant pseudomonas aeruginosa,MDR-PA)和多重
耐药鲍曼不动杆菌(multi-drug resistance acinetobacter baumannii,MDR-
AB)等。

厌氧菌近年来也不断产生耐药性,类杆菌属引起的胃肠道和妇科手术
后腹腔和盆腔感染、败血症和心内膜炎较为常见。梭杆菌属则可引起口腔
和呼吸系统感染,艰难梭菌是抗生素相关性腹泻的主要病原菌。免疫功能
低下的人群常发生结核分枝杆菌感染,一些生长较快的肺结核分枝杆菌可
导致心脏手术后胸骨骨髓炎、心包炎和心内膜炎等。

2.真菌

超广谱抗菌药物的广泛应用同样导致医院内真菌感染的发病率明显上
升。内置医用装置的应用,各种介入性操作、手术、移植治疗的开展以及免
疫抑制剂的应用也是医院内真菌感染的常见原因。真菌感染几乎都是条件
致病菌和机会病原体感染,其中最常见的是念珠菌属,白念珠菌是医院内血
流感染、肺部感染等的常见真菌,占念珠菌属感染的80%,而与中心静脉导
管相关的血流感染常导致严重后果。

3.病毒

病毒也可导致医院感染,常见的有主要经呼吸道途径传播的流感病毒、
严重急性呼吸综合征(severe acute respiratory syndromes,SARS)病毒、新
型冠状病毒等,主要经接触途径传播的诺如病毒等,以及主要经血液途径传
播的肝炎病毒、人类免疫缺陷病毒(human immunodeficiency virus,HIV)
等。流感病毒、SARS病毒、新型冠状病毒等感染可导致严重的肺炎,诺如病
毒可引起老年人腹泻暴发,而经血传播的病毒易在输血、血液透析患者中引
发感染。

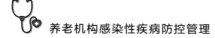
（二）流行病学

1.传染源

感染患者是重要的传染源。养老机构内的老年人、工作人员、来访人员等都可以作为细菌定植或寄居的带菌者而成为传染源，环境中的任何物体被病原体污染后也可成为传染源。据调查，2014年全国医院感染现患率为2.67%，抗菌药物使用率为35.01%，下呼吸道感染（47.53%）、泌尿道感染（11.56%）和手术部位感染（10.41%）居医院感染部位前3位，铜绿假单胞菌、大肠埃希菌、肺炎克雷伯菌、鲍曼不动杆菌、金黄色葡萄球菌居医院感染分离病原菌前5位，Ⅰ类手术患者手术部位感染现患率为1.01%。与医疗机构相比，养老机构的感染控制意识和措施有一定差距，院内感染现患率应高于医疗机构。

2.传播途径

在医院感染中，最主要的传播途径是接触传播，血液传播、医疗器械传播和空气飞沫传播次之，生物媒介传播较少。在养老机构中，由于创伤性诊疗行为相对较少，接触传播和空气飞沫传播是院内感染的主要传播方式。

（1）接触传播：病原体可经老年人或工作人员的手、室内物品（灯开关、桌椅表面、电视遥控器等）、公共场所物体（水龙头、健身器材、门把手等）直接或间接接触传播。

（2）空气飞沫传播：空气中含病原微生物的气溶胶微粒和尘埃为其传播媒介。老年人极易感染呼吸道疾病，中央空调可扩大空气飞沫传播的范围。吸氧和雾化吸入装置也可传播病原菌。

（3）消化道传播：主要见于因饮水、食物被污染而引起感染性腹泻。老年人因自理能力减弱或个人卫生得不到及时护理，易通过粪-口途径引发感染。

（4）医疗器械传播：侵袭性诊疗器械或设备，如输液器、呼吸机、透析装置、导管、内镜、手术器械等受病原体污染导致感染传播，在老年人中可引发严重后果。

（5）血液传播：可通过侵袭性诊疗操作、破损的皮肤和消化道等传播，主要见于乙型肝炎病毒、丙型肝炎病毒和人类免疫缺陷病毒。

3.人群易感性

老年人对条件致病菌和机会病原体普遍易感，特别是有糖尿病、肝病、肾病、慢性阻塞性肺疾病、自身免疫性疾病、恶性肿瘤等疾病以及接受免疫抑制治疗或长期使用广谱抗生素的老年人。

（三）发病机制

1.宿主免疫功能降低

老年人年老体弱、机体免疫功能下降是院内感染的重要因素，而糖尿病、肝病、肾病、慢性阻塞性肺疾病、自身免疫性疾病、恶性肿瘤等疾病以及免疫抑制治疗与肿瘤放化疗等诊疗手段可使机体免疫屏障受损，增加了老年人的感染概率。

2.侵袭性诊疗操作

创伤、留置尿管、留置血管内导管、各种内镜检查、机械通气和手术等侵袭性操作可破坏患者皮肤黏膜等解剖屏障，使病原体有机会直接侵入人体。

3.不合理使用抗菌药物

不合理使用抗菌药物可破坏人体生物屏障，抑制体内正常菌群，削弱其定植抵抗力，导致耐药菌株得以繁殖；或者由于抗菌药物和免疫抑制剂的使用，导致细菌移位定植于非正常部位，从而引起内源性院内感染。

（四）常见养老机构院内感染

老年人由于机体反应较差，发生院内感染后症状和体征缺乏典型性，不能如实反映感染的严重程度，一些老年人甚至没有任何症状。老年人多会出现呼吸系统、泌尿系统、胃肠道及皮肤软组织等感染。发热是感染的重要标志，有些老年人会出现身体不适、食欲不佳、虚弱乏力、意识不清、尿失禁等症状，外周血白细胞和（或）中性粒细胞计数可能不会增高。老年人感染后多会出现相关并发症，是感染严重的重要标志之一，病死率较高。此外，老年人感染后因症状不典型，发病较隐匿，易延误诊断，且恢复缓慢，病程一般较长。

在养老机构院内感染诊断中，必须重视病原学诊断，诊断方法包括细菌培养、血清学检查、分子生物学检查等，务必严格按照采样要求正确采集标本，作出诊断时需排除污染或定植的微生物，以免导致诊断错误及贻误治疗。养老机构院内感染诊断还可以借助病理学检查，如组织病理学检查在诊断非结核分枝杆菌感染、肺部真菌感染时具有重要意义，可以弥补病原学检查时间长、存在假阴性或假阳性的不足。

常见的养老机构院内感染主要有以下几种：

1.下呼吸道感染

下呼吸道感染是养老机构老年人常见的院内感染。其中，肺炎最为常见,居老年人因病死亡原因的第 4～6 位。有研究显示,75 岁及以上老年人肺炎发病率是 15～19 岁年轻人的 50 倍。细菌性感染中,肺炎链球菌、革兰氏阴性杆菌、流感嗜血杆菌常见,厌氧菌感染常为吸入导致;病毒性感染中,流感病毒感染较年轻人少见,而呼吸道合胞病毒感染较年轻人多见。与年轻人相比,老年人肺炎常不典型,发热及咳嗽症状可不明显,可出现神志改变,易出现呼吸衰竭、休克、电解质和酸解平衡紊乱等并发症而导致死亡。痰液或支气管分泌物标本不易收集,可采用肺泡灌洗或防污染毛刷采集标本检测,血培养标本宜同时留取。老年人可通过注射流感疫苗及肺炎链球菌多糖疫苗来预防肺炎的发生。

2.泌尿系统感染

老年人泌尿系统感染的病原菌以大肠埃希菌为多见,其他革兰氏阴性菌如变形杆菌属、克雷伯菌属、肠杆菌属亦可引发感染,偶见铜绿假单胞菌和肠球菌。老年人中,约 20％的女性、10％的男性存在泌尿系统感染。泌尿系统感染可分为无症状菌尿和症状性感染。症状性感染临床表现可不典型,仅 20％～30％的患者有尿路刺激征,可表现为发热、水肿、腰痛、血尿或胃肠道反应。部分老年人仅在发生肾功能不全或感染性休克时才被确诊。泌尿系统感染的诊断依赖于实验室检查证实脓尿及菌尿存在。

无症状菌尿原则上不需要抗菌药物治疗,留置导尿管者应尽可能拔除。症状性感染可采用抗菌药物治疗,口服或注射后,多数抗菌药物在尿液中的浓度远远高于其最低抑菌浓度,可取得良好的临床疗效。热退后(通常需48～72小时)可根据体外药敏试验结果改为口服给药。

3.结核

老年人机体免疫力低下,营养状况不佳,患有糖尿病等基础疾病或应用糖皮质激素等,可促使内源性结核感染复发,是老年人结核的常见病因。老年人结核发病率为一般人群的 2 倍。在发达国家,结核病患者中所占比例最大的即为老年人。

老年人感染结核或结核复发后临床表现常不典型,无明显自觉症状者达 20％～40％,结核中毒症状较年轻人少见。虽然结核纯化蛋白衍生物(purified protein derivative,PPD)试验、胸部 X 线检查等有助于结核的发现,但老年人结核病的诊断仍很困难,经常因不能及时诊断而影响治疗,甚至在病死后才得到确诊。

老年人较高的药物不良反应发生率增加了治疗的难度,导致病死率较高。年龄超过 70 岁的患者,即使有综合医疗措施,病死率仍可能超过 30％。PPD 试验近期阳转者应予以异烟肼预防,确诊者应予以标准抗结核治疗。

4.感染性腹泻

老年人由于胃肠蠕动减弱、胃酸缺乏、患其他胃肠道疾病及频繁应用抗生素等,易发生感染性腹泻。常见的病原体包括沙门氏菌、志贺氏菌、空肠弯曲菌、致病性大肠埃希菌、副溶血性弧菌和小肠结肠炎耶尔森菌等,可使用抗菌药物治疗,但长期应用广谱抗菌药物易导致艰难梭菌感染。隐孢子虫感染亦可引起老年人腹泻。白念珠菌为肠道正常菌群,当粪便中检出时需结合临床表现综合判断。

5.血流感染

尿路、胆道、肺、皮肤软组织等处感染的病原体进入血液后可引起血流感染,包括菌血症和败血症。血流感染常见的病原菌与原感染部位相关,泌尿系统感染常见的病原菌为革兰氏阴性肠杆菌和肠球菌,呼吸系统感染常见的病原菌为流感嗜血杆菌、肺炎链球菌、B 组溶血性链球菌和革兰氏阴性肠杆菌,胆道感染常见的病原菌为革兰氏阴性肠杆菌和厌氧菌,皮肤感染常见的病原菌为葡萄球菌、革兰氏阴性肠杆菌和厌氧菌。

老年人血流感染的临床表现常不典型,虚弱和神志改变可为其主要症状,相当部分患者无发热和(或)中性粒细胞增多,更易发生休克等并发症。一旦怀疑血流感染,为减少并发症、降低病死率,应立即予以抗菌药物治疗。抗菌药物选用原则与年轻人一致。

6.感染性心内膜炎

感染性心内膜炎发病率与年龄呈正相关,老年人占该病患者的 50％以上,可由风湿性或先天性心脏病、退行性心脏瓣膜病、人工瓣膜、血管内监测装置或外科植入物等引发。病原菌以链球菌和葡萄球菌最为常见,约占 80％。肠球菌可见于泌尿系统感染或应用人工瓣膜引起的感染,牛链球菌多与结肠肿瘤有关。

相较于年轻人,老年人感染性心内膜炎易出现动脉栓塞、心力衰竭等并发症,病死率亦高;临床表现不典型,周围血管征及脾大较年轻人少见,可仅表现为体重减轻、虚弱、不适、意识改变等非特异性症状;诊断关键为血培养病原体阳性及心脏超声检查发现赘生物。

治疗时,人工瓣膜心内膜炎宜选用万古霉素联合磷霉素或利福平,自体瓣膜心内膜炎宜选用青霉素联合氨基糖苷类抗生素。之后,需根据病原体培养及药敏结果调整给药方案。老年人有中危、高危基础心脏疾病时,在进行外科及口腔科手术时需预防性应用抗生素。

7.脑膜炎

老年人脑膜炎的病原体以细菌为主,常见肺炎链球菌、单核细胞增生李斯特菌、革兰氏阴性杆菌和结核分枝杆菌,脑膜炎奈瑟菌、流感嗜血杆菌及病毒性感染少见。肺炎、糖尿病、肝肾衰竭等易引起肺炎链球菌脑膜炎,细胞免疫功能低下或酗酒等易引起单核细胞增生李斯特菌脑膜炎,神经外科手术、创伤及尿路或腹腔感染可引起革兰氏阴性杆菌脑膜炎。老年人患脑膜炎后脑膜刺激征可不明显,脑脊液改变可反映疾病情况,神经系统病变、肺炎及泌尿系统感染等并发症是年轻人的 2 倍,病死率可高达 54.8%。脑脊液检查和病原学检查有助于明确诊断。一般选用头孢曲松或头孢噻肟联合氨苄西林等可覆盖肺炎链球菌、单核细胞增生李斯特菌、革兰氏阴性杆菌等病原体的抗菌药物治疗。

8.皮肤软组织感染

皮肤软组织感染多为压疮继发感染。常见病原菌有葡萄球菌、肠球菌、奇异变形杆菌、大肠埃希菌、铜绿假单胞菌等,亦可分离出消化链球菌、脆弱拟杆菌和梭菌属等厌氧菌。因伤口易被大小便污染,常为混合感染。继发于压疮者治疗时需全身应用抗菌药物,加强局部护理。

9.化脓性关节炎

老年人在化脓性关节炎患者中约占 25%,病死率高,治愈后关节功能常恢复不理想。风湿性关节炎、人工关节或退行性关节炎患者多发,糖尿病、恶性肿瘤、应用细胞毒性药物及全身应用糖皮质激素等为本病易感因素。最常见部位为膝关节,其次为腕关节和肩关节。与年轻人相比,老年人化脓性关节炎临床症状、体征较轻,合并骨髓炎常见。感染病原菌以金黄色葡萄球菌多见,亦可见革兰氏阴性杆菌。

10.不明原因发热

老年人不明原因发热中,感染约占 36%,恶性肿瘤和结缔组织病各占 25%。胆道感染、肝脓肿、阑尾炎、结肠憩室炎及继发于腹腔器官穿孔后的腹腔脓肿等腹腔内感染最为常见。肿瘤引起的发热以淋巴瘤最为常见,占 50% 以上,其次为肾肿瘤、肝肿瘤。结缔组织病引起的发热中,巨细胞性动脉炎最为常见,占 65%;其次为结节性动脉炎,占 20%。老年人因系统性红斑狼疮引起发热者少见。

（五）养老机构院内感染的治疗原则及注意事项

1.治疗原则

（1）病原治疗：需根据患者感染部位、基础疾病、免疫功能状态、病原体种类、药敏结果等合理选择抗菌药物，确定给药途径、剂量、次数、疗程并注意合理联合用药。

（2）对症治疗：需根据患者情况采取以下处理：①积极治疗基础疾病。②维持水、电解质和酸碱平衡，注意热量和营养的补充。③维护心、肺、脑、肾等重要器官的功能。④及时引流脓肿或炎性积液。

2.注意事项

（1）老年人通常患有多种疾病，需同时服用多种药物，应注意药物间的相互作用。有研究发现，60～70岁者发生药物相互作用的概率是30～40岁者的2倍。

（2）老年人由于记忆力减退、反应迟钝、对药物缺乏了解等，服药依从性较差，需加强督促老年人用药。

（3）老年人肾功能减退，体内药物清除减少，需同时服用多种药物，肝肾的药物耐受性降低，不良反应的发生率要高于年轻人。老年人在服用药物后应加强观察，一旦发生不良反应，应及时处理。

（4）宜选用青霉素类、头孢菌素类、碳青霉烯类、头霉素类、单环β-内酰胺类、β-内酰胺酶抑制剂复方等β-内酰胺类抗菌药物，尽量避免使用氨基糖苷类抗生素及万古霉素、去甲万古霉素等毒性大的抗菌药物。

（5）用药时应根据老年人肾功能情况调整药物剂量和给药间隔时间。

三、养老机构院内感染病例监测

院内感染病例监测的目标人群为发生院内感染的老年人。发现感染病例后，才能围绕引起感染病例的各种因素进行深入调查。病例调查得越深入，资料收集得越详细，对于制定相应的院感控制措施就越有意义。

院内感染病例监测的主要调查方法有发病率调查、现患率调查、漏报率调查等。

（一）发病率调查

发病率调查是指对一定时期内发生的院内感染情况进行调查，是一个长期的、连续的过程，有前瞻性调查和回顾性调查两种方式。发病率调查可以提供本地感染率以及所有感染部位和部门的资料，反映院内感染总体发

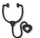

病情况,主要的计算指标是发病率。

1.发病率调查方法

(1)前瞻性调查:前瞻性调查自老年人入住后就开始进行调查,直至老年人脱离发生院内感染的可能后为止。该方法可获得第一手资料,偏移小,可信度高,能够早期辨认院内感染的暴发流行;但缺点是观察的样本量大,观察时间长,花费高。

(2)回顾性调查:回顾性调查是指对已有的历史资料进行整理分析,以获取过去某一时期的发病率。该方法可行性高,耗时短,花费少,能修正和补充感染诊断,减少漏报或错报;缺点是不能及时发现问题,错失一些可疑细节问题的调查时机。

两种发病率调查方法的优缺点比较如表 4-1 所示。

表 4-1　两种发病率调查方法的优缺点比较

	前瞻性调查	回顾性调查
及时性	及时,能够早期辨认院内感染的暴发流行	不及时,发现问题时往往事件已经扩大或结束
调查时间	长	短
费用	高	低
可行性	难度较大	容易实现

2.院内感染病例调查内容

发病率调查首先要明确院内感染新发病例,并对其进行调查。院内感染新发病例是指观察期间发生的院内感染病例,即观察开始时没有发生院内感染,观察开始后直至结束时发生的院内感染病例,包括观察开始时已发生院内感染,在观察期间又发生新的院内感染的病例。对院内感染新发病例进行调查宜采用专用的调查表,以利于后期资料的统计分析。

院内感染病例调查表应设计合理、简单明了,既有利于调查者现场调查填写和后期统计分析,又要内容全面,尽量调查详尽。调查表的内容可以分为以下四个主要部分:

(1)老年人基本情况:该部分主要记录老年人的基本情况,包括姓名、性别、年龄、入住日期、房间号、床号、出院日期等。可以采用老年人的唯一性编码(若有)作为调查表的编码,也可根据实际情况采用单独的调查表编码。

(2)感染基本情况:该部分主要记录老年人发生院内感染的一些基本信

息,包括感染诊断、感染开始的日期、感染部位、对预后的影响、是否为暴发和感染相关微生物检测等。特别是微生物检测部分,记录的结果应为引起或可疑引起院内感染的微生物的结果,详细记录送检标本的名称、检出病原体的名称及其药敏结果。不应记录与院内感染无关的检测结果。

(3)院内感染相关情况:该部分主要是一些可能导致患者发生院内感染的易感因素或危险因素,包括患者有无相关基础疾病、侵害性操作、手术等。其中,侵害性操作要同时记录起止时间;手术作为特殊的侵害性操作,单独记录相关信息。

(4)抗菌药物使用情况:该部分可分为院内感染发生前和发生后两个阶段,主要记录老年人抗菌药物的使用情况,包括药物名称、剂量、给药频率、给药途径、用药时间等相关信息。

调查表的样式可参照表4-2。在具体工作中,可根据自身实际情况设计合适的调查表;但同一家养老机构内的调查表应统一,并相对固定。

表 4-2　院内感染病例调查表(样表)

基本情况	唯一编号:_____　　房间号:_____　　床号:_____
	姓　　名:_____　　性　别:□男　　□女　　年龄:_____岁
	入住日期:____年___月___日　　出院日期:____年___月___日
	入住日数:_____日

感染基本情况	感染诊断:_____　　感染日期:____年___月___日
	感染部位:□上呼吸道　□下呼吸道　□消化道　□泌尿道　□手术切口 　　　　　　□血液　□皮肤与软组织　□其他(请注明)_____
	院内感染与原发病预后的关系:□无影响　□加重病情　□促进死亡 　　　　　　　　　　　　　　□直接死因
	是否为暴发:□是　　　□否
	微生物检测:□是(完成下表)　　□否

标本名称	送检日期	病原体名称	敏感药物	耐受药物	是否多重耐药

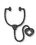

续表

院内感染相关情况	基础疾病:□无　　　　□肿瘤　　　□慢性呼吸系统疾病　　□心脑血管系统疾病　　□慢性消化系统疾病　　□免疫功能低下　　　□肝硬化　　□糖尿病　□其他(请注明)＿＿＿＿＿＿＿＿

（院内感染相关情况 continued）

侵害性操作:□有　　　□无

□泌尿道插管时间＿＿＿＿－＿＿＿＿　　　□动静脉插管时间＿＿＿＿－＿＿＿＿

□气管插管时间＿＿＿＿－＿＿＿＿　　　□使用呼吸机时间＿＿＿＿－＿＿＿＿

□消化道插管时间＿＿＿＿－＿＿＿＿　　　□放化疗时间＿＿＿＿－＿＿＿＿

□免疫抑制剂时间＿＿＿＿－＿＿＿＿　　　□激素使用时间＿＿＿＿－＿＿＿＿

□引流管/条部位＿＿＿＿＿＿＿＿＿　时间＿＿＿＿－＿＿＿＿

□异物植入部位＿＿＿＿＿＿＿＿＿　时间＿＿＿＿－＿＿＿＿

□其他＿＿＿＿＿＿＿＿＿　时间＿＿＿＿－＿＿＿＿

有无手术:□有　　　□无

手术名称:＿＿＿＿＿＿＿＿＿＿　　　手术类型:□急诊　　　□择期

手术日期:＿＿＿＿年＿＿月＿＿日　　　手术持续时间:＿＿＿＿分钟

切口类型:□Ⅰ　　□Ⅱ　　□Ⅲ　　　手术医生:＿＿＿＿＿＿＿＿＿＿

麻醉类型:□全麻　　　□非全麻

抗菌药物使用情况

发生院内感染前:□使用(完成下表)　　　□未使用

药物名称	每次剂量	给药频率	给药途径	开始日期	结束日期

发生院内感染后:□使用(完成下表)　　　□未使用

药物名称	每次剂量	给药频率	给药途径	开始日期	结束日期

调查者:＿＿＿＿＿＿　调查日期:＿＿＿＿年＿＿月＿＿日

3.院内感染病例调查流程

院内感染病例调查一般由感染控制专职人员完成,可分为主动调查和被动调查。在日常工作中,两种调查方式应同时开展。

（1）主动调查:院内感染控制专职人员应定期到老年人入住房间进行巡

查,查阅三测单。如有发热老年人,应了解老年人发热原因,根据相应的护理记录和检测结果判断是否为院内感染。应特别注意入住时间长、身体状况差、免疫功能低下、接受侵入性操作、正在隔离、体温升高和使用抗菌药物的老年人,到其床旁了解情况,及时发现院内感染病例。发现院内感染病例后,应当场填写院内感染病例调查表,向老年人和护理人员详细了解相关情况。如有调查表未涉及的内容,可另取记录纸单独记录。对于出院时间、用药情况、检查结果等可能尚无结果的信息,应持有结果后随时进行补充。

(2)被动调查:护理人员在怀疑老年人发生院内感染后,应当立即报告院内感染管理科室。感染控制专职人员在接到报告后,应尽快携带院内感染病例调查表前往相应地点。到达现场后,感染控制专职人员应当先对报告的可疑院内感染病例进行核实诊断,确诊无误后进行现场调查。调查结束后,感染控制专职人员还应当查阅该区域相关护理记录,询问护理人员有无同类病例发生,以确定有无暴发,并对护理人员提出防控建议。对于诊断不足者,应与护理人员交流,建议补充相关检查或继续观察。

4.发病率计算

明确院内感染病例后,即可计算院内感染发病率,公式如下:

$$院内感染发病率 = \frac{院内感染新发病例数}{同期在住老年人总数} \times 100\%$$

(二)现患率调查

现患率调查又称"现况调查"或"横断面调查",采用普查或抽样调查的方法收集某一特定时间点或时段内所有处于院内感染状态(包括新发和已发)的患者的相关资料,从而描述院内感染及其影响因素的关系。现患率调查可在短时间内完成,与发病率调查相比,可节省人力、物力和时间。而且通过全体工作人员的参与,该调查还可提高工作人员的感染控制意识,增加感染控制监测工作的透明度。

现患率调查与发病率调查不同,其调查的是在某一时段或某一时点院内感染的实际发生情况,既包括新发生的院内感染病例,又包括已经发生但尚未治愈的院内感染病例。因此,现患率总是大于同阶段的发病率。

1.现患率调查方法

在开展养老机构现患率调查前,应制订详细的调查方案,以便调查工作的顺利开展。调查方案的内容包括调查目的、调查范围和对象、组织形式、调查时间、调查前准备、调查人员配备和分工、诊断标准、调查步骤、调查表和汇总表设计等。

(1)调查目的:如了解院内感染的实际发生情况、侵袭性操作应用情况、抗菌药物使用情况等。

(2)调查范围和对象:大范围可以是全国、某地区,小范围可以是某单位的所有科室或部分重点科室;调查对象为调查日0时～24时所有在住老年人,包括当日出院、死亡的老年人,但不包括调查日新入住的老年人。

(3)组织形式:可以由政府行政部门牵头,也可是社会学术团体或养老机构自行组织。

(4)调查时间:可以是某一时点或某一时段,一般为调查日的0时～24时。

(5)调查前准备:包括通知参与的养老机构做好调查准备工作,向各参加调查养老机构说明调查目的和要求,要求各科室于调查前一日完善调查对象的相关检查项目与血常规检查等。

(6)调查人员配备和分工:整个调查的实施由院内感染管理科负责。调查人员由院内感染控制人员和临床医生组成,临床医生应具有主治及以上职称。若大范围调查或本养老机构人手不足,可通过政府行政部门从其他养老机构抽调或邀请其他院内感染控制专职人员协助调查。调查人员的数量应按照至少每50张床位配备1名调查人员。调查人员按照2～4人一组进行分组,每组均应包含院内感染控制专职人员和临床医生,各组负责调查的区域应随机分配。调查前1～2日需对参与调查人员集中培训,培训的内容包括调查目的、方法、诊断标准、调查表和汇总表填写要求等。

2.现患率调查内容

现患率调查的内容可以根据调查目的和要求设计成调查表。因现患率调查具有灵活性,可以随时根据调查目的和要求的不同而增减调查项目,故现患率调查的内容也不是一成不变的。调查表可分为个案登记表和床旁调查表两种。每个被调查人均要填写一份个案登记表,无论有无感染。目前,尚无针对养老机构的全国性院内感染现患率调查,下面以2016年全国医院感染横断面调查为例(见表4-3和表4-4),介绍现患率调查的内容。养老机构开展现患率调查时,可根据实际情况对表中内容进行相应修改。

表 4-3　2016 年全国医院感染横断面调查个案登记表

一、一般情况

患者编号_____　科室_____　床号_____　病历号_____

姓名_____　性别　□男□女　年龄_____岁

诊断_____

手术　是（　）否（　）　　切口类型　Ⅰ类（　）Ⅱ类（　）Ⅲ类（　）Ⅳ类（　）

二、感染情况（包括医院感染与社区感染）

感染:存在（　）不存在（　）　　　感染分类:医院感染（　）社区感染（　）

医院感染部位:　　病原体:

(1)_____　(1)_____（　）、_____（　）、_____（　）。

(2)_____　(2)_____（　）、_____（　）、_____（　）。

(3)_____　(3)_____（　）、_____（　）、_____（　）。

手术后肺炎:　存在（　）　　　不存在（　）（仅指调查时段内）

社区感染部位:　　病原体:

(1)_____　(1)_____（　）、_____（　）、_____（　）。

(2)_____　(2)_____（　）、_____（　）、_____（　）。

(3)_____　(3)_____（　）、_____（　）、_____（　）。

三、细菌耐药情况

金黄色葡萄球菌　　苯唑西林（耐药）（敏感）（未做）;头孢西丁（耐药）（敏感）（未做）

凝固酶阴性葡萄球菌　苯唑西林（耐药）（敏感）（未做）;头孢西丁（耐药）（敏感）（未做）

粪肠球菌　　　　　氨苄西林（耐药）（敏感）（未做）;万古霉素（耐药）（敏感）（未做）

屎肠球菌　　　　　氨苄西林（耐药）（敏感）（未做）;万古霉素（耐药）（敏感）（未做）

肺炎链球菌　　　　青霉素（耐药）（敏感）（未做）

大肠埃希菌　　　　头孢他啶（耐药）（敏感）（未做）;亚胺培南/美罗培南（耐药）（敏感）（未做）;左氧氟沙星（耐药）（敏感）（未做）

肺炎克雷伯菌　　　头孢他啶（耐药）（敏感）（未做）;亚胺培南/美罗培南（耐药）（敏感）（未做）;左氧氟沙星（耐药）（敏感）（未做）

铜绿假单胞菌　　　环丙沙星（耐药）（敏感）（未做）;哌拉西林/他唑巴坦（耐药）（敏感）（未做）;亚胺培南/美罗培南（耐药）（敏感）（未做）;头孢他啶（耐药）（敏感）（未做）;头孢吡肟（耐药）（敏感）（未做）;阿米卡星（耐药）（敏感）（未做）

鲍曼不动杆菌　　　亚胺培南/美罗培南（耐药）（敏感）（未做）;头孢哌酮/舒巴坦（耐药）（敏感）（未做）

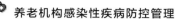

续表

四、抗菌药物使用情况(仅指调查日抗菌药物的使用情况)
抗菌药物使用　　　是(　)　否(　)
抗菌药物名称　　　(1)＿＿＿＿＿＿＿＿＿　　　　(2)＿＿＿＿＿＿＿＿＿
(3)＿＿＿＿＿＿＿＿＿　　　　(4)＿＿＿＿＿＿＿＿＿
目的　　　　　　　治疗用药(　)　预防用药(　)　治疗＋预防(　)
联用　　　　　　　一联(　)　　二联(　)　　三联(　)　　四联及以上(　)
治疗用药移送细菌培养　　　是(　)　否(　)
送培养时机为抗菌药物使用前　　　是(　)　否(　)
调查者＿＿＿＿＿＿　　调查日期＿＿＿＿＿年＿＿月＿＿日

表 4-4　2016 年全国医院感染横断面调查床旁调查表

病室：　　　　　　　　应查人数：　　　　　　　　实查人数：

病历号	患者姓名	感染分类	感染部位	症状体征

注:应查人数是指调查日该病房的住院人数,包括当日出院人数,不包括当日入院人数;实查人数是指实际调查到的人数;感染分类是指医院感染或社区感染。

(1)个案登记表内容

1)调查编号:如患者编号,涉及多个地区、多家医院的调查,也可增加地区编号、医院编号等。

2)患者基本情况:包括患者姓名、性别、年龄、住院科室、床号、病历号、诊断、是否手术及手术切口类型等。

3)感染情况:包括感染类型、感染部位、感染的病原体等。2016 年的全国医院感染横断面调查还单独关注了手术后肺炎的患病情况,表 4-3 中的

"存在"是指调查日新发生的感染或之前发生的感染但在调查时仍未治愈，"不存在"是指调查日没有感染或虽然之前有感染但在调查日时已经治愈。

4）细菌耐药情况：常见医院感染细菌（金黄色葡萄球菌、凝固酶阴性葡萄球菌、粪肠球菌、屎肠球菌、肺炎链球菌、大肠埃希菌、肺炎克雷伯菌、铜绿假单胞菌、鲍曼不动杆菌等）对常用抗菌药物的药敏结果。

5）抗菌药物使用情况：仅指调查日抗菌药物的使用情况，包括药物名称、用药目的、联合用药、是否送细菌培养等，也可添加用药剂量、给药途径、起止时间等。

6）其他：可根据调查目的的不同加入其他项目，如引起医院感染的危险因素（泌尿道插管、动静脉插管、使用呼吸机、气管切开、血液透析、免疫抑制剂/肾上腺糖皮质激素应用、放射治疗等）、手术相关情况（手术名称、手术日期、手术用时、手术者、切口类型、麻醉方式等）等。

（2）床旁调查表内容：包括病室名称、应查人数、实查人数、病历号、患者姓名、感染分类、感染部位和症状体征等。感染部位包括呼吸道、消化道、泌尿道、血液等。

3.现患率调查流程

（1）制订养老机构现患率调查方案，明确调查目的、调查范围和对象、调查时间等。

（2）通知各参与单位和科室做好调查的配合工作，并于调查前一日完善调查对象的相关检查项目与血常规检查等。

（3）确定调查人员组成，并随机分组。于调查前1～2日对参与调查人员进行集中培训。

（4）调查人员进入养老机构后，应先通过工作人员了解调查日该机构所有在住老年人总数，并将老年人的编号、姓名记录在床旁调查表上。

（5）由1名感染控制专职人员或内科医生逐一对老年人进行床旁询问和体格检查，每位老年人至少3分钟。若发现有感染者，应完善床旁调查表相关内容。

（6）所有老年人均需填写院内感染现患率个案登记表，表中所有内容均应调查，不得遗漏。

（7）所有的调查工作应当尽量在调查日一天内完成。对存在疑问或需追踪的病例，可于次日完成。调查表完成后由院内感染控制专职人员现场核查，必须填写完整，不得有空项。

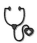

（8）调查结束后由院内感染控制专职人员负责资料的收集汇总，并上报有关部门。

4.院内感染现患率和实查率计算

院内感染横断面调查完成后，即可计算院内感染现患率和实查率，公式如下：

$$院内感染现患率 = \frac{同期存在的新旧院内感染例（次）数}{观察期间实际调查的在住老年人数} \times 100\%$$

$$实查率 = \frac{实际调查在住老年人数}{应调查在住老年人数} \times 100\%$$

（三）漏报率调查

在院内感染病例监测的过程中，由于调查方法、人员配备、技术条件等的影响和限制，院内感染病例的发现和登记常低于其实际发生情况，导致漏报。为了评价院内感染监测的工作质量，完善监测方法，提高监测质量，需要定期或不定期地开展漏报率调查，以了解院内感染的实际发生情况。

1.漏报率调查方法

开展漏报率调查应提前制订调查方案，设计调查表。调查方法可参照现患率调查方法，但漏报率调查的数据统计常以月为单位，即调查一个月内的漏报率。漏报率调查表可直接借用发病率调查表，仅需在表上注明漏报调查即可。确定调查月份后，以原定的院内感染诊断标准为依据，对该月所有在住老年人的健康资料进行回顾性调查，检查每份该月在住老年人的健康资料是否有院内感染发生。凡是在该月上报的资料中没有的病例，即为漏报病例。

调查月在住老年人是指上月最后一日的在住老年人与本月第一日到最后一日每日新入住的老年人。不管其在调查月出院，还是在调查月之后出院，在进行漏报率调查时，都要对其健康资料进行查阅。

在记录院内感染病例时，只记录在调查月时间段内新发生的院内感染病例。在上月在住期间发生而在调查月仍未治愈的院内感染病例及在调查月以后发生的院内感染病例不在登记范围内。

2.院内感染病例漏报率计算

漏报率计算公式如下：

$$院内感染病例漏报率 = \frac{应当报告而未报告的院内感染病例数（漏报病例数）}{同期应报告院内感染病例总数（已报病例数＋漏报病例数）} \times 100\%$$

漏报率的意义在于反映养老机构对院内感染病例报告情况及院内感染监测、管理情况。

根据漏报率,还可估计实际发病率,计算公式如下:

$$估计实际发病率 = \frac{报告发病率}{1-漏报率} \times 100\%$$

(四)感染病例资料汇总

在发病率、现患率和漏报率调查中,我们获得的信息都是针对老年人个体的。但从调查表的表面内容难以看出各事物之间的联系和感染的流行病学特征,需要对这些原始资料进行分类汇总,计算有关统计指标并进行统计分析,从而探讨院内感染中存在的问题,发现其中的规律。

1.常用统计指标

(1)院内感染发病(例次)率:院内感染新发病例是指观察期间发生的院内感染病例,即观察开始时没有发生院内感染,观察开始后直至结束时发生的院内感染病例,包括观察开始时已发生院内感染,在观察期间又发生新的院内感染的病例。院内感染发病(例次)率是指在住老年人中发生院内感染新发病例(例次)的比例,反映院内感染总体发病情况。

$$院内感染发病(例次)率 = \frac{院内感染新发病例(例次)数}{同期在住老年人总数} \times 100\%$$

同期在住老年人总数是指确定时段曾入住的老年人数,即同期出院人数与上期末在住人数之和。统计时段内,同一位老年人曾 n 次入住,统计在住人数时计为 n。

建议按照月、季度和年进行院内感染发病(例次)率统计。若统计时段间隔较短,可能会因为分子数量少而分母中在住人数相对固定导致该率的数值接近0。全年的值不能通过各个月值的算术平均数或者各个月值的分子、分母的累加获得,而应直接利用公式获得。

(2)千日院内感染发病(例次)率:指单位在住时间内在住老年人新发生院内感染(例次)的频率。单位在住时间可用1000个在住老年人占用病床的天数表示,反映院内感染总体发病情况。

$$千日院内感染发病(例次)率 = \frac{新发生院内感染的患者(例次)数}{同期在住老年人在住天数} \times 1000‰$$

"同期在住老年人在住天数"的计算规则为确定时段内每日凌晨0点在住老年人人数之和。如统计时段为2020年6月1日至2020年6月3日,每日凌晨0点时在住老年人人数分别为105、100和98,则统计时段全院在住

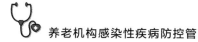

老年人在住天数为 303 天。

（3）院内感染现患率：指确定时段或时点在住老年人中新旧院内感染患者（例次）所占的比例，反映确定时段或时点院内感染实际发生情况，可为准确掌握院内感染现状、判断变化趋势、采取针对性干预措施及干预效果评价提供基础资料。

$$院内感染现患率＝\frac{同期存在的新旧院内感染例（次）数}{观察期间实际调查的在住老年人数}×100\%$$

当院内感染现患率调查为时点调查时，分子为调查日凌晨 0 点处于院内感染状态的在住老年人，包括院内感染（例次）的时间早于调查日凌晨 0 点，并且在调查日凌晨 0 点尚未治愈的在住老年人；分母为调查当日凌晨 0 点所有在住的老年人。当院内感染现患率调查为时段调查时，分子为调查时段起止时间之间处于院内感染状态的在住老年人（例次）数；分母为调查时段起止时间之间在住的老年人，即同期出院人数与期末在住人数之和。

（4）院内感染聚集性事件报告率：指在规定时段内养老机构实际报告院内感染聚集性事件占应报告事件的比例。院内感染聚集性事件是指在养老机构的在住老年人中，短时间内发生同类院内感染病例增多超过历年散发发病率水平的现象。

$$院内感染聚集性事件报告率＝\frac{实际报告院内感染聚集次数}{同期应报告院内感染聚集次数}×100\%$$

此指标需进行现场检查，无法根据基本数据集生成。

（5）院内感染病例（例次）漏报率：指应当报告而未报告的院内感染病例（例次）数占应报告院内感染病例（例次）数的比例。应当报告而未报告的院内感染病例（例次）包括临床医师已经作出院内感染的诊断但未报告的病例（例次）和通过专业监测发现的应作出院内感染诊断但临床医师未予以诊断的病例（例次）。应报告院内感染病例（例次）数指的是养老机构真实发生院内感染的病例（例次）数。该指标反映养老机构对院内感染病例诊断、报告情况及院内感染监测、管理工作能力。

$$院内感染病例（例次）漏报率＝\frac{\begin{matrix}应当报告而未报告的\\院内感染病例（例次）数\end{matrix}}{\begin{matrix}同期应报告院内\\感染病例（例次）总数\end{matrix}}×100\%$$

统计时段内，同一位老年人在住期间有多个例次的院内感染，有 n 例次临床医师未报告即属于漏报，计为 n。

若老年人有两个感染例次,感染时间分别为 2020 年 4 月 17 日和 2020 年 5 月 22 日,2020 年 4 月 17 日的感染例次临床医师已经确认,2020 年 5 月 22 日的感染例次临床医师未确认,则统计时段为 2020 年 4 月 1 日到 2020 年 4 月 30 日时,漏报病例数计为 0,统计时段为 2020 年 5 月 1 日到 2020 年 5 月 31 日时,漏报病例数计为 1。

除手术部位感染外,老年人院内感染例次的"院内感染时间"应在老年人该次入住时间到出院时间之间,否则,应为错误数据。对于老年人在养老机构内感染,出院后发病的情况,该院内感染例次的"院内感染时间"计为老年人的出院时间。

2.资料的汇总、表达和分析

对院内感染病例监测获得的数据进行初步的统计指标计算后,可以根据不同目的对相关数据进行分类汇总。可以通过各种统计图表将汇总的指标直观地呈现出来,从而去发现存在的一些流行病学规律,并用合适的统计学分析方法去探讨规律的真实性。

3.资料的报告与反馈

应将院内感染病例监测获得资料及时录入院内感染计算机软件进行统计分析,设立相关预警机制。监测资料经过整理分析后,工作人员应对发现的问题进行总结,形成报告,向有关领导和部门进行反馈。监测资料一般按月汇总,汇总的内容包括院内感染发病率、感染部位构成比、各类切口感染率等,反馈的方式有"院内感染反馈单"或编写院内感染监控信息等。当有院内感染的流行与暴发或其他突发事件时,应及时向有关部门报告。

4.指标分析建议

若养老机构的监测结果远低于目标区域同类机构的值域下限,需要从监测方法上探讨是否能够保证当前院内感染病例监测方法的"敏感度"。感染控制人员、实验室人员和临床医务人员持续有效的合作可促进信息交流,提高与实际情况的符合程度。

若养老机构的监测结果低于被公开的值域下限,在考虑监测方法"敏感度"的同时,也需考虑养老机构特点和入住老年人情况等因素。同区域或同类型养老机构的指标可能更有参考性。

若养老机构的监测结果高于被公开的值域上限,应注意在考虑养老机构特点和入住老年人情况并排除误诊因素后再进行分析,这样的监测结果常常更符合养老机构的真实情况。

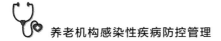

四、养老机构院内感染的防控管理

（一）建立院感管理体系，明确院感管理制度，加强院感知识培训

应确定院内感染管理组织与责任人，配有专兼职感染控制人员。应建立健全院内感染控制与管理制度、流程并组织实施，包括但不限于院内感染管理制度、院内感染知识培训制度、消毒隔离制度、手卫生管理制度、医疗废物管理制度、防护用品使用制度、院内感染监测制度、院内感染报告制度、环境清洁卫生制度等。

应定期组织护理、照料和其他部门人员对院内感染防控基础知识、手卫生、标准预防等内容进行培训，制订应对院内感染聚集性病例的防控方案，至少每半年组织培训一次，并建立个人培训记录。

（二）严格按照相关法律法规及标准的要求开展工作

应按照《中华人民共和国传染病防治法》等法律法规的规定，对传染病进行防控。当发现院内感染聚集性病例时，应及时送诊并于 12 小时之内报告上级主管部门。

应按照《中华人民共和国食品安全法》等法律法规的规定，进行食品的采购、储存、运输、加工、制作。

对消毒药械、一次性使用的卫生用品和一次性使用医疗用品等的管理使用应符合 GB 15982—2012、GB 15979—2002、GB 15980—2009 的要求。

服务人员在进行操作前后应按 WS/T 313—2019 要求洗手，按需做好个人防护。

（三）加强员工、入住老年人及访视人员的卫生宣教、健康管理

员工入职前应进行健康体检，患有传染性疾病的工作人员不应上岗；日常工作、生活中应注意个人卫生，做到勤洗澡、勤换衣服，服务过程中应自觉使用个人防护用品，如手套、口罩、隔离衣等。

老年人入住前应做入院体检，进行健康评估，根据老年人的生活能力进行分类、分区居住。对入住老年人进行院内感染相关知识的宣传，如手卫生、环境卫生等。在已入住老年人中，发现患有可传播疾病但无需医院住院治疗者时，应立即采取相应的隔离措施。

谢绝患有传染性疾病的访视人员探视，适当限制一次访视人数，做好访视人员带入食品的管理。

（四）标准预防及措施

标准预防指养老机构中所有入住老年人的血液、体液、排泄物、分泌物，无论是否被确认感染，均视其具有感染性，应采取相应隔离预防措施。根据需要洗手，戴手套、口罩、护目镜，穿隔离衣，小心利器扎伤，妥善处理污物，保持环境卫生以及安全注射，必要时接种疫苗等。在实施上述防护措施基础上，可根据疾病的主要传播途径，采取隔离措施，包括接触隔离、空气隔离、飞沫隔离。

标准预防的概念强调的是双向防护的理念，既要防止疾病从老年人传播至工作人员，也要防止从工作人员传播至老年人和从老年人传播至工作人员再传播至老年人。

标准预防的措施及适用情形如下：

1.洗手

手部皮肤一旦沾染血液、体液和其他污染物，应立即按七步洗手法彻底清洗。

2.戴手套

进行可能接触患者血液、体液、排泄物、分泌物的操作时须戴手套，操作完毕脱去手套后应洗手；手部皮肤破损时应戴双层手套；应避免已经污染的手套触摸清洁区域或物品；在接触下个患者前一定要更换手套；手套不能代替洗手。

3.戴口罩、护目镜

操作中有可能发生血液、体液、排泄物、分泌物飞溅到工作人员面部时，应戴具有防渗透性的口罩及防护眼镜。

4.穿隔离衣、围裙

操作中有可能发生血液、体液、排泄物、分泌物大面积飞溅污染身体时，应穿戴具有防渗透性的隔离衣或围裙；脱去隔离衣后应立即洗手，以避免污染他人和环境。

5.处理感染源

沾染了老年人血液、体液的尖锐物品，均应视为感染源，用后立即放入合格的利器盒内，严防刺伤。

6.接触隔离

对确诊或可疑感染了接触传播病原微生物如肠道感染、多重耐药菌感染、皮肤感染等的老年人，在进行上述预防措施的基础上，还应采用接触隔

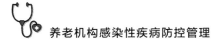

离措施,包括但不限于:

(1)将患者安置在单人隔离房间,无条件时可将同种病原体感染的老年人安置于一室。

(2)限制老年人的活动范围。

(3)减少转运,如必须转运,应尽量减少对其他老年人和环境表面的污染。

(4)隔离室应有隔离标志,并限制人员的出入。

7.空气及飞沫隔离

经空气及飞沫传播的疾病有结核、麻疹、水痘、流行性脑膜炎、腮腺炎、肺鼠疫等,患有需要采取空气及飞沫隔离措施的老年人需立即送往传染病医院就诊。

(五)定期开展各项院内感染监测工作

每半年进行一次院内感染现患率调查,卧床及生活不能自理的老年人院内感染发病率应≤15%。监测包括全院综合性监测和目标性监测,方法应符合 GB 15982—2012、WS/T 312—2009 的规定。监测内容包括但不限于:

(1)院内感染病例监测。发现院内感染疑似病例时,部门主管应于24小时之内填写"院内感染病例报告卡",并送达院内感染管理组织。

(2)消毒灭菌效果监测。应符合 GB 15982—2012 规定,压力蒸汽灭菌合格率应为100%;灭菌包外应有灭菌标识(指示胶带),包内应放置化学指示剂(卡);使用的消毒液应达到所需的浓度,应用化学指示卡监测;使用中的消毒液细菌数量应<100 CFU/mL,不得检出致病微生物。

(3)环境卫生学监测。当怀疑院内感染流行与环境卫生学因素有关时,应及时上报属地疾病预防控制部门,由其相关科室进行环境卫生学监测,结果应符合 GB 15982—2012 规定。

(4)手卫生效果监测。卫生手消毒后细菌菌落总数应≤10 CFU/cm²,监测方法按 WS/T 313—2019 附录 B 要求进行。

(六)环境清洁卫生要求

(1)应先清洁再消毒,采取湿式清洁的方法。以清水清洁为主,清洁剂为辅,清洁卫生频度每日一次,必要时可以提高清洁频度,保持环境整洁、卫生、无异味。

(2)环境和物体表面清洁擦拭应操作规范、有效,清洁无盲区(点);清洁居室或诊疗区域时,应按由上而下、由洁到污的顺序进行。

（3）有多名老年人共同居住的房间,应实施湿式清洁,一床一套(巾),床头柜一桌一抹布。

（4）老年人居室、卫生间、公共区域等分别设置专用清洁用具,采取颜色编码,如老年人居室用黄色,卫生间用红色,公共区域用蓝色;复用卫生用品如抹布、地巾宜选用易清洗、消毒的微纤维织布。

（5）复用卫生用品使用后应清洗、热消毒、干燥备用,宜首选机械清洗湿热消毒法,湿热温度达到 90 ℃时消毒 1～5 分钟,湿热温度达到 93 ℃时消毒 1～3 分钟或 A0 值达到 600。（注:A0 值为湿热消毒的物理参数,通过温度-时间窗相互关系达到热力消毒的指标。）

（6）清洁剂、消毒剂的使用应按照产品使用说明书进行,消毒溶液的配制应现配现用,日常环境清洁不宜使用含氯消毒剂。

（7）有特殊感染或终末消毒时,宜使用高水平消毒剂如二氧化氯、过氧乙酸等,使用含氯消毒液后应再次清洁以去除残留。

（8）操作人员接触老年人的血液、体液、排泄物、分泌物等污染物时,应戴手套、口罩等防护用具。若为少量污染物,先去除污物,再用浸有消毒液的抹布或地巾进行清洁消毒,待达到作用时间后用清水擦洗干净;若为大量污染物(≥10 mL),先采用可吸湿性材料清除污染物,再实施清洁和消毒措施。若老年人患有传染性疾病,其被清除的污染物应放入黄色垃圾袋;医疗废物、生活废物应分开、封闭运送。

（9）生活垃圾应使用黑色包装袋收集,医疗废物应使用标准的黄色包装袋收集,锐器应使用标准的锐器盒收集,严禁混放。所用包装袋、锐器盒的质量应符合国家有关规定,医疗废物应交给有资质的机构进行无害化处理。

（七）重点区域感染控制

1.治疗室、处置室

养老机构内设医疗机构的治疗区域,应布局流程合理、洁污分明,应设有流动水洗手设备、皂液及干手设施。医护人员应严格执行无菌操作技术规程,无菌物品应做到一人一用一灭菌,在有效期内使用。抽出的注射药液、开启的无菌溶液应注明时间,超过 2 小时不得使用。无菌棉球、纱布等小包装一经打开,应立即使用。碘酒、乙醇等皮肤消毒剂应采用小包装瓶,如分装应每周更换 2 次,容器灭菌。各种治疗车上层为相对清洁区,下层为相对污染区,利器盒应放在上层方便操作且不易污染的位置。进行治疗、处置

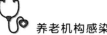

时按先清洁后感染的顺序进行,换药操作应按清洁伤口、感染伤口依次进行;感染性敷料应放在黄色包装袋内,按照医疗废物处理。治疗、处置操作前对治疗区域进行湿式清洁,30分钟后才能开展操作,遇污染时应随时清洁消毒;每日治疗、处置操作后应再次进行湿式清洁并用紫外线消毒。

2.居住区域

居室环境应保持清洁卫生、空气清新,室内每日通风换气两次,清洁卫生至少一次。老年人的衣服应每周更换一次,床单、被套应每两周更换一次,遇有污染须及时更换;枕芯、棉褥、床垫宜选用适宜的清洁、消毒方法定期进行清洁、消毒。电器表面应每日清洁,冰箱内过期食物应每周清理,冰箱每月至少清洁并除霜一次,空调每年至少清洁一次。每一照料区域应设污物处理间,配备洗手池、污物处理洗消池,便器应一用一处理,宜密闭倾倒,清洗、消毒、干燥后保存备用;宜安装全自动便盆清洗消毒机。

3.洗衣区域

洗衣区域应布局流程合理,洁污分明,通风良好;物流应由污到洁,顺序通过,不应逆行。应指定地点收集污物,避免在老年人居住区域清点污物,做到专车、专线运输;运送车辆应洁污分开,每日定时清洗消毒。患有各类呼吸道、肠道传染病与化脓性或渗出性皮肤病的工作人员不应参与直接接触衣物的工作。老年人的衣物应分类清洗,被血液、体液、排泄物、分泌物污染及患有传染病老年人的衣物应封闭运输,单独清洗、消毒。使用个人专用洗衣机时,衣物清洗后应阳光晾晒;多位老年人共用一台洗衣机时,洗衣机宜具备自动加热清洗功能(A0值应达600或90℃1~5分钟或93℃1~3分钟),衣物清洗后应机械烘干或阳光晾晒。

4.餐饮区域

从业人员应定期体检并取得健康合格证明,患有传染病人员不应在餐饮部门工作。餐饮人员应按规定着装后方可进入操作间,不得穿工作服离岗去其他区域;送餐人员打餐前应洗手、戴口罩及戴一次性手套进行操作;其他工作人员不应穿工作服进入餐饮区。餐饮人员应注意个人卫生,做到勤洗手、勤剪指甲、勤洗澡理发、勤洗衣服,每周换洗两次工作服,若污染严重应随时换洗。食品的采购、储存、运输、加工、制作、配送应符合食品安全法的要求,做到专人、专室、专用工具、专用消毒设备、专用冷藏冷冻设备;食物成品存放做到生熟分开、成品与半成品分开、食物与杂物分开、食物与药品分开。应当使用专用封闭保温清洁车辆配送食品,分装、贮存、运输食品的温度和时间应当符合食品安全要求,每日留存三餐食物的样品。餐具的消毒应符合 GB 14934—2016 的规定。食品加工制作区域应保持清洁、整齐,每年至少开展四次灭蝇、灭鼠、灭蟑螂等卫生防疫工作。应按环境影响评价要求设置油水分离器、收集容器、隔油池等设备设施,并保持设备设施正常运转。应设有收集餐厨垃圾的专用容器,定点存放、标识明确,可委托有资质的企业收运和处置,不得随意倾倒、丢弃、堆放或直接排放。

(八)常见疾病的院内感染防控措施

1.呼吸系统感染性疾病

每年秋末冬初,根据呼吸系统感染性疾病的流行趋势和老年人身体状况,宜开展流感疫苗、肺炎双球菌疫苗接种工作。对患有呼吸道感染的老年人,应做到早发现、早隔离、早诊断、早治疗,切断传播途径。

(1)对患有慢性呼吸系统疾病的老年人,应采取以下措施:

1)积极治疗原发病,加强老年人生活照料和营养支持,提高机体免疫力。

2)保持口腔清洁,预防感染等并发症,促进呼吸道分泌物的排出并鼓励患者戒烟。

3)鼻饲、吸痰时应防止误吸和异物进入呼吸道,操作应符合《临床医疗护理常规》的规定。

4)吸痰应戴一次性手套;处理气管切开部位时,应戴无菌手套或采用"非接触"技术;吸痰管一用一灭菌。

5)应用密封包装的无菌药物作为呼吸道给药;用于雾化器和湿润器(瓶)大包装的无菌液体,打开后应在 24 小时内使用。

6)连续使用的氧气湿化瓶应每日更换无菌水或当日新煮沸的凉开水,用毕消毒,干燥保存。

7)对有传染性呼吸系统疾病的老年人,应按疾病传播方式采取相应的隔离措施,其呼吸道分泌物应按医疗废物处理。

(2)对卧床的老年人,应采取以下措施:

1)条件允许时应首选半坐卧位,或侧卧位。

2)保持口腔清洁,按时翻身拍背,鼓励咳痰吐出。

3)必要时湿化气道及吸痰。

4)预防误吸。

5)注意保温。

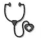

2.泌尿系统感染性疾病

应避免留置导尿,需要留置导尿时应缩短留置导尿管时间,导尿系统应保证密闭、引流通畅,无逆流,出现梗阻、污染沉淀物堆积等泌尿道感染情况应尽早拔除导尿管。需要留置导尿不应使用膀胱冲洗,应鼓励老年人多饮水。严格执行无菌操作技术,尤其应注意手卫生及无菌器具的使用。应用无菌方式采集尿标本,在导尿管与引流接头之上端周围用 2%碘酊、75%乙醇消毒,以无菌空针及针头抽取尿液。维持会阴部、尿道口的清洁和干燥,做好会阴部的护理。耻骨上膀胱造瘘的老年人应注意保持清洁干燥,做好尿管、尿袋的护理和管理,操作应符合《临床医疗护理常规》的规定。

3.消化系统感染性疾病

应加强老年人及家属手卫生等接触隔离的卫生宣传教育。应加强食品安全管理,不提供生冷、腐败、变质食物。对患有胃肠道感染的老年人,应做到早发现、早隔离、早诊断、早治疗,切断传播途径。应做好卫生管理,明确划分清洁区、污染区,做好餐具、药杯的清洁消毒工作,做好抹布、地巾、便器、卫生间及环境的清洁消毒工作。若有消化道感染性疾病暴发、流行,应严格落实肠道隔离措施,应有感染者专用便器、马桶等设施、设备,并做好污染物消毒处理工作。

4.导管相关性血流感染

应掌握血管内治疗的指征,移除不必要的中心静脉插管。应按照 WS/T 313—2019 的要求进行手清洁消毒,使用合格的无菌医疗用品,符合无菌操作技术要求。插管部位皮肤应先清洁后消毒,并对插管部件进行必要的消毒。留置血管导管的维护,应保持导管连接端口的清洁。注射药物前应使用75%乙醇或氯己定乙醇或含碘消毒剂进行消毒,待干后方可注射药物。至少每 7 天更换一次中央静脉导管肝素帽及输液接头,若其完整性有损坏或肝素帽及输液接头内有回血,应立即更换肝素帽和输液接头。更换置管部位敷料时应保持敷料清洁干燥,出现潮湿、污染时,应立即更换。应对进行插管和维护操作的相关人员进行培训,评估留置导管移除的时限。穿刺部位,尤其是患有糖尿病的老年人,宜选择上肢动脉、静脉,必要时选择锁骨下静脉和颈静脉,避免选择下肢部位,穿刺部位应远离创面。

5.皮肤感染

保持皮肤的清洁与卫生,避免紫外线对皮肤的过度照射及皮肤的过度干燥;洗澡时不应使用碱性肥皂,水温不宜超过 40 ℃,次数不宜过勤,时间不宜超过30分钟;沐浴后应及时擦干腋下等皮肤皱褶处,宜在面部、背部、手背等容易暴露的部位涂润肤液。保持老年人卧具(被子、床单)的平整、干燥、舒适,老年人内衣应勤洗勤换,选用棉织品。对于长期卧床的老年人,应每2小时翻身一次,动作轻柔,避免拖拉,床单应柔软、有吸水功能,保持干燥,预防压疮。对大便失禁的老人,应及时清洗肛周皮肤,可涂抹护臀霜,预防会阴部糜烂和湿疹。对患有糖尿病的老年人,应注意足部护理,选择合适的鞋袜,应用温水洗脚,避免热水泡脚及用力揉搓,每日检查足部皮肤情况,发现病变及时处理;应加强营养,注意合理膳食,适量饮水。

(九)洗手指征

工作人员用皂液和流动水洗手,可以去除手部皮肤污垢、碎屑和部分致病菌。洗手指征包括但不限于:①直接接触每个老年人前后。②接触老年人黏膜、破损皮肤或伤口前后。③接触老年人的血液、体液、分泌物、排泄物、伤口敷料等之后。④摘手套后。⑤接触老年人周围环境及物品后。⑥进行无菌操作及接触清洁、无菌物品之前。⑦处理药物或配餐前。

(十)七步洗手法

洗手时应先摘下手上的饰物,在流动水下使双手充分淋湿,取适量皂液均匀涂抹至整个手掌、手背、手指和指缝,按照七步洗手法揉搓冲洗,每一步揉搓时间均应大于15秒:

(1)洗手掌,掌心相对,手指并拢相互揉搓。

(2)洗背侧指缝,手心对手背沿指缝相互揉搓,双手交换进行。

(3)洗掌侧指缝,掌心相对,双手交叉沿指缝相互揉搓。

(4)洗指背,弯曲各手指关节,半握拳把指背放在另一手掌心旋转揉搓,双手交换进行。

(5)洗拇指,一手握另一手大拇指旋转揉搓,双手交换进行。

(6)洗指尖,弯曲各手指关节,把指尖合拢在另一手掌心旋转揉搓,双手交换进行。

(7)洗手腕、手臂,揉搓手腕、手臂,双手交换进行。最后用流动水将皂液冲洗干净,自然晾干、自动风干机吹干或用一次性纸巾擦干。

第五章

新型冠状病毒感染

新型冠状病毒感染（corona virus disease 2019,COVID-19）简称"新冠感染"，是由新型冠状病毒（severe acute respiratory syndrome corona virus 2, SARS-CoV-2）感染引起的一种以肺炎为主要临床表现的呼吸道传染病。新冠感染传染性强，传播过程隐匿，严重影响人类的正常生产生活。2020 年 1 月 20 日，我国将新冠感染纳入乙类传染病，并采取甲类传染病的预防控制措施，2023 年 1 月 8 日恢复乙类乙管。

一、病原学

新型冠状病毒属于 β 属冠状病毒，有包膜，病毒颗粒呈球形或椭球形，直径为 60～140 nm；具有 5 个必需基因，分别针对核蛋白（N）、病毒包膜蛋白（E）、基质蛋白（M）和刺突蛋白（S）4 种结构蛋白及核糖核酸（RNA）依赖性的 RNA 聚合酶（RdRp）。核蛋白（N）包裹 RNA 基因组构成核衣壳，外面围绕着病毒包膜，病毒包膜的成分之一是病毒包膜蛋白（E），病毒包膜包埋有基质蛋白（M）和刺突蛋白（S）等蛋白。刺突蛋白通过结合血管紧张素转化酶 2（ACE-2）进入细胞。体外分离培养时，96 个小时左右即可在人呼吸道上皮细胞内发现新型冠状病毒，而在非洲绿猴肾细胞（Vero E6）和人肝癌细胞系（Huh-7）中分离培养需 4～6 天。

与其他病毒一样，新型冠状病毒基因组也会发生变异，某些变异会影响病毒生物学特性，如 S 蛋白与 ACE-2 亲和力的变化将会影响病毒入侵细胞、复制、传播的能力，康复者恢复期和疫苗接种后抗体的产生，以及抗体药物的中和能力。

冠状病毒对紫外线和热敏感，56 ℃ 30 分钟、乙醚、75％乙醇、含氯消毒剂、过氧乙酸和氯仿等脂溶剂均可有效灭活病毒,氯己定不能有效灭活病毒。

二、流行病学

(一)传染源

新型冠状病毒感染的确诊病例和无症状感染者是主要的传染源,在潜伏期即有传染性,发病后 5 天内传染性较强。由于无症状感染者的存在,以及大量的轻型病例可能未纳入隔离治疗,导致新冠感染的实际感染人数远高于报告人数,给控制传染源带来巨大困难。

(二)传播途径

本病主要的传播途径是经呼吸道飞沫传播和密切接触传播,也可通过间接接触传播。在相对封闭的环境中可经气溶胶传播,被新型冠状病毒感染者污染的物体表面(如电梯按钮、门把手、灯开关、冷链货物等)也可引起传播。大量传染源的存在,加上外环境特别是广泛的生活、工作环境污染,使切断传播途径变得更为困难。

(三)易感人群

人群普遍易感,感染后或接种新型冠状病毒疫苗后可获得一定的免疫力。保护易感人群是当前控制新冠病毒传播最有效的手段,需保持对各类传染源的隔离治疗,加强人口密集场所的通风消毒,特别是要做好老年人群、基础疾病患者、返校师生、复工工人等的防护,减少院内感染和社区传播。

三、临床表现

(一)潜伏期

据现有流行病学调查资料,新冠感染的潜伏期为 1～14 天,多为 3～7 天,极个别病例潜伏期超过 14 天。奥密克戎(Omicron)变异株平均潜伏期缩短,多为2～4 天。

(二)临床表现

本病以发热、干咳、乏力为主要表现。部分患者可以鼻塞、流涕、咽痛、嗅觉味觉减退或丧失、结膜炎、肌痛和腹泻等为主要表现。重症患者多在发病一周后出现呼吸困难和(或)低氧血症,严重者可快速进展为急性呼吸窘迫综合征、脓毒症休克、难以纠正的代谢性酸中毒、出凝血功能障碍及多器官功能衰竭等。极少数患者还可有中枢神经系统受累及肢端缺血性坏死等表现。值得注意的是,重型、危重型患者病程中可表现为中低热,甚至无明显发热。

轻型患者可表现为低热、轻微乏力、嗅觉及味觉障碍等,无肺炎表现。在感染新型冠状病毒后也可无明显临床症状。

曾接种过疫苗者及感染 Omicron 株者以无症状及轻症为主,有临床症状者主要表现为中低度发热、咽干、咽痛、鼻塞、流涕等上呼吸道感染症状。

（三）临床分型

根据临床表现,新冠感染患者可以分为轻型、普通型、重型和危重型四种临床类型。

1.轻型

临床症状轻微,影像学未见肺炎表现。

2.普通型

具有上述临床表现,影像学可见肺炎表现。

3.重型

成人符合下列任何一条:

（1）出现气促,呼吸频率（respiratory rate，RR）$\geqslant$30 次/分。

（2）静息状态下,吸入空气时指氧饱和度$\leqslant$93%。

（3）动脉血氧分压（PaO_2）/吸氧浓度（FiO_2）$\leqslant$300 mmHg（1 mmHg＝0.133 kPa）,高海拔（海拔超过 1000 m）地区应根据以下公式对 PaO_2/FiO_2 进行校正：$PaO_2/FiO_2 \times [760/大气压（mmHg）]$。

（4）临床症状进行性加重,肺部影像学显示 24～48 h 内病灶明显进展＞50%者。

4.危重型

符合以下情况之一者:

（1）出现呼吸衰竭,且需要机械通气。

（2）出现休克。

（3）合并其他器官功能衰竭,需进入重症监护室（ICU）监护治疗。

（四）重型、危重型高危人群

（1）大于 60 岁老年人。

（2）有心脑血管疾病（含高血压）、慢性肺部疾病（慢性阻塞性肺疾病、中度至重度哮喘)、糖尿病、慢性肝脏或肾脏疾病、肿瘤等基础疾病者。

（3）免疫功能缺陷者（如艾滋病患者、长期使用皮质类固醇或其他免疫抑制药物导致免疫功能减退状态）。

（4）肥胖（体重指数≥30）。

（5）重度吸烟者。

（五）重型、危重型早期预警指标

有以下指标变化应警惕病情恶化：

（1）低氧血症或呼吸窘迫进行性加重。

（2）组织氧合指标（如血氧饱和度、氧合指数）恶化或乳酸进行性升高。

（3）外周血淋巴细胞计数进行性降低或炎症因子如白介素-6（interleukin-6，IL-6）、C反应蛋白（C-reactive protein，CRP）、铁蛋白等进行性上升。

（4）D-二聚体等凝血功能相关指标明显升高。

（5）胸部影像学显示肺部病变明显进展。

（六）预后

多数患者预后良好，少数患者病情危重，多见于老年人、有慢性基础疾病者、肥胖人群。

四、实验室检查

（一）一般检查

发病早期外周血白细胞总数正常或减少，可见淋巴细胞计数减少，部分患者可出现肝酶、乳酸脱氢酶（lactate dehydrogenase，LDH）、肌酶、肌红蛋白、肌钙蛋白和铁蛋白增高。多数患者CRP和血沉升高，降钙素原（procalcitonin，PCT）正常。重型、危重型患者可见D-二聚体升高，外周血淋巴细胞进行性减少，炎症因子升高。

（二）病原学及血清学检查

1.病原学检查

采用核酸扩增检测方法，用鼻咽拭子、口咽拭子、痰和其他下呼吸道分泌物、粪便等标本检测新型冠状病毒核酸。检测下呼吸道标本（痰或气道抽取物）更加准确。核酸检测会受到病程、标本采集、检测过程、检测试剂等因素的影响，为提高检测阳性率，应规范采集标本，标本采集后尽快送检。

2.血清学检查

新型冠状病毒特异性 IgM 抗体、IgG 抗体阳性，发病 1 周内阳性率均较低。由于试剂本身阳性判断值原因，或者体内存在干扰物质（类风湿因子、嗜异性抗体、补体、溶菌酶等），或者标本原因（标本溶血、标本被细菌污染、标本贮存时间过长、标本凝固不全等），抗体检测可能会出现假阳性。一般不单独以血清学检测作为诊断依据，需结合流行病学史、临床表现和基础疾病等情况进行综合判断。

（三）胸部影像学检查

早期呈现多发小斑片影及间质改变，以肺外带明显。进而发展为双肺多发磨玻璃影、浸润影，严重者可出现肺实变，胸腔积液少见。

五、诊断与鉴别诊断

（一）诊断原则

根据流行病学史、临床表现、实验室检查等进行综合分析，作出诊断。新型冠状病毒核酸检测阳性为确诊的首要标准。未接种新型冠状病毒疫苗者，新型冠状病毒特异性抗体检测可作为诊断的参考依据。接种新型冠状病毒疫苗者和既往感染新型冠状病毒者，原则上不将抗体作为诊断依据。

（二）诊断标准

1.疑似病例

结合下述流行病学史和临床表现综合分析：

（1）流行病学史

1）发病前 14 天内有病例报告社区的旅行史或居住史。

2）发病前 14 天内与新型冠状病毒感染的患者和无症状感染者有接触史。

3）发病前 14 天内曾接触过来自有病例报告社区的发热或有呼吸道症状的患者。

4）聚集性发病：一周内在小范围内（如家庭、办公室、学校教室、车间等场所）出现 2 例及以上发热和（或）有呼吸道症状的病例。

（2）临床表现

1）发热和（或）呼吸道症状等新型冠状病毒感染相关临床表现。

2）具有新冠感染影像学特征。

3）发病早期白细胞总数正常或降低，淋巴细胞计数正常或减少。

有流行病学史中的任何 1 条,且符合临床表现中任意 2 条;或无明确流行病学史的,符合临床表现中的 3 条;或符合临床表现中任意 2 条,同时新型冠状病毒特异性 IgM 抗体阳性(近期接种过新型冠状病毒疫苗者不作为参考指标),可诊断为疑似病例。

2.确诊病例

疑似病例同时具备以下病原学或血清学证据之一者为确诊病例。

(1)新型冠状病毒核酸检测阳性。

(2)未接种新型冠状病毒疫苗者新型冠状病毒特异性 IgM 抗体和 IgG 抗体均为阳性。

3.无症状感染者

无临床症状,呼吸道等标本新型冠状病毒病原学或血清特异性 IgM 抗体检测阳性者为无症状感染者,主要通过密切接触者筛查、聚集性疫情调查和传染源追踪调查等途径发现。

4.聚集性疫情

聚集性疫情是指一周内在同一学校、居民小区、工厂、自然村、医疗机构等范围内发现 2 例及以上病例或无症状感染者。

5.密切接触者

疑似病例和确诊病例症状出现前 2 天开始,或无症状感染者标本采样前 2 天开始,与其有近距离接触但未采取有效防护的人员为密切接触者。对于通过多次核酸检测方式(如高风险职业人群的定期核酸检测)发现的病例,其密切接触者的判定时限为从最后一次核酸检测阴性采样时间起至隔离管控前。由流行病学调查专业人员根据流行病学调查结果,结合相关部门提供的活动轨迹等大数据信息,依据以下原则判定密切接触者:①共同居住生活人员。②直接照顾者或提供诊疗、护理服务者。③探视病例的医护人员、家属或其他有近距离接触的人员。④在同一空间内实施可能会产生气溶胶诊疗活动的医护人员。⑤在办公室、会议室、车间、班组、宿舍、教室等同一场所有近距离接触的人员。⑥密闭或通风不良环境下共用卫生间、共乘电梯、共餐(同桌、邻桌、频繁经过)、共同娱乐以及提供餐饮和娱乐服务的人员。⑦乘坐同一交通工具并有近距离接触(1 m 内)的人员,包括交通工具上的照料护理人员、同行人员(家人、同事、朋友等)。⑧暴露于被病例或无症状感染者污染的环境和物品的人员。⑨现场调查人员评估认为其他符合密切接触者判定标准的人员。

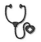

判定密切接触者时,优先判定和管理与病例接触频繁、持续时间长等感染风险较高的密切接触者,及时开展核酸检测。对于较为复杂的病例活动场所(如餐厅、娱乐场所、超市等密闭空间场所),需结合场所监控录像、消费记录、场所类型、环境状况、通风情况、个人防护情况等综合研判,基于研判结果,可适度扩大密切接触者判定范围。

6.密切接触者的密切接触者(密接的密接)

与感染风险较高的密切接触者同住、同餐、同工作(学习)、同娱乐(如棋牌、卡拉 OK)等接触频繁人员,判定为密接的密接。判定原则为密切接触者与病例或无症状感染者的首次暴露至该密切接触者被隔离管理前,与密切接触者近距离接触但未采取有效防护的人员。

7.涉疫场所暴露人员

涉疫场所暴露人员是指与疑似病例、确诊病例和无症状感染者共同暴露于婚(丧)宴、餐馆、超市、商场、农贸(集贸)市场等人员密集和密闭场所,但不符合密切接触者、密接的密接判定原则的人员。

(三)鉴别诊断

(1)新冠感染轻型表现需与其他病毒引起的上呼吸道感染相鉴别。

(2)新冠感染主要与流感病毒、腺病毒、呼吸道合胞病毒等其他已知病毒性肺炎及肺炎支原体感染鉴别,尤其是对疑似病例,要尽可能采取包括快速抗原检测和多重 PCR 核酸检测等方法,对常见呼吸道病原体进行检测。

(3)新冠感染还要与非感染性疾病,如血管炎、皮肌炎和机化性肺炎等鉴别。

(4)与新冠病毒感染者有密切接触者,即便常见呼吸道病原检测阳性,也应及时进行新型冠状病毒病原学检测。

六、治疗

(一)一般治疗

(1)卧床休息,加强支持治疗,保证充分能量和营养摄入;注意维持水、电解质平衡,维持内环境稳定。

(2)密切监测生命体征,特别是静息和活动后的血氧饱和度等。

(3)根据病情监测血常规、尿常规、CRP、生化指标(肝酶、心肌酶、肾功能等)、凝血功能、动脉血气分析、胸部影像学等。有条件者可行炎症因子检测。

（4）根据病情给予规范有效氧疗措施，包括鼻导管、面罩给氧和经鼻高流量氧疗。

（5）抗菌药物治疗。避免盲目或不恰当使用抗菌药物，尤其是联合使用广谱抗菌药物。

（二）抗病毒治疗

1.PF-07321332/利托那韦片（Paxlovid）

该药适用人群为发病 5 天以内的轻型和普通型且伴有进展为重型高风险因素的成人和青少年（12～17 岁，体重≥40 kg）。用法：300 mg PF-07321332 与 100 mg 利托那韦同时服用，每 12 小时一次，连续服用 5 天。使用前应详细阅读说明书，不得与哌替啶、雷诺嗪等高度依赖 CYP3A 进行清除且其血浆浓度升高会导致严重或危及生命的不良反应的药物联用。

2.单克隆抗体

安巴韦单抗/罗米司韦单抗注射液联合用于治疗轻型和普通型且伴有进展为重型高风险因素的成人和青少年（12～17 岁，体重≥40 kg）患者。用法：两药的剂量分别为 1000 mg。两种药品分别以 100 mL 生理盐水稀释后，经静脉序贯输注给药，以不高于 4 mL/min 的速度静脉滴注，之间使用生理盐水 100 mL 冲管。在输注期间对患者进行临床监测，并在输注完成后对患者进行至少 1 小时的观察。

3.静注 COVID-19 人免疫球蛋白

COVID-19 人免疫球蛋白可在病程早期用于有高危因素、病毒载量较高、病情进展较快的患者。使用剂量为轻型 100 mg/kg、普通型 200 mg/kg、重型 400 mg/kg，静脉输注，根据患者病情改善情况，次日可再次输注，总次数不超过 5 次。

4.康复者恢复期血浆

康复者恢复期血浆可在病程早期用于有高危因素、病毒载量较高、病情进展较快的患者。输注剂量为 200～500 mL（4～5 mL/kg），可根据患者个体情况及病毒载量等决定是否再次输注。

（三）免疫治疗

1.糖皮质激素

对于氧合指标进行性恶化、影像学进展迅速、机体炎症反应过度激活状态的重型和危重型患者，酌情短期内（不超过 10 日）使用糖皮质激素，建议使用地塞米松 5 mg/d 或甲泼尼龙 40 mg/d。避免长时间、大剂量使用糖皮质激素,以减少不良反应。

2.白介素-6 抑制剂

对于重型、危重型且实验室检测白介素-6 水平升高者,可试用托珠单抗。用法:首次剂量 4～8 mg/kg,推荐剂量 400 mg,生理盐水稀释至100 mL,输注时间大于 1 小时;首次用药疗效不佳者,可在首剂应用 12 小时后追加应用一次(剂量同前),累计给药次数最多为 2 次,单次剂量不超过800 mg。注意过敏反应,有结核等活动性感染者禁用。

（四）抗凝治疗

抗凝治疗用于具有重症高危因素、病情进展较快的普通型、重型和危重型患者,无禁忌证情况下可给予治疗剂量的低分子量肝素或普通肝素。发生血栓栓塞事件时,按照相应指南进行治疗。

（五）俯卧位治疗

具有重症高危因素、病情进展较快的普通型、重型和危重型患者,应当给予规范的俯卧位治疗,建议每天不少于 12 小时。

（六）心理干预

患者常存在紧张焦虑情绪,应当加强心理疏导,必要时辅以药物治疗。

（七）重型、危重型支持治疗

1.治疗原则

在上述治疗的基础上积极防治并发症,治疗基础疾病,预防继发感染,及时进行器官功能支持。

2.呼吸支持

(1)鼻导管或面罩吸氧:PaO_2/FiO_2 低于 300 mmHg 的重型患者均应立即给予氧疗。接受鼻导管或面罩吸氧后,短时间(1～2 小时)密切观察,若呼吸窘迫和(或)低氧血症无改善,应使用经鼻高流量氧疗(high flow nasal cannula,HFNC)或无创通气(non-invasive ventilation,NIV)。

(2)经鼻高流量氧疗或无创通气:PaO_2/FiO_2 低于 200 mmHg 时应给予经鼻高流量氧疗或无创通气。接受 HFNC 或 NIV 的患者,在无禁忌证的情况下,建议同时实施俯卧位通气,即清醒俯卧位通气,俯卧位治疗时间每天应大于 12 小时。部分患者使用 HFNC 或 NIV 治疗的失败风险高,需要密切观察患者的症状和体征。若短时间(1～2 小时)治疗后病情无改善,特别是接受俯卧位治疗后,低氧血症仍无改善,或呼吸频数、潮气量过大或吸气努力过强等,往往提示 HFNC 或 NIV 治疗疗效不佳,应及时进行有创机械通气治疗。

(3)有创机械通气:一般情况下,PaO_2/FiO_2 低于 150 mmHg,特别是吸气努力明显增强的患者,应考虑气管插管,实施有创机械通气。但鉴于重症、危重型患者低氧血症的临床表现不典型,不应单纯把 PaO_2/FiO_2 是否达标作为气管插管和有创机械通气的指征,而应结合患者的临床表现和器官功能情况进行实时评估。值得注意的是,延误气管插管带来的危害可能更大。早期恰当的有创机械通气治疗是危重型患者重要的治疗手段。对于中重度急性呼吸窘迫综合征患者,或有创机械通气 FiO_2 高于 50% 时,可采用肺复张治疗,并根据肺复张的反应性,决定是否反复实施肺复张手法。应注意部分新型冠状病毒感染患者肺可复张性较差,应避免过高的呼气末正压(positive end-expiratory pressure,PEEP)导致气压伤。

(4)气道管理:加强气道湿化,建议采用主动加热湿化器,有条件时使用环路加热导丝保证湿化效果;建议使用密闭式吸痰,必要时使用气管镜吸痰;积极进行气道廓清治疗,如振动排痰、高频胸廓振荡、体位引流等;在氧合及血流动力学稳定的情况下,尽早开展被动及主动活动,促进痰液引流及肺康复。

(5)体外膜肺氧合(extracorporeal membrane oxygenation,ECMO):应注意 ECMO 启动时机。在最优的机械通气条件下($FiO_2 \geqslant 80\%$,潮气量为 6 mL/kg 理想体重,$PEEP \geqslant 5$ cmH_2O,且无禁忌证),且保护性通气和俯卧位通气效果不佳,并符合以下之一,应尽早考虑评估实施 ECMO:①$PaO_2/FiO_2 < 50$ mmHg 超过 3 小时。②$PaO_2/FiO_2 < 80$ mmHg 超过 6 小时。③动脉血 pH 值 <7.25 且二氧化碳分压($PaCO_2$)>60 mmHg 超过6小时,且呼吸频率 >35 次/分。④呼吸频率 >35 次/分时,动脉血 pH 值 <7.2 且平台压 >30 cmH_2O。符合 ECMO 指征,且无禁忌证的危重型患者,应尽早启动 ECMO 治疗,避免延误时机,导致患者预后不良。

ECMO 模式选择:仅需呼吸支持时选用静脉-静脉方式 ECMO(VV-ECMO),是最为常用的方式;需呼吸和循环同时支持则选用静脉-动脉方式 ECMO(VA-ECMO);VA-ECMO 出现头臂部缺氧时可采用静脉-动脉-静脉方式 ECMO(VAV-ECMO)。实施 ECMO 后,严格实施肺保护性肺通气策略。推荐初始设置:潮气量 <6 mL/kg 理想体重,平台压 $\leqslant 25$ cmH_2O,驱动压 <15 cmH_2O,PEEP $5\sim15$ cmH_2O,呼吸频率 $4\sim10$ 次/分,$FiO_2 < 50\%$。

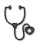

对于氧合功能难以维持或吸气努力强、双肺重力依赖区突变明显,或需气道分泌物引流的患者,应积极俯卧位通气。

3.循环支持

危重型患者可合并休克,应在充分液体复苏的基础上,合理使用血管活性药物,密切监测患者血压、心率和尿量的变化,以及乳酸和碱剩余。必要时进行血流动力学监测。

4.急性肾损伤和肾替代治疗

危重型患者可合并急性肾损伤,应积极寻找病因,如低灌注和药物等因素。在积极纠正病因的同时,注意维持水、电解质、酸碱平衡。连续性肾替代治疗(continuous renal replacement therapy,CRRT)的指征包括:①高钾血症;②严重酸中毒;③利尿剂无效的肺水肿或水负荷过多。

5.营养支持

应加强营养风险评估,首选肠内营养,保证热量 $25\sim30$ kcal/(kg·d)(1 kcal≈4185.85 J)、蛋白质 >1.2 g/(kg·d)摄入,必要时加用肠外营养。可使用肠道微生态调节剂,维持肠道微生态平衡,预防继发细菌感染。

(八)中医治疗

本病属于中医"疫"病范畴,病因为感受"疫戾"之气,各地可根据病情、证候及气候等情况,参照下列方案进行辨证论治。涉及超药典剂量,应当在医师指导下使用。

1.医学观察期

临床表现为乏力伴胃肠不适,推荐中成药藿香正气胶囊(丸、水、口服液);临床表现为乏力伴发热,推荐中成药金花清感颗粒、连花清瘟胶囊(颗粒)、疏风解毒胶囊(颗粒)。

2.临床治疗期(确诊病例)

(1)清肺排毒汤(颗粒)

适用范围:结合多地医生临床观察,适用于轻型、普通型、重型患者,在危重型患者救治中可结合患者实际情况合理使用。

基础方剂:麻黄 9 g,炙甘草 6 g,杏仁 9 g,生石膏 15～30 g(先煎),桂枝9 g,泽泻 9 g,猪苓 9 g,白术 9 g,茯苓 15 g,柴胡 16 g,黄芩 6 g,姜半夏 9 g,生姜 9 g,紫菀 9 g,款冬花 9 g,射干 9 g,细辛 6 g,山药 12 g,枳实 6 g,陈皮6 g,藿香 9 g。

服法:传统中药饮片,水煎服。每天 1 剂,早晚各一次(饭后 40 分钟),温服,3 剂一个疗程。

如有条件,每次服完药可加服大米汤半碗,舌干津液亏虚者可多服至一碗。如患者不发热,则生石膏的用量要小,发热或壮热可加大生石膏用量。若症状好转而未痊愈,则服用第二个疗程,若患者有特殊情况或其他基础病,第二个疗程可以根据实际情况修改处方,症状消失则停药。

清肺排毒颗粒服法:开水冲服,每次 2 袋,每日 2 次。疗程为 3~6 天。

（2）轻型辨证论治

1）寒湿郁肺证

临床表现:发热,乏力,周身酸痛,咳嗽,咳痰,胸紧憋气,纳呆,恶心,呕吐,腹泻或大便黏腻不爽。舌质淡胖、有齿痕或淡红,苔白厚腐腻或白腻,脉濡或滑。

推荐处方:寒湿疫方。

基础方剂:生麻黄 6 g,生石膏 15 g,杏仁 9 g,羌活 15 g,葶苈子 15 g,贯众 9 g,地龙 15 g,徐长卿 15 g,藿香 15 g,佩兰 9 g,苍术 15 g,云苓 45 g,生白术 30 g,焦三仙各 9 g,厚朴 15 g,焦槟榔 9 g,煨草果 9 g,生姜 15 g。

服法:每日 1 剂,水煎 600 mL,分 3 次服用,早中晚各一次,饭前服用。

寒湿疫方亦适用于普通型患者。

2）湿热蕴肺证

临床表现:低热或不发热,微恶寒,乏力,头身困重,肌肉酸痛,干咳痰少,咽痛,口干不欲多饮,或伴有胸闷脘痞,无汗或汗出不畅,或见呕恶纳呆,便溏或大便黏滞不爽。舌淡红,苔白厚腻或薄黄,脉滑数或濡。

推荐处方:槟榔 10 g,草果 10 g,厚朴 10 g,知母 10 g,黄芩 10 g,柴胡 10 g,赤芍 10 g,连翘 15 g,青蒿 10 g(后下),苍术 10 g,大青叶 10 g,生甘草 5 g。

服法:每日 1 剂,水煎 400 mL,分 2 次服用,早晚各一次。

推荐中成药:金花清感颗粒、连花清瘟胶囊（颗粒）。

金花清感颗粒服法:开水冲服,每次 1~2 袋,每日 3 次。疗程为 5~7 天。

连花清瘟颗粒服法:口服,每次 1 袋,每日 3 次。疗程为 7~10 天。

连花清瘟胶囊服法:口服,每次 4 粒,每日 3 次。疗程为 7~10 天。

针灸治疗推荐穴位:合谷、后溪、阴陵泉、太溪、肺俞、脾俞。针刺方法:每次选择 3 个穴位,针刺采用平补平泻法,以得气为度,留针 30 分钟,每日一次。

（3）普通型辨证论治

1）湿毒郁肺证

临床表现：发热，咳嗽痰少，或有黄痰，憋闷气促，腹胀，便秘不畅。舌质暗红，舌体胖，苔黄腻或黄燥，脉滑数或弦滑。

推荐处方：宣肺败毒方。

基础方剂：麻黄 6 g，炒苦杏仁 15 g，生石膏 30 g，薏米 30 g，麸炒苍术 10 g，广藿香 15 g，青蒿 12 g，虎杖 20 g，马鞭草 30 g，芦根 30 g，葶苈子 15 g，化橘红 15 g，甘草 10 g。

服法：每日 1 剂，水煎 400 mL，分 2 次服用，早晚各一次。

推荐中成药：宣肺败毒颗粒。开水冲服，每次 1 袋，每日 2 次。疗程为 7～14 天，或遵医嘱。

2）寒湿阻肺证

临床表现：低热，身热不扬，或未发热，干咳，少痰，倦怠乏力，胸闷，脘痞，或呕恶，便溏。舌质淡或淡红，苔白或白腻，脉濡。

推荐处方：苍术 15 g，陈皮 10 g，厚朴 10 g，藿香 10 g，草果 6 g，生麻黄 6 g，羌活 10 g，生姜 10 g，槟榔 10 g。

服法：每日 1 剂，水煎 400 mL，分 2 次服用，早晚各一次。

3）疫毒夹燥证

临床表现：恶寒，发热，肌肉酸痛，流涕，干咳，咽痛，咽痒，口干、咽干，便秘。舌淡少津，苔薄白或干，脉浮紧。

推荐处方：宣肺润燥解毒方。

基础方剂：麻黄 6 g，杏仁 10 g，柴胡 12 g，沙参 15 g，麦冬 15 g，玄参 15 g，白芷 10 g，羌活 15 g，升麻 8 g，桑叶 15 g，黄芩 10 g，桑白皮 15 g，生石膏 20 g。

服法：每日 1 剂，水煎 400 mL，分 2 次服用，早晚各一次。

推荐中成药：金花清感颗粒、连花清瘟胶囊（颗粒）。

金花清感颗粒服法：开水冲服，每次 1～2 袋，每日 3 次。疗程为 5～7 天。

连花清瘟颗粒服法：口服，每次 1 袋，每日 3 次。疗程为 7～10 天。

连花清瘟胶囊服法：口服，每次 4 粒，每日 3 次。疗程为 7～10 天。

针灸治疗推荐穴位：内关、孔最、曲池、气海、阴陵泉、中脘。针刺方法：

每次选择 3 个穴位,针刺采用平补平泻法,以得气为度,留针 30 分钟,每日一次。

(4)重型辨证论治

1)疫毒闭肺证

临床表现:发热面红,咳嗽,痰黄黏少,或痰中带血,喘憋气促,疲乏倦怠,口干苦黏,恶心不食,大便不畅,小便短赤。舌红,苔黄腻,脉滑数。

推荐处方:化湿败毒方。

基础方剂:生麻黄 6 g,杏仁 9 g,生石膏 15 g,甘草 3 g,藿香 10 g(后下),厚朴 10 g,苍术 15 g,草果 10 g,法半夏 9 g,茯苓 15 g,生大黄 5 g(后下),生黄芪 10 g,葶苈子 10 g,赤芍 10 g。

服法:每日 1~2 剂,水煎服,每次 100~200 mL,每日 2~4 次,口服或鼻饲。

推荐中成药:化湿败毒颗粒。开水冲服,每次 2 袋,每日 2 次;或遵医嘱。

2)气营两燔证

临床表现:大热烦渴,喘憋气促,谵语神昏,视物错瞀,或发斑疹,或吐血、衄血,或四肢抽搐。舌绛少苔或无苔,脉沉细数,或浮大而数。

推荐处方:生石膏 30~60 g(先煎),知母 30 g,生地 30~60 g,水牛角 30 g(先煎),赤芍 30 g,玄参 30 g,连翘 15 g,丹皮 15 g,黄连 6 g,竹叶 12 g,葶苈子 15 g,生甘草 6 g。

服法:每日 1 剂,水煎服,先煎生石膏、水牛角,后下诸药,每次 100~200 mL,每日 2~4 次,口服或鼻饲。

推荐中成药:喜炎平注射液、血必净注射液、热毒宁注射液、痰热清注射液、醒脑静注射液。功效相近的药物根据个体情况可选择一种,也可根据临床症状联合使用两种。中药注射剂可与中药汤剂联合使用。

针灸治疗推荐穴位:大椎、肺俞、脾俞、太溪、列缺、太冲。针刺方法:每次选择 3~5 个穴位,背俞穴与肢体穴位相结合,针刺平补平泻,留针 30 分钟,每日一次。

(5)危重型辨证论治

1)内闭外脱证

临床表现:呼吸困难、动辄气喘或需要机械通气,伴神昏,烦躁,汗出肢冷。舌质紫暗,苔厚腻或燥,脉浮大无根。

推荐处方:人参 15 g,附子 10 g(先煎),山茱萸 15 g,送服苏合香丸或安宫牛黄丸。

出现机械通气伴腹胀便秘或大便不畅者,可用生大黄 5～10 g。出现人机不同步情况,在镇静和使用肌松剂的情况下,可用生大黄 5～10 g 和芒硝 5～10 g。

推荐中成药:血必净注射液、热毒宁注射液、痰热清注射液、醒脑静注射液、参附注射液、生脉注射液、参麦注射液。可根据个体情况选择一种功效相近的药物,也可根据临床症状联合使用两种。中药注射剂可与中药汤剂联合使用。

2)重型和危重型中药注射剂推荐用法

中药注射剂的使用遵照药品说明书按照从小剂量开始、逐步辨证调整的原则,推荐用法如下:

病毒感染或合并轻度细菌感染:0.9％氯化钠注射液 250 mL 加喜炎平注射液 100 mg,每日 2 次;或 0.9％氯化钠注射液 250 mL 加热毒宁注射液 20 mL,每日 1 次;或 0.9％氯化钠注射液 250 mL 加痰热清注射液 40 mL,每日 2 次。

高热伴意识障碍:0.9％氯化钠注射液 250 mL 加醒脑静注射液 20 mL,每日 2 次。

全身炎症反应综合征或多脏器功能衰竭:0.9％氯化钠注射液250 mL加血必净注射液 100 mL,每日 2 次。

免疫抑制:葡萄糖注射液 250 mL 加参麦注射液 100 mL 或生脉注射液 20～60 mL,每日 2 次。

针灸治疗推荐穴位:太溪、膻中、关元、百会、足三里、素髎。针刺方法:选以上穴位,针刺平补平泻,留针 30 分钟,每日一次。

(6)恢复期辨证论治

1)肺脾气虚证

临床表现:气短,倦怠乏力,食欲缺乏,呕恶,痞满,大便无力,便溏不爽。舌淡胖,苔白腻。

推荐处方:法半夏 9 g,陈皮 10 g,党参 15 g,炙黄芪 30 g,炒白术 10 g,茯苓 15 g,藿香 10 g,砂仁 6 g(后下),甘草 6 g。

服法:每日 1 剂,水煎 400 mL,分 2 次服用,早晚各一次。

2)气阴两虚证

临床表现:乏力,气短,口干,口渴,心悸,汗多,食欲缺乏,低热或不热,干咳少痰。舌干少津,脉细或虚无力。

推荐处方:南北沙参各 10 g,麦冬 15 g,西洋参 6 g,五味子 6 g,生石膏 15 g,淡竹叶 10 g,桑叶 10 g,芦根 15 g,丹参 15 g,生甘草 6 g。

服法:每日 1 剂,水煎 400 mL,分 2 次服用,早晚各一次。

针灸治疗推荐穴位:足三里(艾灸)、百会、太溪。针刺方法:选以上穴位,针刺平补平泻,留针 30 分钟,每日一次。隔物灸贴取穴:大椎、肺俞、脾俞、孔最,每次贴敷 40 分钟,每日一次。

(九)早期康复

重视患者早期康复介入,针对新型冠状病毒感染患者呼吸功能、躯体功能以及心理障碍,积极开展康复训练和干预,尽最大可能恢复体能、体质和免疫能力。

(十)护理

根据患者病情,明确护理重点并做好基础护理。对于重症患者,应密切观察生命体征和意识状态,重点监测血氧饱和度。对于危重症患者,应 24 小时持续心电监测,每小时测量患者的心率、呼吸频率、血压、血氧饱和度,每 4 小时测量并记录体温。合理、正确使用静脉通路,并保持各类管路通畅,妥善固定。卧床患者定时变更体位,预防压力性损伤。按护理规范做好无创机械通气、有创机械通气、人工气道、俯卧位通气、镇静镇痛、ECMO 治疗的护理。特别注意患者口腔护理和液体出入量管理,有创机械通气患者要防止误吸。对清醒患者,及时评估其心理状况,做好心理护理。

(十一)出院后注意事项

1.出院标准

全部满足以下条件者可出院:①体温恢复正常 3 天以上。②呼吸道症状明显好转。③肺部影像学显示急性渗出性病变明显改善。④连续两次新型冠状病毒核酸检测 N 基因和 ORF 基因 Ct 值均≥35(荧光定量 PCR 方法,界限值为 40,采样时间至少间隔 24 小时),或连续两次新型冠状病毒核酸检测阴性(荧光定量 PCR 方法,界限值低于 35,采样时间至少间隔 24 小时)。

2.出院后注意事项

出院后继续进行 7 天居家健康监测,佩戴口罩,有条件者居住在通风良好的单人房间,减少与家人的近距离密切接触,分餐饮食,做好手卫生,避免外出活动。

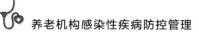
七、预防与控制

（一）常见医用防护用品及使用范围

以下为医疗机构在新冠感染防控中常见的医用防护用品及使用范围，养老机构可参考使用。

1.外科口罩

预检分诊、发热门诊及全院诊疗区域应当使用外科口罩，相关人员需正确佩戴，污染或潮湿时随时更换。

2.医用防护口罩

医用防护口罩原则上在发热门诊、隔离留观病区（房）、隔离病区（房）和隔离重症监护病区（房）等区域，以及在进行采集呼吸道标本、气管插管、气管切开、无创通气、吸痰等可能产生气溶胶的操作时使用。一般每 4 小时更换一次，污染或潮湿时随时更换。其他区域和在其他区域的诊疗操作，原则上不使用医用防护口罩。

3.乳胶检查手套

乳胶检查手套在预检分诊、发热门诊、隔离留观病区（房）、隔离病区（房）和隔离重症监护病区（房）等区域使用，但需正确穿戴和脱摘，并注意及时更换。禁止戴手套离开诊疗区域。戴手套不能取代手卫生。

4.速干手消毒剂

医务人员在诊疗操作过程中，手部未见明显污染物时使用速干手消毒剂，全院均应当使用。预检分诊、发热门诊、隔离留观病区（房）、隔离病区（房）和隔离重症监护病区（房）必须配备使用。

5.护目镜

护目镜在隔离留观病区（房）、隔离病区（房）和隔离重症监护病区（房）等区域，以及采集呼吸道标本、气管插管、气管切开、无创通气、吸痰等可能出现血液、体液和分泌物等喷溅操作时使用。禁止戴着护目镜离开上述区域，如护目镜为可重复使用，应当消毒后再复用。其他区域和在其他区域的诊疗操作原则上不使用护目镜。

6.防护面罩/防护面屏

诊疗操作中可能发生血液、体液和分泌物等喷溅时使用防护面罩/防护面屏。防护面罩/防护面屏如为可重复使用，使用后应当消毒后方可再用；如为一次性使用，不得重复使用。护目镜和防护面罩/防护面屏不需要同时使用。禁止戴着防护面罩/防护面屏离开诊疗区域。

7.隔离衣

预检分诊、发热门诊使用普通隔离衣,隔离留观病区(房)、隔离病区(房)和隔离重症监护病区(房)使用防渗一次性隔离衣,其他科室或区域根据是否接触患者使用。一次性隔离衣不得重复使用。如使用可复用的隔离衣,使用后按规定消毒后方可再用。禁止穿着隔离衣离开上述区域。

8.防护服

在隔离留观病区(房)、隔离病区(房)和隔离重症监护病区(房)使用防护服。防护服不得重复使用。禁止戴医用防护口罩和穿防护服离开上述区域。其他区域和在其他区域的诊疗操作原则上不使用防护服。

其他人员如物业保洁人员、保安人员等需进入相关区域时,按相关区域防护要求使用防护用品,并正确穿戴和脱摘。

(二)疫苗

因新型冠状病毒是一种新病毒,对其认识、探索有一个逐步的过程,故疫苗研发也要在探索和深化的过程中逐步解决一些问题。目前,新型冠状病毒疫苗研发的技术路线主要包括灭活疫苗、基因工程重组的亚单位疫苗、腺病毒载体疫苗、减毒流感病毒载体疫苗、核酸疫苗等。

2020年,部分疫苗先后获得各国附条件批准上市应用,之后,我国先后在重点人群、普通人群中逐步推广全民自愿免费接种。在我国,灭活疫苗的推荐接种程序为接种2剂,2剂之间的接种间隔建议≥3周,第2剂在8周内尽早完成;重组新冠病毒疫苗(5型腺病毒载体)的推荐接种程序为接种1剂;重组新冠病毒疫苗(CHO细胞)的推荐接种程序为接种3剂,相邻2剂之间的接种间隔建议≥4周,第2剂尽量在接种第1剂次后8周内完成,第3剂尽量在接种第1剂次后6个月内完成。

诸多研究显示,接种新冠疫苗后,人体内产生的抗体在6个月后会下降至较低水平。2021年10月起,我国开始推广新冠疫苗加强免疫接种,对于完成全程免疫接种的人群,可以在6个月后再接种一剂同一类型的新冠疫苗以加强免疫。

目前,我国的新冠疫苗接种策略如下。

(1)新冠病毒疫苗接种人群范围扩大至3岁以上,坚持知情、同意、自愿原则,鼓励3岁以上适龄无接种禁忌人群应接尽接。

(2)对于符合条件的18岁以上目标人群,进行1剂次同源或序贯加强免疫接种,不可同时接受同源加强免疫和序贯加强免疫接种。

（3）重点提高 60 岁及以上老年人群等重症高风险人群的全程接种率和加强免疫接种率。

但是,随着新冠病毒变异株的不断出现,疫苗的保护效果大打折扣,需根据疫苗研发进展和临床试验结果,进一步完善疫苗接种策略。

第六章

流行性感冒

流行性感冒（influenza）简称"流感"，是由流感病毒引起的具有高度传染性的急性呼吸道传染病，严重危害人群健康。根据流感病毒内部抗原性的不同，流感病毒可分为甲（A）型、乙（B）型、丙（C）型和丁（D）型。流感病毒的抗原性易变，传播迅速，每年可引起季节性流行，在学校、托幼机构和养老院等人群聚集场所可发生暴发疫情。据估计，每年流感季节性流行在全球可导致 10 亿例感染、300 万～500 万重症病例，29 万～65 万人死于季节性流感相关的呼吸系统疾病。我国每年因流感可导致 8.8 万人死亡，其中老年人占 90％左右。

一、病原学

（一）病毒形态与结构

流感病毒为单股负链 RNA 病毒，属于正黏病毒科，病毒颗粒呈球形或丝状，直径为 80～120 nm。典型的流感病毒在电镜下呈球形，有囊膜。囊膜表面有许多放射状排列的纤突，为跨膜糖蛋白血凝素（hemagglutinin，H 或 HA）和神经氨酸酶（neuraminidase，N 或 NA），还有被称为"基质蛋白"（matrixprotein，M）的第三种突起，为质子通道，三种突起均插入并以疏水性氨基酸为锚固定在类质膜上。中间层是由基质蛋白 M1 构成的一个或若干个分子厚的球形蛋白壳。里层是呈螺旋形对称的核衣壳，直径 9～15 nm，由核蛋白（nuclear protein，NP）、三种聚合酶蛋白（PB1、PB2、PA）和病毒单链 RNA 组成，其中 NP 和病毒核酸共同组成核酸和蛋白复合体（ribonucleoprotein，RNP）。

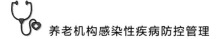

（二）病毒的复制

与其他 RNA 病毒不同，流感病毒 RNA 的转录和复制是在感染的细胞核中进行的。病毒经 HA 首先吸附到易感细胞表面糖蛋白末端神经氨酸上，细胞通过吞饮使病毒进入内体，经病毒包膜上离子通道蛋白 M2，内体中的酸性离子进入病毒颗粒，引起 HA 构型变化，使其能有效发挥作用，促使病毒包膜与内体膜发生融合，RNP 进入胞质并移行到细胞核。在病毒多聚酶作用下，开始转录病毒信使核糖核酸（mRNA）。病毒的初期转录是在病毒自身所携带的多聚酶作用下完成的，流感病毒 mRNA 转录的特点是需要宿主 mRNA 5′端甲基化的帽状引物才能转录。在感染的早期，主要合成的是 NS1 和 NP，晚期主要是结构蛋白。在核内，每个基因片段复制出正链 RNA，以此为模板，再复制出自带负链 RNA，与多聚酶和 NP 结合，装配成 RNP。HA、NA 在内质网和高尔基体被糖基化，分别形成三聚体和四聚体，最后被运送并插入到细胞膜上，M1 蛋白发挥桥梁作用将 RNP 结合到 HA、NA 胞内段，出芽释放形成新的病毒体。

（三）分型和变异

根据核蛋白和基质蛋白抗原性的不同，将流感病毒分为甲（A）型、乙（B）型、丙（C）型和丁（D）型，其中甲型和乙型流感病毒的主要抗原决定簇 HA 和 NA 均为跨膜糖蛋白。基于 HA 和 NA 抗原性的不同，现可将甲型流感分为 18 个 H 亚型（H1～H18）和 11 个 N 亚型（N1～N11）。其中，人类流感主要与 H1、H2、H3 和 N1、N2 亚型有关。甲型流感病毒除感染人外，在动物中广泛存在，如禽类、猪、马、海豹以及水貂等。乙型流感分为 Victoria 系和 Yamagata 系，可在人群中循环，最近有数据显示，海豹也可被感染。丙型流感病毒感染人、狗和猪，仅导致上呼吸道感染的散发病例。丁型流感病毒主要感染猪、牛等，尚未发现感染人。目前，引起流感季节性流行的病毒是甲型中的 H1N1、H3N2 亚型及乙型病毒的 Victoria 和 Yamagata 系。

1980 年，世界卫生组织公布了流感病毒命名法，一个新分离株完整的命名应包括：型别/宿主（人则省略）/分离地点/病毒株序号/分离年代（HA 与 NA 亚型号）。例如，A/山东济南/001/2019（H1N1）。

流感病毒基因为分节段的 RNA，病毒在复制过程中除基因内部发生局部变异外，容易发生基因重组，形成新型病毒株。流感病毒表面抗原 HA 和 NA 的变异有两种形式：抗原漂移和抗原转变。

抗原漂移指由基因组发生突变导致抗原小幅度变异，不产生新的亚型，属于量变,没有质的变化,多引起流感的中小型流行。

抗原转变指编码抗原的基因组重排引起的变异幅度大时,产生新的亚型,这种变异为质的改变,往往引起流感的世界大流行。

抗原漂移可引起 HA 和(或)NA 的次要抗原变化,而抗原转变可引起 HA 和(或)NA 的主要抗原变化。单一位点突变就能改变表面蛋白的结构,因此也改变了它的抗原或免疫学特性,导致产生抗原性的变异体。而当细胞感染两种不同的流感病毒颗粒时,病毒的 8 个基因组片段可以随机互相交换,发生基因重排。通过基因重排有可能产生高致病性毒株。基因重排只发生于同类病毒之间,它不同于基因重组,这也就是为什么流感病毒容易发生变异。

(四)流感病毒的理化特性

1.酸碱度

流感病毒在 pH 值 7.0～8.0 时最稳定,在 pH 值 3.0 以下或 10.0 以上时感染力很快被破坏。

2.温度

流感病毒对高温抵抗力弱,不耐热,加热到 56 ℃,30 分钟后即丧失致病性,100 ℃ 1～2 分钟即被灭活。在温度低的环境下,病毒较为稳定,在 0～4 ℃可存活 1 个月。

3.光线

流感病毒对紫外线很敏感,暴露在阳光下 40～48 小时即被灭活。

4.有机溶剂

流感病毒不耐酸和乙醚,对紫外线、甲醛、乙醇和常用消毒剂很敏感。常用消毒药,如次氯酸钠、酚类化合物、季铵盐类消毒剂、甲醛溶液和其他醛类以及碘类化合物均能迅速破坏病毒的传染性。

二、流行病学

流感的流行特点主要表现在短期内突然发生,迅速蔓延,并造成不同程度的流行,即世界大流行(pandemic)、局部暴发(outbreak)和散发(sporadic)。甲型流感由于抗原变异可导致世界性流行,乙型流感可局部暴发流行,而丙型流感未见变异,常呈散发流行。流感流行期间,流感和流感相关肺炎可引起超额死亡率,尤其对于老年人和有心肺疾病、糖尿病、癌症等慢性病患者,均会造成严重后果,甚至死亡。

流感大流行无法预测,但却反复发生,在全球范围内对人类健康和社会经济产生不良影响。除流感大流行外,流感每年都会存在季节性流行。流感每年冬春季流行的季节性已有广泛研究,在温带地区,流感一般仅有一个流行高峰,呈现半年的周期性流行;热带地区尤其在亚洲,流感的季节性呈高度多样化,既有半年或全年周期性流行,也有全年循环。对我国不同区域流感季节性的研究显示,我国 A 型流感的年度周期性随纬度增加而增强,且呈多样化的空间模式和季节性特征:北纬 33°以北的北方省份,呈冬季流行模式,每年 1~2 月为单一年度高峰;北纬 27°以南的南方省份,每年 4~6 月为单一年度高峰;两者之间的中纬度地区,每年有 1~2 月和 6~8 月的双周期高峰。而 B 型流感在我国大部分地区呈单一冬季高发。

(一)传染源

流感患者和隐性感染者是季节性流感的主要传染源,常见潜伏期为1~4 天(平均 2 天),从潜伏期末到发病的急性期都有传染性。一般感染者在临床症状出现前 24~48 小时即可排出病毒,排毒量在感染后 12~24 小时显著增加,在发病后 24 小时内达到高峰。成人一般持续排毒 3~8 天(平均5 天),患者感染不同毒株的排毒时间也会有差异。住院成人患者可在发病后持续一周或更长时间排毒,排毒量也更大。老人和 HIV 感染者等免疫功能低下或缺陷人群的病毒清除能力更差,排毒时间更长。

(二)传播途径

流感病毒主要通过打喷嚏和咳嗽等飞沫传播,也可经口腔、鼻腔、眼睛等黏膜直接或间接接触感染。接触被病毒污染的物品也可通过上述途径感染。在特定场所,如人群密集且密闭或通风不良的房间内,也可能通过气溶胶的形式传播,需引起警惕。

(三)易感人群

人群普遍易感,感染后对同一亚型会获得一定程度的免疫力,但不同亚型间无交叉免疫,故人群可反复发病。接种流感疫苗可有效预防相应亚型/系的流感病毒感染。

(四)影响流行的可能因素

1.季节性因素

流感一年四季均可流行,但主要发生在冬春和秋冬交替季节,气温变化较大时常可发病,气温变暖后发病率明显下降。温度、相对湿度、绝对湿度是流感流行的重要因素,在热带地区,降雨量也影响流感的季节性流行。

2.自然环境因素

从地理上来看,流感在全世界都有发生,属世界性传染病。在温带地区,流感一般仅有一个流行高峰,通常发生在寒冷季节,从当年9月开始至次年3月。热带地区尤其在亚洲,流感的季节性呈高度多样化,既有半年或全年周期性流行,也有全年循环。

3.人群结构因素

年龄不同,感染流感的严重程度也不同。老人易感,病情重,死亡率高。性别方面没有直接证据表明有明显差异。接触传染源概率大的人员感染流感病毒的概率相对较大,如医疗卫生科研人员等。人口密集和流动性大的公共场合的人员也容易受到感染,如学校的老师和学生。

三、发病机制及病理改变

(一)发病机制

流感病毒主要由空气飞沫进入呼吸道,与上呼吸道上皮细胞接触。流感病毒通过表面的血液凝集素与呼吸道上皮细胞表面的唾液酸受体结合,通过细胞内吞作用进入宿主细胞,病毒基因组在细胞核内进行转录和复制,复制出大量新的子代病毒并感染其他细胞。其主要的致病机制是流感病毒感染人体后,可诱发细胞因子风暴,导致全身炎症反应,从而导致急性呼吸窘迫综合征(acute respiratory distress syndrome,ARDS)、休克、脑病及多器官功能不全等多种并发症。流感病毒一旦与细胞受体结合,经胞饮作用,穿入呼吸道上皮细胞,并在细胞内进行复制,持续4~8小时;新的病毒颗粒从细胞膜上出芽,借助病毒神经氨酸酶的作用而释放,再感染邻近的上皮细胞,短期导致大量呼吸道上皮细胞感染。受感染细胞发生坏死、脱落及局部炎症反应,同时引起全身中毒反应如发热、全身肌肉酸痛和白细胞减少等。流感病毒的生活周期可分为流感病毒与宿主细胞结合和膜融合、病毒RNA的增殖和转录、病毒蛋白的翻译和表达、病毒组分的装配和出芽四个主要阶段。

(二)病理改变

流感病毒侵袭的目标是呼吸道黏膜上皮细胞,通过表面的血液凝集素与细胞受体结合,侵入呼吸道的纤毛柱状上皮细胞内,并在细胞内进行复制。新增殖的病毒颗粒从细胞膜上出芽,借助神经氨酸酶的作用而释放出来,再侵入其他上皮细胞。受病毒感染的上皮细胞发生变性、坏死与脱落,露出基底细胞层。突出表现为局部炎症,造成黏膜充血、固有层黏膜细胞充血、水肿伴单核细胞浸润等病理变化,从而产生鼻塞、流涕、咽喉疼痛、干咳以及其他上呼吸道感染症状,同时引起全身中毒反应,如发热、全身酸痛和白细胞减少等,但一般不形成病毒血症。约于第5日基底细胞层开始再生,先为未分化的移行上皮,2周后新的纤毛上皮形成而恢复。以上为单纯流感的过程,其主要病变部位为呼吸道上部和中部气管。当病毒蔓延至下呼吸道时,则可能引起毛细支气管炎和间质性肺炎。流感病毒也有侵袭肠黏膜的病例,可引起胃肠型流感。

病毒感染还会诱导干扰素的表达和细胞免疫调理,造成一些自身免疫反应,包括高热、头痛、肌肉疼痛等,病毒代谢的毒素样产物以及细胞坏死释放产物也会造成和加剧上述反应。

若病毒侵袭全部呼吸道,整个呼吸道发生病变,可致流感病毒性肺炎。此病变老年人、婴幼儿、患有慢性心肺肾等疾病或接受免疫抑制剂治疗者最易发生。其病理特征为全肺暗红色,气管与支气管内有血性液体,黏膜充血,纤毛上皮细胞脱落,并有上皮细胞再生现象;黏膜下有灶性出血、水肿和轻度白细胞浸润;肺泡内有纤维蛋白与水肿液,其中混有中性粒细胞;肺下叶肺泡出血,肺泡间质可增厚,肺泡与肺泡管中可有透明膜形成。如有继发感染,则病变更复杂。

重症病例可出现肺炎的改变;危重症者可合并弥漫性肺泡损害;合并脑病时出现脑组织弥漫性充血、水肿、坏死,急性坏死性脑病表现为丘脑为主的对称性坏死性病变;合并心脏损害时出现间质出血、淋巴细胞浸润、心肌细胞肿胀和坏死等心肌炎的表现。

人感染流感后主要产生 HA 抗体、NA 抗体和 NP 抗体三种抗体。HA 抗体是主要的保护性抗体,具有株特异性,能中和病毒,可防止再感染;但在抗原漂移时保护作用减弱,抗原转变时则失去保护作用。NA 抗体主要是抑制病毒从细胞表面释放再感染其他细胞,减少病毒增殖,因此,在个体保护和限制传播方面有作用;NA 抗体也具有株特异性,由于 NA 变异较慢,故在一定时期内常有广泛交叉。NP 抗体有型特异性,无保护作用,只在感染发病后才升高,疫苗接种后一般不升高。

四、临床表现和并发症

流感的潜伏期一般为 1~7 天,多为 2~4 天。

（一）临床表现

流感一般表现为急性起病、发热（部分病例可出现高热，达 39～40 ℃），伴畏寒、寒战、头痛、肌肉和关节酸痛、极度乏力、食欲减退等全身症状，常有咽痛、咳嗽，可有鼻塞、流涕、胸骨后不适、颜面潮红、结膜轻度充血，也可有呕吐、腹泻等症状。轻症流感常与普通感冒表现相似，但其发热和全身症状更明显。重症病例可出现病毒性肺炎、继发细菌性肺炎、急性呼吸窘迫综合征、休克、弥散性血管内凝血、心血管和神经系统等肺外表现及多种并发症。流感的症状是临床常规诊断和治疗的主要依据。但由于流感的症状、体征缺乏特异性，易与普通感冒和其他上呼吸道感染相混淆。流感确诊有赖于实验室检查，检查方法包括病毒核酸检测、病毒分离培养、抗原检测和血清学检测。

（二）并发症

肺炎是最常见的并发症，其他并发症有神经系统损伤、心脏损伤、肌炎和横纹肌溶解、脓毒性休克等。

1.流感病毒性肺炎

流感病毒感染可由单纯型转为肺炎型，或直接表现为肺炎型，重症流感患者容易合并细菌、真菌等其他病原体感染，严重者可出现 ARDS。肺炎型系因流感病毒感染自上呼吸道继续向下呼吸道蔓延引起，原发性流感病毒性肺炎容易发生于潜在肺部及心脏疾病的患者（特别是风湿性心脏病、左房室瓣膜狭窄患者）或处于免疫缺陷状态的人群，但也有多达一半的病例报道尚未确认有潜在疾病。典型的肺炎型流感发病后，高热持续不退，迅速出现呼吸困难、剧咳、泡沫黏液痰或痰中带血症状；查体发现双肺呼吸音低，满布哮鸣音，但无实变体征。胸透肺部双侧呈散在絮状阴影，由肺门向四周扩散；其表现与 ARDS 一致，患者可因心力衰竭或外周循环衰竭而死亡。病程可达 3～4 周。血气分析显示明显低血氧。痰中易分离到流感病毒，痰涂片革兰氏染色可见到许多中性粒细胞；但痰与血培养均无致病菌生长，抗菌治疗亦无效，病死率可超过 50％。

婴幼儿及老年人患流感常波及下呼吸道，尤以导致肺炎时病情严重。在因下呼吸道感染住院的小儿病例中，约 1/4 为流感病毒引起。老年人流感肺炎和支气管炎的发生率随年龄增长而增加，60～69 岁发生率为 36％，70 岁以上高达 73％。老年人流感肺炎往往缺乏初期症状，易被忽略，发生肺炎时常已伴明显脱水、酸中毒或意识障碍等危重情况。体检患者呈急病容，面颊潮红,眼结膜轻度充血和眼球压痛,咽充血,口腔黏膜可有疱疹,肺部听诊仅有粗糙呼吸音,偶闻胸膜摩擦音。

2.中毒型流感

中毒型流感极为少见。病毒侵入神经系统和心血管系统引起中毒性症状,临床上有脑炎或脑膜炎症状,主要表现为高热、昏迷,成人常有谵妄,个别病例可由于神经系统紊乱或肾上腺出血导致血压下降或休克。

3.继发细菌性上呼吸道感染

流感可继发急性鼻窦炎或化脓性扁桃体炎。临床表现为发热消退后又出现高热,并伴有鼻塞疼痛、流脓性鼻涕,或出现咽喉疼痛、吞咽困难等症状。治疗上应使用抗生素,必要时给予退热处理。

4.继发细菌性肺炎

流感患者可发生三种肺炎,除原发性流感病毒性肺炎外,尚可出现继发性细菌性肺炎,或病毒与细菌混合感染性肺炎。流感病毒感染导致呼吸道上皮细胞坏死、纤毛脱落和黏液分泌功能障碍,局部防御功能降低,易继发细菌感染,表现为急性支气管炎和肺炎。普通型流感继发细菌性肺炎较流感病毒性肺炎常见,多由肺炎链球菌、金黄色葡萄球菌、流感嗜血杆菌等引起,继发细菌感染性肺炎与原发性病毒性肺炎常可由临床特点区分。2009年,莫恩斯(D. M. Morens)等对1918年西班牙流感大流行中的5266份肺组织培养报告进行分析发现,细菌培养总阳性率为95.8%,病原体主要为肺炎链球菌、化脓性链球菌及流感嗜血杆菌。对1957年H2N2流感大流行的研究表明,在158名流感死亡患者的肺组织培养中,金黄色葡萄球菌的检出率为59%,肺炎链球菌为15%。2009年甲型H1N1流感期间,美国一项对838名甲型H1N1流感患者的研究发现,33%的患者诊断为细菌性肺炎,其中183名有明确病原,39%为金黄色葡萄球菌。在西班牙的同期研究中,流感病毒性肺炎占54.8%,混合感染占17.5%,以肺炎链球菌最常见。在历次流感大流行中,肺炎均为流感最主要的并发症。和流感病毒混合感染的细菌主要为肺炎链球菌、金黄色葡萄球菌、流感嗜血杆菌等。流感病毒和细菌的混合或激发感染,是患者病情加重甚至死亡的重要原因。

继发性细菌性肺炎多在流感病情已经好转之后发生,随后体温复升,并伴有细菌性肺炎的症状和体征;细菌性肺炎亦可与流感病毒性肺炎并存。患者多为老年人,或有慢性心肺疾病、代谢或其他疾病。通常以单纯型流感起病,2～3天后病情加重,体温较前更高,可伴寒战,全身中毒症状明显,咳嗽加剧,伴有胸痛。患者呼吸困难,肺部满布啰音,体检和胸片发现有局限性实变征。亦可伴发胸膜炎,出现胸腔积液或脓胸。白细胞数和中性粒细胞比例显著增高,痰涂片的革兰氏染色及痰培养可显示相关致病菌。病情严重者可引起流感后中毒性休克综合征。

5.瑞氏综合征

瑞氏综合征是甲型或乙型流感病毒感染的肝脏、神经系统并发症。患者在急性呼吸道感染热退后数日出现恶心、频繁呕吐、嗜睡、昏迷和惊厥等神经系统症状,肝大,无黄疸,肝功能轻度损伤。组织学改变以肝、肾、心脂肪变性为特征。引起瑞氏综合征的原因不明,近年认为可能与长期服用阿司匹林有关。

6.神经系统损伤

神经系统损伤包括脑炎、脑膜炎、脑病、脊髓炎、吉兰-巴雷综合征(Guillain-Barre syndrome)等。

7.心脏损伤

心脏损伤主要包括心肌炎、心包炎,患者可见肌酸激酶升高,心电图、心脏超声等异常,严重者可出现心力衰竭。此外,感染流感病毒后,心肌梗死、缺血性心脏病相关住院和死亡风险明显增加。

8.肌炎和横纹肌溶解

患者主要表现为肌痛,肌无力,血清肌酸激酶、肌红蛋白升高和急性肾损伤等。

9.脓毒性休克

患者主要表现为低血压、组织灌注不足及多器官功能不全等。

五、实验室检查

(一)血常规

一般实验室检查结果无特异性,仅具有一定参考价值。血常规检查的主要变化为外周血白细胞总数计数不定,可正常或略有减少;淋巴细胞绝对计数减少;部分重症患者还可出现血小板减少。并发感染后白细胞计数升高。尿常规检查早期多正常,部分重症患者(肾功能损害)可出现大量蛋白尿(>3 g/L),还可出现尿比重降低、多尿,尿中还可见红细胞管型等。大便常规检查基本正常,粪便镜检一般无明显异常。但是,当有继发消化道感染时可见白细胞、巨噬细胞及红细胞,粪便潜血试验阳性。

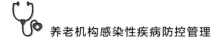

（二）血生化

血液生化检查一般无明显异常出现。重症患者有心、肝、肾等重要脏器的功能损害，可出现相应的指标异常。如有心脏受损，可出现心肌酶谱异常，包括 LDH、α-羟丁酸脱氢酶（α-HBDH）、肌酸激酶（creatine kinase，CK）、肌酸激酶心肌同工酶（CK-MB）等明显升高。肝脏受损时（如并发瑞氏综合征）可出现肝功能异常，包括丙氨酸氨基转移酶（ALT）、天冬氨酸氨基转移酶（AST）、LDH 和 HBDH 等明显升高，血氨增高，也可出现轻中度黄疸。轻型或普通型流感患者无肾功能损害，部分重症患者可出现肾损害，肌酐和尿素氮升高。普通型流感患者的血钾、钠、氯、钙、磷等基本正常；若高热、液体补充不足、过度利尿等，可出现电解质紊乱。

（三）动脉血气分析

轻型患者血气分析一般无明显异常，但重症患者多伴有不同程度的氧分压、血氧饱和度、氧合指数下降，或因过度通气出现代偿性碱中毒，严重者根据病情可以出现各种呼吸性或代谢性酸碱失衡。

（四）脑脊液检查

中枢神经系统受累者细胞数和蛋白可正常或升高；急性坏死性脑病的典型表现为细胞数大致正常，蛋白增高。

（五）病原学相关检查

1.病毒抗原检测

病毒抗原检测可采用胶体金法和免疫荧光法。抗原检测速度快，但敏感性低于核酸检测。病毒抗原检测阳性支持诊断，但阴性不能排除流感。

胶体金实验的原理是试剂盒中的样本抽提液与临床标本混合，提取样品中的病毒抗原，再将其滴加于已吸附有碱性磷酸酶（alkaline phosphatase，ALP）标记的抗流感病毒甲型核蛋白单克隆抗体核底物液的检测膜上，抗原与抗体充分反应后在酶的催化下显色。可对患者鼻腔抽吸液、鼻腔擦拭液和咽喉擦拭液等标本中的流感病毒进行定性测定。

免疫荧光法是用已知的单克隆特异性抗体（第一抗体）与抗原标本进行反应，再用被荧光素标记的抗体，即抗球蛋白抗体（第二抗体）与抗原标本反应，形成抗原-第一抗体-第二抗体复合物，在荧光显微镜下可见所在的细胞或组织有绿色荧光，从而确定抗原的性质、定位，以及利用定量技术也可测定含量。对患者鼻洗液中黏膜上皮细胞的涂片标本或鼻黏膜或分泌物涂片标本做荧光素标记抗体检查可快速作出诊断。

2.病毒核酸检测

病毒核酸检测的敏感性和特异性很高,且能区分病毒类型和亚型。与病毒分离相比,核酸检测简单、易行、快速,可用于早期诊断。目前,检测方法主要包括实时荧光定量PCR和快速多重PCR。实时定量反转录PCR借助荧光信号检测PCR产物,一方面提高了灵敏度,另一方面还可以做到PCR每循环一次就收集一个数据,建立实时扩增曲线。荧光定量PCR法可检测呼吸道标本(鼻拭子、咽拭子、鼻咽或气管抽取物、痰)中的流感病毒核酸,且可区分流感病毒亚型。对重症患者,检测下呼吸道标本(痰或气管抽取物)更加准确。

3.病毒培养分离

从呼吸道标本培养分离出流感病毒是流感诊断的"金标准"。但由于病毒培养周期较长,生物安全条件要求高,该方法不建议应用于临床诊疗。

鸡胚培养法是病毒培养最常用的方法之一。其优点是操作简便、管理容易及鸡胚本身无菌、无病毒。流感病毒常用鸡胚尿囊腔及羊膜腔双腔接种法。

狗肾上皮细胞(MDCK细胞)培养法是目前培养病毒应用最广的方法。其优点为经济适用,结果正确敏感,细胞较实验动物更容易控制和管理。MDCK细胞是流感病毒培养和相关病毒感染等实验中最常用的细胞。

4.血清学检测

IgG抗体水平恢复期比急性期呈4倍或以上升高有回顾性诊断意义。IgM抗体检测敏感性较低,不建议常规使用。

酶联免疫吸附试验(enzyme-linked immunosorbent assay,ELISA)的原理是采用竞争阻断法检测血清标本的流感病毒抗体。试剂盒微孔板上预先包被单克隆抗体,加入血清标本和抗原反应液后,形成"包被单抗-抗原-样本抗体"复合物,最后加入酶标抗体。若血清标本能明显抑制酶标单抗与抗原的结合,则表明标本中含有流感病毒抗体。

血凝抑制试验的原理是利用流感病毒的HA抗原与带有结合该病毒受体的火鸡红细胞结合而形成凝集反应,加入血清标本与流感灭活病毒反应后,若标本中含有相应抗体,则起到中和作用,抑制病毒与红细胞结合,加入红细胞后也不会出现凝集反应。当标本中不含病毒抗体时,则不会抑制病毒抗原与红细胞的结合,出现凝集反应。

六、影像学表现

(一)胸部影像学检查

对于疑似流感病例,应行胸部 X 线或 CT 检查。轻症患者由于只有上呼吸道症状,肺部影像学可以正常。并发肺炎患者影像学表现为肺内斑片状、磨玻璃影、多叶段渗出性病灶;进展迅速者可发展为双肺弥漫的渗出性病变或突变,个别病例可见胸腔积液。急性坏死性脑病 CT 或 MRI 可见对称性、多灶性脑损伤,包括双侧丘脑、脑室周围白质、内囊、壳核、脑干被盖上部(第四脑室、中脑水管腹侧)和小脑髓质等。

(二)B 型超声检查

一般流感患者在 B 超检查时无异常。但重症患者因肝肾功能损害,会出现轻度肝、脾、肾等脏器肿胀的影像学改变。如并发瑞氏综合征,B 超检查可发现脂肪肝。B 超检查也有助于流感患者胸腔积液的诊断。

七、诊断与鉴别诊断

本病主要结合流行病学史、临床表现和病原学检查进行诊断。在流感流行季节,即使临床表现不典型,特别是有重症流感高危因素者或住院患者,仍需考虑流感可能,应行病原学检测。在流感散发季节,对有疑似病毒性肺炎的住院患者,除检测常见呼吸道病原体外,还需行流感病毒检测。

(一)临床诊断病例

有流行病学史(发病前 7 天内在无有效个人防护的情况下与疑似或确诊流感患者有密切接触,或属于流感样病例聚集发病者之一,或有明确传染他人的证据)和上述流感临床表现,且排除其他引起流感样症状的疾病者,临床诊断为流感。

(二)确定诊断病例

确定诊断病例是指有上述流感临床表现,且具有以下一种或以上病原学检测结果阳性。

(1)流感病毒核酸检测阳性。

(2)流感抗原检测阳性。

(3)流感病毒培养分离阳性。

(4)血清的流感病毒特异性 IgG 抗体水平在恢复期比急性期呈 4 倍或

以上升高。

（三）重症与危重病例

1.出现以下情况之一者为重症病例

（1）持续高热超过3天，伴有剧烈咳嗽，咳脓痰、血痰，或胸痛。

（2）呼吸频率快，呼吸困难，口唇发绀。

（3）神志改变，如反应迟钝、嗜睡、躁动、惊厥等。

（4）严重呕吐、腹泻，出现脱水表现。

（5）合并肺炎。

（6）原有基础疾病明显加重。

（7）需住院治疗的其他临床情况。

2.出现以下情况之一者为危重病例

（1）呼吸衰竭。

（2）急性坏死性脑病。

（3）脓毒性休克。

（4）多器官功能不全。

（5）出现其他需进行监护治疗的严重临床情况。

（四）鉴别诊断

1.普通感冒

流感的全身症状比普通感冒重；追踪流行病学史有助于鉴别；普通感冒的流感病原学检测为阴性，或可找到相应的病原学证据。

2.其他上呼吸道感染

其他上呼吸道感染包括急性咽炎、扁桃体炎、鼻炎和鼻窦炎，感染与症状主要限于相应部位，流感病原学检测为阴性。

3.其他下呼吸道感染

流感有咳嗽症状或合并气管-支气管炎时需与急性气管-支气管炎相鉴别；合并肺炎时需要与其他肺炎，包括细菌性肺炎、支原体肺炎、衣原体肺炎、非流感病毒性肺炎、真菌性肺炎、肺结核等相鉴别。根据临床特征可作出初步判断，病原学检查可确诊。

八、治疗

（一）基本原则

（1）对临床诊断病例和确诊病例，应尽早隔离治疗。

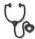

（2）住院治疗标准（满足下列标准任意一条）：①基础疾病明显加重，如慢性阻塞性肺疾病、糖尿病、慢性心功能不全、慢性肾功能不全、肝硬化等。②符合重症或危重流感诊断标准。

（3）非住院患者居家隔离，保持房间通风，佩戴口罩。充分休息，多饮水，饮食应当易于消化和富有营养。

（4）流感病毒感染高危人群容易发生重症流感，尽早抗病毒治疗可减轻症状，减少并发症，缩短病程，降低病死率。

（5）避免盲目或不恰当使用抗菌药物，仅在有细菌感染指征时使用抗菌药物。

（6）合理选用退热药物，辨证使用中医药。

（二）对症治疗

高热者可进行物理降温，或应用解热药物。咳嗽、咳痰严重者，给予止咳祛痰药物。根据缺氧程度采用适当方式进行氧疗。

（三）抗病毒治疗

1.抗流感病毒治疗时机

重症或有重症流感高危因素的患者，应尽早给予经验性抗流感病毒治疗，不必等待病毒检测结果。发病48小时内进行抗病毒治疗可减少并发症，降低病死率，缩短住院时间；发病时间超过48小时的重症患者依然可从抗病毒治疗中获益。

非重症且无重症流感高危因素的患者，在发病48小时内，充分评价风险和收益后，再考虑是否给予抗病毒治疗。

2.抗流感病毒药物

我国目前上市的药物有神经氨酸酶抑制剂、血凝素抑制剂和M2离子通道阻滞剂三种。

（1）神经氨酸酶抑制剂：对甲型、乙型流感均有效，包括以下几种。

1）奥司他韦（胶囊/颗粒）：成人剂量每次75 mg，每日2次。疗程5天，重症患者疗程可适当延长。肾功能不全者要根据肾功能调整剂量。

2）扎那米韦（吸入喷雾剂）：每次10 mg，每天2次（间隔12小时），疗程5天。慢性呼吸系统疾病患者用药后发生支气管痉挛的风险较高，应慎用。

3）帕拉米韦：成人用量为300～600 mg，静脉滴注，每日1次。疗程1～5天，重症患者疗程可适当延长。

（2）血凝素抑制剂：阿比多尔可用于成人甲型、乙型流感的治疗。用量为每次 200 mg,每日 3 次,疗程 5 天。此药在我国临床应用数据有限,需密切观察疗效和不良反应。

（3）M2 离子通道阻滞剂:金刚烷胺和金刚乙胺针对甲型流感病毒,但对目前流行的流感病毒株耐药,不建议使用。

（四）重症病例的治疗

治疗原则:积极治疗原发病,防治并发症,并进行有效的器官保护和功能支持。

（1）低氧血症或呼吸衰竭是重症和危重症患者的主要表现,需要密切监护,及时给予相应的治疗,包括常规氧疗、鼻导管高流量氧疗、无创通气或有创机械通气等。对难治性低氧血症患者,可考虑使用体外膜肺氧合。出现其他脏器功能损害时,给予相应支持治疗。

（2）对于重症流感患者,抗病毒治疗疗程尚不明确,有条件的医院可根据核酸检测结果适当延长抗病毒治疗时间。不推荐双倍剂量或联合应用两种神经氨酸酶抑制剂治疗。

（3）重症流感患者常合并细菌或真菌感染,需密切关注病情变化,积极留取标本送检病原学,及时、合理应用抗细菌或抗真菌药物。

（4）合并神经系统并发症时应给予降颅压、镇静止惊等对症处理;急性坏死性脑病无特效治疗方法,可给予糖皮质激素和丙种球蛋白等治疗。

（五）中医治疗

1.轻症辨证治疗方案

（1）风热犯卫证

主症:发病初期,发热或未发热,咽红不适,轻咳少痰,无汗。

舌脉:舌质红,苔薄或薄腻,脉浮数。

治法:疏风解表,清热解毒。

基本方药:银翘散合桑菊饮加减。

金银花 15 g,连翘 15 g,桑叶 10 g,菊花 10 g,桔梗 10 g,牛蒡子 15 g,竹叶 6 g,芦根 30 g,薄荷 3 g(后下),生甘草 3 g。

煎服法:水煎服,每剂水煎 400 mL,每次口服 200 mL,每日 2 次;必要时可日服 2 剂,每 6 小时口服一次,每次 200 mL。

加减:苔厚腻加藿香 10 g,佩兰 10 g;咳嗽重加杏仁 10 g,炙枇杷叶10 g;腹泻加黄连 6 g,木香 3 g;咽痛重加锦灯笼 9 g,玄参 15 g;若呕吐,可先用黄连 6 g,苏叶 10 g,水煎频服。

常用中成药:疏风解表、清热解毒类,如金花清感颗粒、连花清瘟胶囊(颗粒)、清开灵颗粒(胶囊、软胶囊、片、口服液)、疏风解毒胶囊、银翘解毒片(颗粒、丸、口服液)、桑菊感冒片(颗粒)等。

(2)热毒袭肺证

主症:高热,咳嗽,咳痰不爽,口渴喜饮,咽痛,目赤。

舌脉:舌质红,苔黄或腻,脉滑数。

治法:清热解毒,宣肺止咳。

基本方药:麻杏石甘汤加减。

炙麻黄 5 g,杏仁 10 g,生石膏 30 g(先煎),知母 10 g,浙贝母 10 g,桔梗 10 g,黄芩 15 g,柴胡 15 g,生甘草 10 g。

煎服法:水煎服,每剂水煎 400 mL,每次口服 200 mL,每日 2 次;必要时可日服 2 剂,每 6 小时口服一次,每次 200 mL。

加减:便秘加生大黄 6 g(后下);持续高热加青蒿 15 g,丹皮 10 g。

常用中成药:清热解毒、宣肺止咳类,如连花清瘟胶囊(颗粒)、银黄类制剂等。

2.重症辨证治疗方案

(1)毒热壅肺证

主症:高热不退,咳嗽重,少痰或无痰,喘促短气,头身痛,或伴心悸,躁扰不安。

舌脉:舌质红,苔薄黄或腻,脉弦数。

治法:解毒清热,泻肺活络。

基本方药:宣白承气汤加减。

炙麻黄 6 g,生石膏 40 g(先煎),杏仁 9 g,知母 10 g,鱼腥草 15 g,葶苈子 10 g,黄芩 10 g,浙贝母 10 g,生大黄 6 g(后下),青蒿 15 g,赤芍 10 g,生甘草 3 g。

煎服法:水煎服,每剂水煎 400 mL,每次口服 200 mL,每日 2 次;必要时可日服 2 剂,每 6 小时口服一次,每次 200 mL。也可鼻饲或结肠滴注。

加减:持续高热加羚羊角粉 0.6 g(分冲),安宫牛黄丸 1 丸;腹胀便秘加枳实 9 g,元明粉 6 g(分冲);喘促加重伴有汗出乏力加西洋参 10 g,五味子 6 g。

(2)毒热内陷,内闭外脱证

主症:神志昏蒙、淡漠,口唇爪甲紫暗,呼吸浅促,咯粉红色血水,胸腹灼热,四肢厥冷,汗出,尿少。

舌脉:舌红绛或暗淡,脉沉细数。

治法:益气固脱,清热解毒。

基本方药:参附汤加减。

生晒参 15 g,炮附子 10 g(先煎),黄连 6 g,金银花 20 g,生大黄 6 g,青蒿 15 g,山萸肉 15 g,枳实 10 g。

煎服法:水煎服,每剂水煎 400 mL,每次口服 200 mL,每日 2 次;必要时可日服 2 剂,每 6 小时口服一次,每次 200 mL。也可鼻饲或结肠滴注。

3.恢复期辨证治疗方案

恢复期患者气阴两虚,正气未复。

主症:神倦乏力,气短,咳嗽,痰少,食欲缺乏。

舌脉:舌暗或淡红,苔薄腻,脉弦细。

治法:益气养阴。

基本方药:沙参麦门冬汤加减。

沙参 15 g,麦冬 15 g,五味子 10 g,浙贝母 10 g,杏仁 10 g,青蒿 10 g,炙枇杷叶 10 g,焦三仙各 10 g。

煎服法:水煎服,每剂水煎 400 mL,每次口服 200 mL,每日 2 次;必要时可日服 2 剂,每 6 小时口服一次,每次 200 mL。也可鼻饲或结肠滴注。

九、流感的预防措施

每年接种流感疫苗是预防流感最有效的手段,可以显著降低接种者罹患流感和发生严重并发症的风险。奥司他韦、扎那米韦、帕拉米韦等神经氨酸酶抑制剂是甲型和乙型流感的有效治疗药物,早期尤其是发病 48 小时之内应用抗流感病毒药物能显著降低流感重症和死亡的发生率。抗病毒药物应在医生的指导下使用。药物预防不能代替疫苗接种,只能作为没有接种疫苗或接种疫苗后尚未获得免疫能力的重症流感高危人群的紧急临时预防措施,可使用奥司他韦、扎那米韦等。

保持良好的个人卫生习惯是预防流感等呼吸道传染病的重要手段,包括勤洗手;在流感流行季节,老年人与慢性病患者尽量避免去人群聚集场所,避免接触呼吸道感染患者;出现流感样症状后,要保持良好的呼吸道卫生习惯,咳嗽或打喷嚏时用纸巾、毛巾等遮住口鼻,咳嗽或打喷嚏后洗手,尽量避免触摸眼睛、鼻或口。家庭成员患流感时,要尽量避免相互接触,尤其

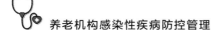

是家中有老年人与慢性病患者时。当家长带有流感症状的患儿去医院就诊时,应同时做好患儿及自身的防护(如戴口罩),避免交叉感染。学校、托幼机构等集体单位中出现流感样病例时,患者应居家休息,减少疾病传播。

(一)国内外上市的流感疫苗

目前,国际上已经上市的流感疫苗有流感灭活疫苗(inactivated influenza vaccine,IIV)、流感减毒活疫苗(live attenuated influenza vaccine,LAIV)和重组疫苗(recombinant influenza vaccines,RIV)。流感疫苗包括三价和四价两种类型,三价流感疫苗组分含有 A(H3N2)亚型、A(H1N1)亚型和 B 型毒株的一个系;四价流感疫苗组分含 A(H3N2)亚型,A(H1N1)亚型和 B 型 Victoria 系、Yamagata 系。近年来,国外上市了皮内接种的流感灭活疫苗、高剂量灭活流感疫苗、佐剂疫苗等。

我国批准上市的流感疫苗均为三价灭活流感疫苗(IIV3)和四价灭活流感疫苗(IIV4),包括裂解疫苗和亚单位疫苗。

(二)IIV3 和 IIV4 接种后的免疫反应、免疫持久性

欧盟药品评价局和美国食品药品管理局的标准要求流感疫苗接种后:①血凝素抑制(hemagglutination inhibition,HI)抗体≥1∶40。②血清阳转率,即免疫接种前 HI 抗体<1∶10,免疫后 HI 抗体≥1∶40;或免疫接种前 HI 抗体≥1∶10,免疫接种后 HI 抗体几何平均滴度(geometric mean titers,GMT)增长 4 倍及以上。人体对感染流感病毒或接种流感疫苗后获得的免疫力会随时间衰减,衰减程度与人的年龄和身体状况、疫苗抗原等因素有关。临床试验的证据提示,接种灭活流感疫苗对抗原类似毒株的保护作用可维持 6～8 个月。接种一年后,血清抗体水平显著降低,但部分毒株的保护作用持续时间可更长。为匹配不断变异的流感病毒,世界卫生组织(World Health Organization,WHO)在多数季节推荐的流感疫苗组分会更新一个或多个毒株,疫苗毒株与前一季节完全相同的情况也存在。为保证接种人群得到最大程度的保护,即使流感疫苗组分与前一季节完全相同,鉴于多数接种者抗体滴度已显著下降,建议不管前一季节是否接种流感疫苗,仍在当年流感季节来临前接种。

2018～2019 年度,我国可供应四价流感裂解疫苗,根据其说明书,接种四价流感裂解疫苗后,A(H1N1)、A(H3N2)、B/Yamagata、B/Victoria 的 HI 抗体阳转率分别为 78.5%、53.3%、78.3%、62.9%,HI 抗体 GMT 平均增长倍数分别为 12.0、4.0、7.9、5.2,血清抗体保护率分别为 87.7%、98.7%、

93.6％、77.2％。三项指标均达到欧盟药品评价局和美国食品药品管理局的标准,提示该疫苗具有较好的免疫原性。

（三）IIV3 和 IIV4 的免疫原性、效力和效果

免疫原性是指抗原能够刺激机体形成特异抗体或致敏淋巴细胞的能力,评价指标主要为病毒株特异性 HI 抗体水平和血清抗体阳转率,评价结果会受接种者年龄、免疫功能和接种前抗体水平的影响。疫苗的效力通常是指其在上市前随机对照试验(randomized controlled trial,RCT)中理想条件下的有效性;疫苗的效果则指其在人群中实际应用的有效性。评价流感疫苗效力和效果的结局指标主要包括血清抗体水平和阳转率、实验室确诊流感、急性呼吸道疾病或流感样病例就诊、流感和肺炎相关住院或死亡等。

流感灭活疫苗在健康成人中免疫原性良好。在健康成人中,据随机对照试验的系统综述估计,灭活流感疫苗约可预防 59％(95％CI:51％～66％)的实验室确诊流感,其中一项系统综述发现灭活流感疫苗对流感的预防效果为 16％(95％CI:9％～23％);当疫苗株和循环株匹配时,接种灭活流感疫苗可减少 42％(95％CI:9％～63％)的流感就诊。一项系统综述纳入了1998 年3 月至 2008 年 5 月国内文献中的 2 项 RCT 和 11 项队列研究,显示流感疫苗对我国 18～59 岁成人流感的预防效果为 47％(95％CI:25％～63％)。在全年龄组人群中,检测阴性病例对照研究的系统综述(包含2004～2015 年的 56 项研究)发现流感疫苗对不同型别和亚型流感的预防效果有明显差异,其中 B 型为 54％(95％CI:46％～61％),A(H1N1)pdm09(2009 年及以后)为 61％(95％CI:57％～65％),H1N1 亚型(2009 年之前)为 67％(95％CI:29％～85％),H3N2 亚型为 33％(95％CI:26％～39％)。国外随机对照试验的 Meta 分析显示,在成人中,四价流感疫苗与三价流感疫苗在相同疫苗株的血清保护率和抗体阳转率方面无显著性差异,四价流感疫苗中增加的 B 型流感系的抗体保护率和抗体阳转率明显高于三价流感疫苗。

2018 年,一篇对 8 个随机对照试验的 Meta 分析发现,老年人接种流感疫苗预防流感的保护效力为 58％(95％CI:34％～73％)。2015～2016 年、2016～2017 年和 2017～2018 年三个流行季,美国≥65 岁老年人接种流感疫苗预防因流感导致的急性呼吸道疾病就诊的效果分别为 42％(95％CI:6％～64％)、46％(95％CI:4％～70％)和 18％(95％CI:－25％～47％)。2017 年一篇针对检测阴性病例对照研究的社区老年人个体水平数据的

Meta分析发现,无论流感疫苗与流行株是否匹配,接种流感疫苗均有效(匹配时保护效果:44.38％,95％CI:22.63％～60.01％;不匹配时保护效果:20.00％,95％CI:3.46％～33.68％)。我国一项对1998年3月至2008年5月公开发表流感疫苗效果研究的Meta分析发现,针对老人仅收集到队列研究资料,流感疫苗对≥60岁老年人的流感样疾病(非流感特异性结局)的预防效果为53％(95％CI:20％～72％)。接种流感疫苗还可降低老年人流感相关并发症的发生率,减少流感相关住院及死亡。2013年一篇对95项研究的Meta分析发现,在存在流感病毒循环的情况下,老年人接种流感疫苗能预防28％(95％CI:26％～30％)的流感相关致命性或非致命性并发症、39％(95％CI:35％～43％)的流感样症状、49％(95％CI:33％～62％)的确诊流感。

我国开展的队列研究表明,接种IIV3可以减少慢性阻塞性肺疾病和慢性支气管炎的急性感染和住院。成都一项队列研究发现,与未接种疫苗的对照组相比,IIV3接种3个月、6个月后慢性阻塞性肺疾病急性加重的住院天数分别减少3.3天、7.1天。哮喘患者接种流感疫苗能够有效减少流感感染和哮喘发作。流感疫苗在心血管疾病患者中免疫原性良好,能够保护心血管病患者,减少流感感染。冠心病患者接种流感疫苗后,心血管疾病事件的并发症发生率下降。糖尿病患者接种流感疫苗1个月后,血清转换率和血清保护率均达到了欧洲人用医药产品委员会的标准。流感疫苗的免疫原性主要与年龄和既往抗体水平滴度有关,而与是否患糖尿病无关。18～64岁的糖尿病患者接种流感疫苗对住院的保护效果是58％,对于全死因引起的死亡和流感样病例的发生没有显著影响。老年糖尿病患者接种流感疫苗后,住院和死亡风险降低,流感疫苗对住院的保护效果是23％,对全死因的保护效果是38％～56％。

(四)IIV3和IIV4的安全性

接种流感疫苗是安全的,但也可能会出现不良反应。流感疫苗常见的不良反应主要表现为局部反应(接种部位红晕、肿胀、硬结、疼痛、烧灼感等)和全身反应(发热、头痛、头晕、嗜睡、乏力、肌痛、周身不适、恶心、呕吐、腹痛、腹泻等)。症状通常是轻微的,并在几天内自行消失,极少出现重度反应。我国原有的三价和2023年上市的四价流感疫苗均为肌内注射的灭活疫苗。众多研究表明,四价和三价灭活流感疫苗在安全性上没有差别,国产和进口流感疫苗的安全性也无显著性差异。疑似预防接种异常反应(adverse event following immunization，AEFI)是指在预防接种后发生的怀疑与预防接种有关的不良反应或医学事件。我国于 2010 年发布《全国疑似预防接种异常反应监测方案》，要求责任报告单位和报告人发现属于报告范围的 AEFI(包括接到受种者或其监护人的报告)后应当及时向受种者所在地的县级卫生行政部门、药品监督管理部门报告，相关信息将通过 AEFI 信息管理系统进行网络报告。2011～2014 年 AEFI 信息管理系统的监测数据分析显示，我国流感疫苗相关的严重 AEFI 的发生率很低[(1.9～3.3 例)/100 万剂次]，非严重 AEFI 的发生率为(159～172 例)/100 万剂次。

（五）流感疫苗接种建议

每年接种流感疫苗是预防流感最有效的措施。目前，流感疫苗在我国大多数地区属于第二类疫苗，公民自费、自愿接种。国家卫生健康委员会2018 年印发的《关于进一步加强流行性感冒防控工作的通知》(国卫疾控函〔2018〕254 号)，明确了我国流感防控工作的指导原则是"预防为主、防治结合、依法科学和联防联控"，提出了"强化监测预警、免疫重点人群、规范疫情处置、落实医疗救治、广泛宣传动员"的防控策略。其中，高危人群的疫苗预防接种是防控重点，首次针对医务人员疫苗接种提出了具体要求，医疗机构应该为医务人员免费接种，医务人员应该主动接种并达到高覆盖率。2019 年 7 月，健康中国行动推进委员会制定印发了《健康中国行动(2019～2030 年)》，列出了 15 项重大行动，包括全方位干预健康影响因素、维护全生命周期健康和防控重大疾病三个领域。其中，在"慢性呼吸系统疾病防治行动"中建议慢性呼吸系统疾病患者和老年人等高危人群主动接种流感疫苗和肺炎球菌疫苗；在"传染病及地方病防控行动"中，明确提出老人、慢性病患者的免疫力低、抵抗力弱，是流感的高危人群，建议每年流感流行季节前在医生指导下接种流感疫苗，并鼓励有条件地区为 60 岁及以上老人、托幼机构幼儿、在校中小学生和中等专业学校学生免费接种流感疫苗，同时，要求保障流感疫苗供应。该行动计划为未来推进流感疫苗预防接种提供了指导意见和工作要求。

为提高公众对流感疾病特征、危害及疫苗预防作用的认识，逐步提高高危人群的疫苗覆盖率，各级疾控中心要积极组织开展科学普及、健康教育、风险沟通和疫苗政策推进活动；组织指导疫苗接种时，应重点把握好剂型选择、优先接种人群、接种程序、禁忌证和接种时机等技术环节。

1.抗原组分

WHO 推荐的 2020～2021 年度北半球三价流感疫苗组分为：A/

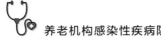

Guangdong-Maonan/SWL1536/2019（H1N1）pdm09 类似株、A/Hongkong/2671/2019（H3N2）类似株和 B/Washington/02/2019（Victoria 系）类似株。WHO 推荐的四价流感疫苗组分包含 B 型毒株的两个系，为上述三个毒株及 B/Phuket/3073/2013（Yamagata 系）类似株。与上一年度相比，A（H1N1）亚型和 A（H3N2）亚型病毒更换了毒株。

2.疫苗种类及适用年龄组

目前，我国批准上市的流感疫苗包括三价灭活疫苗和四价灭活疫苗，其中三价灭活疫苗有裂解疫苗和亚单位疫苗，可用于≥6 月龄人群接种，包括 0.25 mL 和 0.5 mL 两种剂型；四价疫苗为裂解疫苗，可用于≥36 月龄人群接种，包括 0.5 mL 一种剂型。0.25 mL 剂型含每种组分血凝素 7.5 mg，适用于 6～35 月龄婴幼儿；0.5 mL 剂型含每种组分血凝素 15 mg，适用于≥36 月龄的人群。目前批准的四价灭活疫苗适用于≥36 月龄的人群，为 0.5 mL 剂型，含每种组分血凝素 15 mg。对可接种不同类型、不同厂家疫苗产品的人群，可自愿接种任一种流感疫苗，无优先推荐。

60 岁及以上老年人患流感后死亡风险最高，是流感疫苗接种的重要目标人群。虽然较多证据表明，现有流感疫苗在老年人中的效果不如年轻成年人，但疫苗接种仍是目前保护老年人免于罹患流感的最有效手段。心血管疾病（单纯高血压除外）、慢性呼吸系统疾病、肝肾功能不全、血液病、神经系统疾病、神经肌肉功能障碍、代谢性疾病（包括糖尿病）等慢性病患者以及患有免疫抑制疾病或免疫功能低下者，患流感后出现重症的风险很高，应优先接种流感疫苗。

3.接种时机

通常，接种流感疫苗 2～4 周后可产生具有保护水平的抗体，6～8 个月后抗体滴度开始衰减。我国各地每年流感活动高峰出现的时间和持续时间不同，为保证受种者在流感高发季节前获得免疫保护，建议各地在疫苗可及后尽快安排接种工作，最好在 10 月底前完成免疫接种；对 10 月底前未接种的对象，整个流行季节都可以提供免疫服务。同一流感流行季节，已按照接种程序完成全程接种的人员无需重复接种。

4.接种部位及方法

IIV 的接种采用肌内注射（皮内注射制剂除外）。成人首选上臂三角肌接种疫苗。血小板减少症或其他出血性疾病患者在肌内注射时可能发生出血危险，应采用皮下注射。

5.疫苗储存

按照《疫苗储存和运输管理规范(2017 年版)》的要求,疫苗应在 2～8 ℃温度下避光保存和运输,严禁冻结。

6.禁忌证

接种的禁忌证为对疫苗中所含任何成分(包括辅料、甲醛、裂解剂及抗生素)过敏者。患伴或不伴发热症状的轻中度急性疾病者,建议症状消退后再接种。上次接种流感疫苗后 6 周内出现吉兰-巴雷综合征不是禁忌证,但应特别注意。《中华人民共和国药典(2020 年版)》未将对鸡蛋过敏者作为禁忌。药典规定,流感疫苗中卵清蛋白含量应不高于 500 ng/mL,当前疫苗中的卵清蛋白含量已大大低于国家标准。国外学者关于鸡蛋过敏者接种 IIV或 LAIV 的研究表明,不会发生严重过敏反应。美国免疫实践咨询委员会自 2016 年以来开始建议对鸡蛋过敏者亦可接种流感疫苗。

7.药物相互作用

(1)如正在或近期曾使用过任何其他疫苗或药物,包括非处方药,请接种前告知接种医生。

(2)灭活流感疫苗与其他灭活疫苗及减毒活疫苗可同时在不同部位接种,未发现影响流感疫苗和联合接种疫苗的免疫原性和安全性的证据。老年人可同时接种流感疫苗和肺炎球菌疫苗。

(3)免疫抑制剂(如皮质类激素、细胞毒性药物或放射治疗)的使用可能影响接种后的免疫效果。为避免可能的药物间相互作用,任何正在进行的治疗均应咨询医生。

(4)服用流感抗病毒药物预防和治疗期间可以接种流感疫苗。

8.接种注意事项

各接种单位要按照《预防接种工作规范(2016 年版)》的要求开展流感疫苗接种工作。接种工作中要注意以下事项:

(1)疫苗瓶有裂纹、标签不清或失效者,疫苗出现混浊等外观异物者均不得使用。

(2)严格掌握疫苗剂量和适用人群的年龄范围。

(3)接种完成后应告知接种对象留下观察 30 分钟再离开。

(4)建议注射现场备 1∶1000 肾上腺素等药品和其他抢救设施,以备偶有发生严重过敏反应时供急救使用。

第七章

病毒性肝炎

一、甲型病毒性肝炎

甲型病毒性肝炎(简称"甲型肝炎""甲肝")是由甲型肝炎病毒(hepatitis A virus,HAV)引起的经肠道传播的感染性疾病。欧洲于 17 世纪最早记录了甲型肝炎暴发。自开展甲型肝炎疫苗预防接种以来,甲型肝炎发病率呈现大幅度下降。

(一)流行病学

HAV 呈球形,直径约 27 nm,无囊膜,属于小 RNA 病毒科嗜肝病毒属。HAV 只有 1 个血清型,分为 7 个基因型。感染人类的 HAV 基因型有 I、II、III 和 VII,感染猿猴类的 HAV 基因型有 IV、V 和 VI。

HAV 易污染食物和水,在环境中可存活数月至数年,在贝类、水、土壤或海底沉淀物中存活时间更长。

人感染 HAV 后,其临床症状与感染年龄关系密切,成人感染后出现临床症状者占 70%~95%,出现黄疸症状者多。

HAV 感染潜伏期平均为 30 天。人感染 HAV 后,可出现发烧、乏力、食欲减退、恶心、呕吐、腹胀、腹泻、皮肤发黄,尿呈褐色,大便颜色浅,检查肝脏有肿大和触痛或叩痛体征。肝功能检查显示 ALT 异常。患者血清抗-HAV抗体呈阳性或滴度明显升高。不同患者症状轻重各异,轻症病程 1~2 周,重症可致数周或更长。出现血清 HAV 特异性 IgM 是 HAV 感染的指标。

1.传染源、传播途径和易感人群

(1)传染源:甲肝无病毒携带状态,传染源为甲肝显性感染者(临床患者)、亚临床感染者和隐性感染者。

显性感染者是指感染 HAV 后出现明显临床症状和体征,肝功能明显异常,抗-HAV IgM 阳性或分离到 HAV 者,可分为急性黄疸型甲肝和急性无黄疸型甲肝两种。急性黄疸型甲肝在出现黄疸前或患者就医时,粪便中 HAV 阳性率为 30%～60%,但在传染性最强的黄疸前期一般不易确诊,是重要的传染源;急性无黄疸型甲肝病例数量多,占病例总数的 50%～90%,临床诊断较困难,也是重要的传染源。

亚临床感染者是指感染 HAV 后未出现临床症状和体征,但有肝功能异常,抗-HAV IgM 阳性或双份血清显示抗-HAV IgG 有≥4 倍升高,或分离到 HAV 者。在甲肝流行时,亚临床感染者数量众多。北京医科大学曾做过相关调查,结果发现甲肝临床型与亚临床型的比例为 1:3.5。因此,亚临床型甲肝在甲肝传播上也有重要的流行病学意义。隐性感染者是指既无临床症状表现,也无肝功能异常表现,但有抗-HAV IgM 阳性或抗-HAV IgG 有≥4 倍升高,或从粪便中检出 HAV 者。隐性感染者无任何临床症状,与健康人一起工作、学习、生活,不易被发现,是重要的传染源。

实验研究发现,受 HAV 感染后第 5 天即可在粪便中查到 HAV,第 12 周排毒达高峰,这时患者传染性最强。患者出现黄疸后 8 天内的粪便和 3 天内的血液均有传染性。低滴度排毒可持续几周,在转氨酶达高峰前排毒即终止。发病后第三周、第四周及以后的患者作为传染源的意义不大。

(2)传播途径

1)粪-口途径传播:患者体液和排泄物的排毒量以粪便和病毒血症期血液为多。患者在临床症状期前 3～10 天(ALT 开始增高以前)即可粪便排毒,症状出现后排毒量减少,仍可持续 1～2 周。婴幼儿的排毒期限较成人长。粪-口途径的传播方式有:

①日常生活接触传播:主要通过患者的粪便污染外环境物体表面后,通过手接触携带感染。接触传播主要发生在卫生条件差、居住拥挤的地方,可通过 HAV 感染者的粪便污染手、用具、餐具、玩具、衣物等,直接或间接经口传播。日常生活接触多引起散发性疾病。

②介水、食物传播:从事饮食服务业的隐性感染者或潜伏期患者可污染食物。介水传播大都由于输水管网污染、生食不洁水,但也有报道在被污水污染的游泳池中游泳而感染,可引起甲肝暴发。受海水污染的贝类曾多次引起甲肝暴发流行。

2）同性活动传播：国外的研究表明，肛交行为、口肛接触等都可传播 HAV。

3）经血传播：甲肝患者在疾病前驱期血液中可出现病毒，故可通过输血传播，但极少见。

（3）易感人群：抗-HAV 阴性者。甲肝的流行率与居住条件、卫生习惯及教育程度有密切关系，农村高于城市，发展中国家高于发达国家。随着社会发展和卫生条件改善，感染年龄有后移的趋向。感染后可产生持久免疫。

2.流行强度和分布特征

（1）甲肝的流行强度及变化：随着甲肝疫苗（hepatitis A vaccine，HepA）的广泛应用，甲肝的流行病学特征也发生了一些改变。我国疫苗时代的甲肝流行病学特征如下：

1）由甲肝的高流行区向中、低流行区转变。

2）发病年龄有后移现象。

3）流行周期不明显，无明显季节性和发病高峰。

4）农民和学生是甲肝高发人群：2004～2015 年全国（不包括中国香港特别行政区、澳门特别行政区和台湾地区，下同）疫情资料显示，农民、学生和散居儿童发病最多，占总病例数的 69.95％。农民病例占病例总数的 39.63％。

5）学校暴发是影响当前疫情进一步下降的主要因素：近年来甲肝暴发屡有发生。2004～2009 年学校发生甲肝暴发疫情 162 起，占暴发总起数的 72％，暴发人数占暴发疫情总数的 63.4％。2009 年报告 23 起，占突发公共卫生事件的 59％，暴发疫情主要发生在学校。

（2）三间分布

1）地区分布：不同地区发病极不平衡。我国曾是甲肝的高流行区，在广泛使用疫苗前的 1992～1995 年的调查显示，我国一般人群的抗-HAV 流行率为 80.90％，每年新发生急性病毒性肝炎约 20 万例，其中 90％以上为甲肝，发病率大于 50/10 万，在法定报告甲、乙类传染病中居首位。广泛应用 HepA 后，发病率大幅度下降，2012 年全国仅报告 24453 例，死亡 5 例。甲肝流行病学模式也发生了改变，由高度流行转为中、低度流行，但各地区间发病存在明显差别。2004～2015 年，中国甲型肝炎平均发病率为 3.62/10 万，甲型肝炎报告发病例数居前 3 位的省份分别为四川、新疆和云南，其合计报告病例数占全国病例数的 27.27％。2012～2015 年，中部、东部省份发病率均降至 2/10 万以下,分别为 1.21/10 万和 1.08/10 万;西部省份仍较高,为 3.46/10 万。

2)时间分布:近 10 余年的全国发病资料显示,甲肝发病周期起伏现象已不明显。同时,发病无明显季节性和发病高峰。2004~2009 年全国疫情资料显示,全年均有甲肝病例报告,未见明显高发月份,以前甲肝在春季和秋季高发的趋势逐渐被削平,但暴发疫情仍有春末夏初和秋末冬初两个流行高峰。

3)人群分布:在广泛应用 HepA 后,甲肝的发病年龄发生了明显变化。在接种率低、甲肝流行率高的地区,发病年龄以小年龄组(<15 岁)为主,成人发病率较低;在接种率高、流行率低的地区易感年龄后移,成人中的易感者比例较高,发病增多。

(二)预防

预防甲肝目前仍采用以切断粪-口传播途径为主的综合性防治措施,HepA 的应用是控制和预防甲肝的有效手段。

1.主动免疫

(1)疫苗发展史:早期甲型肝炎疫苗是来自 HAV 体外细胞培养,甲醛灭活的全病毒疫苗。中国现有甲型肝炎疫苗有甲型肝炎灭活疫苗和甲型肝炎减毒活疫苗。

(2)疫苗种类:甲型肝炎疫苗主要有灭活疫苗、减毒活疫苗。

1)灭活疫苗:甲型肝炎灭活疫苗的稳定性好,在 2~8 ℃条件下可保存 2~3 年。冷冻会破坏疫苗,引起佐剂颗粒聚集。被冷冻的灭活疫苗应予以丢弃。

2)减毒活疫苗:将 HAV 株接种人二倍体细胞,经培养、收获细胞悬液(病毒液),加适宜保护剂后冻干而制成。疫苗溶解后应为透明、澄清液体;如有混浊、摇不散的沉淀、异物或西林瓶裂纹者,均不宜使用。

冻干甲型肝炎减毒活疫苗稳定性好,8 ℃以下避光可保存 1.5 年。

(3)免疫机制

1)灭活疫苗:甲型肝炎灭活疫苗进入体内,经抗原呈递细胞(APC)呈递,激发机体细胞介导的免疫反应,产生抗 HAV 的保护性抗体和记忆性免疫细胞。

2)减毒活疫苗:甲型肝炎减毒活疫苗免疫机制类似于 HAV 自然感染致病机制,即甲型肝炎减毒疫苗病毒进入体内,经血流到靶器官肝脏,在肝细胞增殖,从而激发机体的细胞免疫和体液免疫,产生抗 HAV 的保护性抗体和记忆性免疫细胞。

(4)免疫程序

1)灭活疫苗:甲型肝炎灭活疫苗接种两针,18 月龄接种第一针,2 岁接种第二针。

2)减毒活疫苗:甲型肝炎减毒活疫苗接种一针,18 月龄儿童接种。

(5)疫苗安全性:甲型肝炎灭活疫苗和甲型肝炎减毒活疫苗均具有很好的安全性。最常见的反应是轻度反应,持续时间短暂,如发热、注射部位反应、皮疹和头痛。较严重不良反应发生率非常低,主要有格林-巴利综合征、转氨酶升高、特发性血小板减少性紫癜。上市后报告的罕见不良反应发生率极低,主要有晕厥、黄疸、多形红斑、过敏反应、臂丛神经病变、横断性脊髓炎、脑病和其他反应等。

(6)禁忌证:甲型肝炎疫苗接种不得用于下列人员:既往对甲型肝炎疫苗有重度反应史,或对疫苗或其任何成分过敏者。甲型肝炎减毒活疫苗禁忌证:①身体不适,腋温超过 37.5 ℃者。②急性传染病或其他严重疾病者。③免疫缺陷或接受免疫抑制剂治疗者。④过敏体质者。

(7)疫苗低、无应答和加强免疫:影响甲型肝炎疫苗免疫原性的因素主要有疫苗种类、个体因素(年龄、性别及健康)及生活习惯等。甲型肝炎疫苗接种后,约 2% 的受种者为低应答和无应答者,对该人群可更换疫苗种类或加强疫苗预防接种。

甲型肝炎灭活疫苗和减毒活疫苗均可产生细胞免疫反应,细胞记忆性免疫应答既迅速又强烈,时间为 1 周,而 HAV 感染平均潜伏期为 4 周,因此不提倡对甲型肝炎疫苗免疫应答正常人群加强免疫。但对 HIV 感染、慢性疾病(肝病、透析患者等)、免疫抑制剂治疗者和年龄较大的特殊人群,可定期用甲型肝炎灭活疫苗加强预防接种(1 针剂)。

(8)HAV 暴露前后免疫预防:HAV 暴露前,主要以接种预防性疫苗为主。HAV 暴露后,应开展免疫球蛋白或甲型疫苗接种来有效控制疾病。与免疫球蛋白相比,甲型肝炎疫苗更具公共卫生优势,其优点主要有诱导主动免疫和长期保护效果,更加容易接种,接受程度和可获得性更高。HAV 暴露前后,建议用甲型肝炎疫苗进行预防接种,尤其是对于准备去 HAV 感染中高度流行地区的旅行者、维和部队志愿者、军事人员以及近期密切接触甲型肝炎患者的个体(见表 7-1)。

表 7-1　关于国际旅行者的暴露前预防和暴露后免疫预防的建议

年龄及健康状况	免疫球蛋白(IG)剂量①	甲型肝炎疫苗
国际旅行者的暴露前预防		
>40岁,有特殊状况者②	逗留时间: <3个月:IG 0.02 mL/kg 3~5个月:IG 0.06 mL/kg >5个月:IG 0.06 mL/kg(对延长旅行者每5个月重复使用)	出发前尽快接种IG和1剂疫苗③
既往未免疫接种者的暴露后预防④		
>40岁人群	暴露后≤2周首选IG 0.02 mL/kg	如果无法获得IG,可以使用疫苗

注:根据 NOVACK R,WILLIAMS I,BELL B. Update:Prevention of hepatitis A after exposure to hepatitis A virus and in international travelers:Update recommendations of the Advisory Committee on Immunization Practice(ACIP)[J]. MMWR-Morbidity and Mortality Weekly Report,2007,56(41):1080-1084 编写。

①对于暴露前预防,出发前≤2周注射IG。肌内注射的IG制剂绝不能静脉注射,静脉注射的IG制剂不适于甲型肝炎预防且其球蛋白浓度较低。甲型肝炎疫苗应在出发前尽快接种。如果同时接种,应于不同部位接种免疫球蛋白和疫苗。对于暴露后预防,应在暴露后2周内尽快注射IG。

②特殊状况:免疫损害者、已诊断慢性肝病者和疫苗禁忌者。

③首剂接种后6个月应接种第2剂,以完成疫苗接种程序。

④既往接种过1剂疫苗者应完成接种程序,既往接受过全程疫苗接种者无需进一步处置。

(9)未来疫苗发展方向:全球正努力地研发口服甲型肝炎疫苗、基因工程疫苗以及联合疫苗等,寻求能保障单剂量甲型肝炎疫苗长期保护效果的佐剂,这样既能节省甲型肝炎疫苗免疫接种的成本,也能有效解决急需甲型肝炎免疫接种地区的疫苗配送等问题。

2.被动免疫

开展甲型肝炎疫苗免疫接种之前,使用HAV免疫球蛋白(以前称为"丙种球蛋白"或"免疫血清球蛋白")是暴露后预防甲型肝炎的主要方式。

3.非特异性预防

(1)管理传染源

1)急性期患者管理:对患者要做到早发现、早隔离、早报告。隔离期从

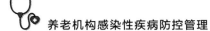

发病之日起为 3 周,可住院或留家隔离治疗。患者隔离后,应尽早对其居住和活动场所进行终末消毒。基层疾控机构对病例进行个案流行病学调查。

2)密切接触者管理:对密切接触者进行 45 天医学观察,以早发现新病例。重点是托幼机构,观察范围一般以患者所在班级为主,观察期间不办理入托手续。对患甲肝的饮食行业和保育人员,必须痊愈后方可恢复工作。

(2)切断传播途径:广泛开展卫生宣教,提高个人卫生水平,养成饭前便后洗手的良好习惯。加强饮食、饮水和环境卫生管理,定期对饮食行业人员和保育员健康体检,发现病例即隔离治疗;做好粪便的无害化处理,严禁粪便及污水污染水源;加强服务行业的公用品管理,餐具要消毒;加强生食食品尤其是贝类水产品的生产、运输及加工、销售的卫生监督,以防发生污染;一旦发生污染,应立即采取相应措施。加强托幼机构、中小学等人群聚集机构的卫生管理,建立切实可行的卫生制度。

为控制中国 HAV 感染高流行态势,中国政府制定了以甲型肝炎疫苗预防接种为主的综合性防控措施,即通过大力开展健康教育与健康促进活动,提升广大群众 HAV 预防控制健康知识水平,逐步形成全社会健康生活方式的良好氛围,持续保障适龄人群甲型肝炎疫苗高接种率,以有效降低中国人群 HAV 感染率和发病率。

(三)临床表现和治疗

1.临床表现

甲型肝炎潜伏期一般为 2～6 周,平均 4 周。

(1)急性肝炎:急性肝炎包括急性黄疸型肝炎和急性无黄疸型肝炎。

1)急性黄疸型肝炎:临床经过的阶段性较为明显,可分为以下三期。①黄疸前期:起病较急,约 80% 的患者有发热伴畏寒。此期主要症状有全身乏力、食欲减退、恶心、呕吐、厌油、腹胀、肝区痛、尿色加深等,肝功能改变主要为 ALT、AST 升高。本期持续 5～7 天。②黄疸期:尿黄加深,巩膜和皮肤出现黄疸,1～3 周内黄疸达高峰。部分患者可有一过性粪色变浅、皮肤瘙痒、心动过缓等梗阻性黄疸表现。肝大,质软、边缘锐利,有压痛及叩痛,部分病例有轻度脾大。肝功能检查显示 ALT 和胆红素升高,尿胆红素阳性。本期持续 2～6 周。③恢复期:症状逐渐消失,黄疸消退,肝、脾回缩,肝功能逐渐恢复正常。本期持续 1～2 个月。总病程为 2～4 个月。

2)急性无黄疸型肝炎:除无黄疸外,其他临床表现与黄疸型相似。无黄疸型发病率远高于黄疸型。无黄疸型通常起病较缓慢,症状较轻,主要表现为全身乏力、食欲下降、恶心、腹胀、肝区痛、肝大并有轻压痛及叩痛等。患者恢复较快,病程多在 3 个月内。有些病例无明显症状,易被忽视。

(2)重型肝炎(肝衰竭):重型肝炎是最严重的一种类型,病死率极高。其病因及诱因复杂,如重叠其他病毒性肝炎感染、妊娠、过度疲劳、精神刺激、饮酒、应用肝损伤药物、合并细菌感染或有其他合并症(如甲状腺功能亢进、糖尿病)等。重型肝炎主要表现为一系列肝衰竭症候群,包括极度乏力,严重消化道症状,神经、精神症状(嗜睡、性格改变、烦躁不安、昏迷等),有明显出血现象,凝血酶原时间显著延长及凝血酶原活动度(prothrombin activity,PTA)<40%。黄疸进行性加深,胆红素每天上升≥17.1 μmol/L 或大于正常值 10 倍。可出现中毒性鼓肠、肝臭、肝肾综合征等。可见扑翼样震颤及病理反射,肝浊音界进行性缩小,胆酶分离,血氨升高等。

(3)淤胆型肝炎:淤胆型肝炎是以肝内淤胆为主要表现的一种特殊临床类型,又称"毛细胆管炎型肝炎"。急性淤胆型肝炎起病类似急性黄疸型肝炎,大多数患者可恢复。

2.实验室检查

(1)血常规:急性肝炎初期白细胞总数正常或略高,黄疸期白细胞总数正常或稍低,淋巴细胞相对增多,偶可见异型淋巴细胞。重型肝炎时白细胞可升高,红细胞及血红蛋白可下降。

(2)尿常规:尿胆红素和尿胆原的检测有助于黄疸的鉴别诊断。肝细胞性黄疸时两者均为阳性,溶血性黄疸以尿胆原为主,梗阻性黄疸以尿胆红素为主。

(3)肝功能检查

1)血清酶测定

①ALT:ALT 在肝细胞受损时释放入血,是目前临床上反映肝细胞功能的最常用指标。急性肝炎时,ALT 明显升高,AST/ALT 常小于 1,黄疸出现后 ALT 开始下降。重型肝炎患者可出现 ALT 快速下降,胆红素不断升高的"胆酶分离"现象,提示肝细胞大量坏死。

②AST:肝病时血清 AST 升高,提示线粒体损伤,病情易持久且较严重,通常与肝病严重程度呈正相关。急性肝炎时,如果 AST 持续在高水平,有转为慢性肝炎的可能。

③乳酸脱氢酶:肝病时可显著升高,但肌病时亦可升高,须配合临床加以鉴别。

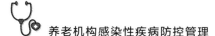

④γ-谷氨酰转肽酶（γ-glutamyl transpeptidase，γ-GT）：肝炎患者 γ-GT可显著升高，在胆管炎症、阻塞的情况下更明显。

⑤胆碱酯酶：由肝细胞合成，其活性降低提示肝细胞已有较明显损伤，其值愈低，提示病情愈重。

⑥ALP：正常人血清中 ALP 主要来源于肝和骨组织，ALP 测定主要用于肝病和骨病的临床诊断。当肝内或肝外胆汁排泄受阻时，肝组织表达的ALP 不能排出体外而回流入血，导致血清 ALP 活性升高。

2）血清蛋白：主要由白蛋白（A）和 α_1、α_2、β、γ 球蛋白（G）组成。白蛋白和 α_1、α_2、β 球蛋白主要由肝细胞合成，γ 球蛋白主要由浆细胞合成。白蛋白半衰期较长，约21 天。急性肝炎时，血清蛋白质和量可在正常范围内。重型肝炎时白蛋白下降，γ 球蛋白升高，白/球（A/G）比例下降甚至倒置。

3）胆红素：急性黄疸型肝炎时血清胆红素升高，重型肝炎常超过171 $\mu mol/L$。胆红素含量是反映肝细胞损伤严重程度的重要指标。直接胆红素在总胆红素中的比例尚可反映淤胆的程度。

4）凝血酶原时间（prothrombin，PT）、PTA、国际标准化比率（international normalized ratio，INR）：PT 延长或 PTA 下降与肝损害严重程度密切相关。PTA≤40％是诊断重型肝炎或肝衰竭的重要依据。健康成年人 INR 大约为 1.0，INR 值越大表示凝血功能越差。

5）血氨：肝衰竭时清除氨的能力减退或丧失，导致血氨升高，常见于重型肝炎、肝性脑病患者。

6）血糖：超过 40％的重型肝炎患者有血糖降低。临床上应注意低血糖昏迷与肝性脑病的鉴别。

7）血浆胆固醇：60％～80％的血浆胆固醇来自肝脏。肝细胞严重损伤时，胆固醇在肝内合成减少，故血浆胆固醇明显下降。胆固醇愈低，预后愈险恶。梗阻性黄疸时胆固醇升高。

8）补体：当肝细胞严重损害时，补体合成减少。临床检测血清总补体活性（CH50）和 C3 补体对预后有评估作用。

9）胆汁酸：血清中胆汁酸含量很低，当肝炎活动时胆汁酸升高。由于肝脏对胆红素和胆汁酸的转运系统不同，检测胆汁酸有助于鉴别胆汁淤积和高胆红素血症。

（4）病原学检查

1）抗-HAV IgM：此为新近感染的证据，是早期诊断甲型肝炎最简便而可靠的血清学标志,在发病后数天即可阳性,3～6个月转阴,临床上多采用酶联免疫吸附试验(enzyme linked immunosorbent assay,ELISA)检测。

2)抗-HAV IgG:出现稍晚,于2～3个月达到高峰,持续多年或终身。其属于保护性抗体,是具有免疫力的标志。单份抗-HAV IgG阳性表示受过HAV感染或为疫苗接种后反应。如果急性期及恢复期双份血清抗-HAV IgG滴度有4倍以上增长,亦是诊断甲型肝炎的依据。

其他检测方法如免疫电镜观察和鉴定HAV颗粒,体外细胞培养分离病毒,cDNA-RNA(complementary deoxyribonucleic acid-ribonucleic acid)分子杂交法检测HAV RNA,反转录聚合酶链反应(reverse transcription-polumerase chain reaction,RT-PCR)检测HAV RNA等,临床少用,只用于实验研究。

3.诊断和鉴别诊断

(1)诊断

1)流行病学资料:病前是否在甲肝流行区,有无进食未煮熟海产品如毛蚶、蛤蜊及饮用污染水。

2)临床诊断:①急性肝炎:起病较急,常有畏寒、发热、乏力、食欲缺乏、恶心、呕吐等急性感染症状。肝大,质偏软,ALT显著升高。黄疸型肝炎血清胆红素正常或＞17.1 μmol/L,尿胆红素阳性。黄疸型肝炎可有黄疸前期、黄疸期、恢复期,病程不超过6个月。②重型肝炎(肝衰竭):主要有肝衰竭症候群表现。急性黄疸型肝炎病情迅速恶化,2周内出现Ⅱ度以上肝性脑病或其他重型肝炎表现者为急性肝衰竭;15天～26周出现上述表现者为亚急性肝衰竭。③淤胆型肝炎:起病类似急性黄疸型肝炎,黄疸持续时间长,症状轻,有肝内梗阻的表现。

3)病原学诊断:有急性肝炎临床表现,并具备下列任何一项均可确诊为甲型肝炎:抗-HAV IgM阳性;抗-HAV IgG急性期阴性,恢复期阳性;粪便中检出HAV颗粒或抗原或HAV RNA。

(2)鉴别诊断

1)其他原因引起的黄疸:①溶血性黄疸:常有药物或感染等诱因,表现为贫血、腰痛、发热、血红蛋白尿、网织红细胞升高,黄疸大多较轻,主要为间接胆红素升高。治疗后(如应用肾上腺皮质激素)黄疸消退快。②肝外梗阻性黄疸:常见病因有胆囊炎、胆石症、胰头癌、壶腹周围癌、肝癌、胆管癌、阿米巴脓肿等。患者有原发病症状、体征,肝功能损害轻,以直接胆红素异常

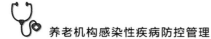
为主,肝内外胆管扩张。

2)其他原因引起的肝炎:①其他病毒所致的肝炎:如乙肝、丙肝、戊肝等其他类型肝炎病毒感染,巨细胞病毒感染,传染性单核细胞增多症等,可根据原发病的临床特点和病原学、血清学检查结果进行鉴别。②感染中毒性肝炎:如流行性出血热、恙虫病、伤寒、钩端螺旋体病、阿米巴肝病、急性血吸虫病、华支睾吸虫病等。主要根据原发病的临床特点和实验室检查加以鉴别。③药物性肝损害:有使用肝损害药物的历史,停药后肝功能可逐渐恢复,肝炎病毒标志物阴性。④酒精性肝病:有长期大量饮酒的历史,肝炎病毒标志物阴性。⑤自身免疫性肝炎:主要有原发性胆汁性肝硬化(primary biliary cirrhosis,PBC)和自身免疫性肝炎(autoimmune hepatitis,AIH)。PBC主要累及肝内胆管,AIH主要破坏肝细胞。诊断主要依靠自身抗体的检测和病理组织检查。⑥脂肪肝:脂肪肝大多继发于肝炎或发生于身体肥胖者。血中三酰甘油多增高,B超有较特异的表现。⑦肝豆状核变性(Wilson disease):血清铜及铜蓝蛋白降低,眼角膜边沿可发现凯-弗环(Kayser-Fleischer ring)。

4.治疗原则

甲型肝炎一般为自限性,患者多可完全康复。该病以一般治疗及对症支持治疗为主,急性期应进行隔离,症状明显及有黄疸者应卧床休息,恢复期可逐渐增加活动量,但要避免过劳。饮食宜清淡易消化,适当补充维生素,热量不足者应静脉补充葡萄糖。避免饮酒和应用损害肝脏药物,辅以药物对症治疗及恢复肝功能,药物不宜太多,以免加重肝脏负担。

(1)护理:病毒性肝炎患者的心理状态及情绪与病情的变化有较密切的关系。恐惧、焦虑、悲观等心理和情绪常影响患者的休息及食欲而加重病情,甚至促进重型肝炎的发生。因此,应根据患者不同的心理状态做好心理护理。医护人员应以关心的态度,认真、细致的工作和耐心的解释,给予患者安慰和安全感,解除焦虑心理和悲观情绪,使其充满战胜疾病的信心,保持身心愉快并主动配合治疗,争取早日康复。

(2)适当休息:休息能减少机体体力的消耗,而且能减少活动后的糖原分解、蛋白质分解及乳酸的产生,减轻肝脏的生理负担。此外,卧床休息可增加肝脏的血流量,促进肝细胞的康复。但不能过分强调卧床休息而加重患者的精神负担,影响大脑和内脏的协调,也不利于机体的新陈代谢。因此,应根据不同的临床类型、病情和病期,嘱患者适当休息、动静结合,采取

"以静为主,静中有动"的原则,强调早期卧床休息。对急性黄疸型肝炎患者,卧床休息应持续至症状明显改善,黄疸明显消退,血清胆红素低于 50 μmol/L 再逐渐增加活动量,活动时间及活动量应以活动后不觉疲倦为度。血清胆红素在 17.1 μmol/L 以下,ALT 在正常值 2 倍以下者可以出院,出院后仍需要继续休息 1~3 个月,恢复工作后仍应随访 1~2 年。

(3)合理饮食:肝炎患者的饮食与病情变化有较重要的关系。合理的营养可促进肝细胞的修复,缩短病程。不合理的饮食、摄食过多反而增加肝脏的负担,妨碍肝功能恢复,甚至加重病情。肝炎患者的饮食应保证足够的热量,每日不少于 2000 kcal,每日糖类 300~500 g、脂肪 40~60 g、蛋白质 1.2~1.5 g/kg 合理搭配。以摄入充足的维生素以及新鲜、易消化的食物,少量多餐为原则,不宜强调"三高一低"(高糖、高蛋白质、高维生素、低脂肪)的食谱,以免影响食欲的恢复;并根据食欲情况及口味给予流质或半流质、清淡易消化的饮食,每餐的进食量以进食后不致上腹饱胀或不适为度。应保证水分的供给,以利尿退黄。消化道症状明显,有恶心、呕吐者,应给予静脉滴注 10% 葡萄糖 1000~2000 mL,并加以维生素 C 500~1000 mg 和维生素 B$_6$ 50~100 mg,必要时酌情输注白蛋白。

(4)护肝治疗:护肝治疗主要降低 ALT、AST 和胆红素,以达到早期治愈;但不宜盲目、大量、长期应用药物,必须根据病情,有计划、有针对性地适当选用其中 1~2 种,这样才有助于减轻症状,促进肝功能恢复。

二、乙型病毒性肝炎

乙型病毒性肝炎(hepatitis B,简称"乙肝")是由乙型肝炎病毒(hepatitis B virus,HBV)引起的,以肝脏病变为主并可引起多种器官损害的传染性疾病。乙肝在已知各型病毒性肝炎中危害最严重,主要通过血液、体液和母婴传播,其主要特点是容易转化为慢性感染状态,患者长期携带病毒,对肝脏造成持续损伤。本病遍布全球,在中国广泛流行,是危害中国人民健康最严重的传染病之一。据估计,目前我国一般人群乙肝表面抗原(hepatitis B surface antigen,HBsAg)流行率为 5%~6%,据此推算,我国 HBsAg 携带者约有 7000 万例,其中慢性乙肝患者 2000 万~3000 万例,每年死于乙肝或乙肝相关并发症的患者数以十万计,疾病负担沉重。目前虽已通过广泛接种乙肝疫苗(hepatitis B vaccine,HepB)预防 HBV 感染,但现有乙肝患者及 HBV 携带者的防治在今后几十年内仍将是一项艰巨的工作。

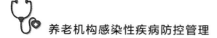

（一）流行病学

1965 年，布隆伯格（Blumberg）等在澳大利亚土著人的血清中发现一种沉淀物，并将其命名为"澳大利亚抗原"（简称"澳抗"），随后的研究发现澳抗与 HBV 感染有关。1972 年，世界卫生组织（WHO）将其命名为 HBsAg。1979 年，加利贝尔（Galibert）完成了 HBV 全基因组序列测定。HBV 是 DNA 病毒，是嗜肝 DNA 病毒科（*Hepadnaviridae*）正嗜肝 DNA 病毒属（*Orthohepadnavirus*），有包膜，基因组长约 3.2 kb，为部分双链环状 DNA，其基因组编码 HBsAg、核心抗原（hepatitis B core antigen，HBcAg）、e 抗原（hepatitis B e antigen，HBeAg）、病毒聚合酶和乙肝病毒调节蛋白。HBV 的抵抗力较强，但 65 ℃中 10 小时、煮沸 10 分钟或高压蒸汽均可灭活 HBV。环氧乙烷、戊二醛、过氧乙酸和碘附对 HBV 也有较好的灭活效果。

HBV 感染的自然史取决于病毒、宿主和环境之间的相互作用。人感染 HBV 后，病毒持续 6 个月仍未被清除者称为"慢性 HBV 感染者"。感染时的年龄是影响慢性化的最主要因素。成年人免疫系统功能比较强，感染后大多数人迅速自动痊愈（＞90％），仅有 5％～10％发展为慢性感染。在慢性 HBV 感染者中，有 15％～25％会因为肝硬化或肝癌而过早死亡。在世界范围内，80％的肝细胞癌病例由 HBV 感染造成。大量研究表明，HBV 不直接杀伤肝细胞，其主要的致病机制是 HBV 感染引发的机体免疫应答导致肝细胞损伤及炎症发生，而炎症反复存在是慢性乙肝患者进展为肝硬化甚至原发性肝细胞癌（hepatocellular carcinoma，HCC）的重要因素。

与 HBV 感染有关的抗原和抗体包括 HBsAg、乙肝表面抗体（antibody to HBV surface antigen，抗-HBs）、HBeAg、抗 HBeAg 抗体（抗-HBe）和抗 HBV 核心抗原抗体（抗-HBc，包括 IgG 和 IgM）。在 HBV 感染的不同阶段，至少会存在一种血清学标志物。一般来说，临床上常用乙肝五项血清学指标的不同组合来判断感染的现状和转归。HBsAg 检测阳性表明现行 HBV 感染，即所有 HBsAg 阳性者均应该被认为是 HBV 感染者；抗-HBs 是一种保护性抗体，阳性说明机体对 HBV 具有免疫力；HBeAg 阳性表示 HBV 在体内复制活跃，该患者传染性较强，而抗-HBe 阳性表示病毒复制减少或已停止，患者传染性减低；抗-HBc 阳性反应机体接触过 HBV。急性或新近感染 HBV 可通过检测抗-HBc IgM 加以区分，IgM 可在急性乙肝初期被检测到阳性，并持续 6 个月。但由于该指标在无症状病例的检测中阳性预测值较低，因此仅作为急慢性乙肝鉴别诊断的参考，急性乙肝的诊断还必须依赖临床证据或流行病学史。

HBV 至少有 9 个基因型（A 型至 I 型），我国以 B 基因型和 C 基因型为主。B 型和 C 型 HBV 感染者的母婴传播发生率高于其他基因型，C 型与较早进展为 HCC 相关。

HBV 感染呈世界性流行。WHO 估算，2015 年全球约有 20 亿人曾感染 HBV，其中约有 2.57 亿慢性 HBV 感染者，全球每年约有 88.7 万人死于 HBV 感染所致的肝衰竭、肝硬化和 HCC。东南亚和西太平洋地区一般人群的 HBsAg 流行率分别为 2%（3900 万例）和 6.2%（1.15 亿例）。多数亚洲地区为中至高流行区，少数为低流行区。在 HepB 应用以前，中国人群 HBsAg 流行率为 9.75%（2002 年），属 HBV 高流行区。自 HepB 应用后，中国人群 HBsAg 流行率逐渐下降。2006 年全国人群乙肝血清流行病学调查显示，中国 1～59 岁人群 HBsAg 流行率为 7.18%，标志着中国成为 HBV 中等流行国家。2014 年，全国 1～29 岁人群乙肝血清流行病学调查证实，中国 5 岁以下儿童 HBsAg 流行率已降至 0.32%，防控成就显著。

1.传染源、传播途径和易感人群

（1）传染源：主要是急、慢性乙肝患者和 HBV 携带者，其中以慢性患者和 HBV 携带者最为重要，其传染性与血液或体液中 HBV DNA 的含量成正比。动物作为传染源的意义不大。

（2）传播途径：HBV 侵入机体后，先定位在肝细胞内，复制后的 HBV 自肝细胞释放到血循环中，并随月经血、阴道分泌物、精液、羊水、唾液、胆汁、乳汁、汗液等排出体外。因此，HBV 可通过多种途径传播，主要是经母婴传播、输血或血液制品传播、生活密切接触传播。

1）母婴传播：母婴传播是乙肝患者或 HBV 携带状态的母亲将 HBV 传播给婴儿的传播方式。

2）血液传播：血液传播是 HBV 感染的重要传播途径之一。它主要是通过输血、血液制品，使用被患者的血液、体液污染的医疗器械（如针具、手术刀、牙钻、窥镜等）及其他物品，或意外摄入污染的血液和体液等途径，使 HBV 经破损的皮肤或黏膜进入人体而感染。这种传播方式既可由乙肝患者或带毒者将病毒传播给其他人或医务人员，也可由携带 HBV 的医务人员将病毒传播给患者。国内外均多次报道由于输入 HBsAg 阳性的血液、血制品或因手术刀、注射器等不消毒或消毒不严格而引起乙肝发生流行的事例。随着献血员 HBsAg 筛查、血液制品的净化及一次性注射用品的普及，HBV

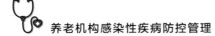

的血液传播有下降趋势,但尚未完全杜绝。

3)性传播:乙肝患者或 HBV 携带者的唾液、精液、阴道分泌物均可检测到 HBV。因此,与 HBV 感染者发生无防护的性接触,特别是有多个性伴侣者、男男同性恋者,其感染 HBV 的危险性高。

4)生活密切接触传播:日常生活如共用牙刷、剃须刀、茶餐具、水杯等可能会引起 HBV 感染。HBV 感染有明显的家庭聚集性,家庭成员中可彼此传播,其传播机制尚不十分清楚,可能与带有 HBV 的血液、体液、唾液等通过皮肤或黏膜的破损进入体内有关。

5)其他传播途径:虽然在理论上有经破损的消化道、呼吸道黏膜或昆虫叮咬传播 HBV 的可能,但目前缺乏充足的证据。

需要特别指出的是,HBV 不经呼吸道和消化道传播。因此,日常学习、工作或生活接触,如在同一办公室工作(包括共用计算机等办公用品)、握手、拥抱、同住一宿舍、同一餐厅用餐和共用厕所等无血液暴露的接触不会传播 HBV。

(3)易感人群:人对 HBV 普遍易感。感染后出现的抗-HBs 可产生持续性的特异性免疫。我国的易感人群主要是新生儿和未受 HBV 感染的人群。新生儿通常不具有来自母体的先天性乙肝保护性抗体,因而普遍易感。高危人群一般包括 HBsAg 阳性母亲的新生儿、HBsAg 阳性者的家属、医务人员、经常接触或暴露血液人员、器官移植患者、经常接受输血或血液制品者、免疫功能低下者、职业易发生外伤者、血液透析患者、多个性伴侣者和静脉药瘾者等。

2.流行强度和分布特征

(1)流行强度及变化:乙肝是一个世界性公共卫生问题。通常,发展中国家的发病率高于发达国家。但即使同为发展中国家,流行特征也不尽相同。近年来,随着 HepB 的广泛应用、不同 HBV 流行区人群流动和不健康生活方式(如静脉注射毒品、性乱行为)增加等因素的影响,乙肝流行特征也发生了明显的改变。

(2)三间分布

1)地区分布:乙肝是世界性分布的传染病。就世界范围而言,可分为高度、中度和低度三类流行区。西欧、北美、澳大利亚为低流行区,其 HBsAg 流行率为 0.2%～0.5%,抗-HBs 为 4%～6%;东欧、日本、南美和地中海国家为中流行区,其 HBsAg 流行率为 2%～7%,抗-HBs 为 20%～50%;中

国、东南亚和热带非洲为高流行区,其 HBsAg 流行率为 8%~20%,抗-HBs
>50%。2014 年全国人群乙肝血清流行病学调查结果表明:我国 1~4 岁、
5~14 岁和 15~29 岁人群 HBsAg 流行率分别为 0.32%、0.94% 和 4.38%,
农村高于城市,西部高于东部,南方高于北方。

2)时间分布:由于乙肝的传播主要是经母婴、血液和性传播,故无明显
的季节发病高峰和周期性。

3)人群分布:性别分布上可见男性 HBsAg 阳性率高于女性。年龄分布
与 HBV 感染流行程度相关,在低流行率地区,HBsAg 携带高峰多为 20~
40 岁;在高流行率地区,生命早期即可获得感染,一般以儿童和青少年乙肝
发病率和携带率最高,20 岁以后携带率逐渐降低,而抗-HBs 逐渐增加。存
在特殊职业和特殊人群 HBV 感染率高的现象。此外,HBV 感染有家庭聚
集性,其聚集率一般为 40%~80%,在高流行区更为明显。

(二)预防

1.主动免疫(疫苗接种)

HepB 是用于预防乙肝的生物制品,接种 HepB 后,可刺激机体免疫系
统产生保护性抗体和一系列细胞免疫反应,是预防 HBV 感染的最有效手
段。HepB 的接种对象主要是新生儿,其次为婴幼儿、15 岁以下未免疫人群
和高危人群。

成人接种:推荐使用 20 μg HepB。若对 0、1 和 6 个月程序无应答可尝
试更换 HepB 的品种或增加剂量再次全程接种,并于第 2 次全程接种 HepB
后 1~2 个月时检测血清抗-HBs,如仍无应答,可再接种 1 针60 μg重组酵母
HepB。

接种 HepB 后有抗体应答者的免疫保护效果一般至少可持续 20 年,因
此,一般人群不需要进行抗-HBs 血清学监测或加强免疫,但对于某些特殊
人群,如 HBsAg 阳性母亲所生儿童、可能经皮肤或黏膜暴露于血液或体液
的高危人群(如医护人员、血液透析患者、HIV 感染者、接受造血干细胞移植
者或接受化学治疗者等),有必要知道疫苗接种后的免疫状态,建议在最后
一剂疫苗接种后 2 个月内进行抗-HBs 检测,如抗-HBs 少于 10 mIU/mL,可
再次接种 1 剂次 HepB。

当成人的皮肤或黏膜接触了 HBsAg 阳性或 HBsAg 不详患者的血液或
体液,或被其污染的针头刺伤等意外暴露后:①在伤口周围轻轻挤压,排出
伤口中的血液,再用 0.9% 生理盐水冲洗,并用消毒液处理。②立即检测

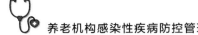

HBV DNA 和 HBsAg,3～6 个月后复查。③如接种过 HepB,且已知抗-HBs 阳性(抗-HBs≥10 mIU/mL),则无需特殊处理。如未接种过 HepB,或虽接种过 HepB,但抗-HBs<10 mIU/mL 或不详,应立即肌注乙肝免疫球蛋白(hepatitis B immunoglobulin,HBIG)200～400 IU,同时在另一部位接种 1 针 HepB(20 μg),并于 1 个月和 6 个月后再分别接种第 2 针和第 3 针 HepB(20 μg),同时监测 HBV 血清学标志物及肝功能。

2.被动免疫

HBIG 是一种含有高浓度抗-HBs 的特异性免疫球蛋白,如暴露 HBV 后及时注射 HBIG,其预防乙肝发生或防止慢性化感染的有效性约为 75%。但 HBIG 提供的保护仅能维持数月,抗-HBs 滴度下降后,保护作用很快消失。

在 HepB 普及前,HBIG 被用于暴露前和暴露后的预防,但现在仅推荐 HBIG 与 HepB 联合应用于以下几种情况:HBsAg 阳性母亲所生新生儿、皮肤或黏膜接触 HBsAg 阳性者血液者、与 HBV 感染者有性接触者、肝移植患者等。

3.非特异性预防

(1)健康教育:应广泛开展乙肝防治相关知识的宣传,使群众知悉 HBV 的传播途径和科学规范的防治方法,树立预防为主、自我保护的理念。

(2)加强血液制品管理:每个献血员和每一单元血液都必须经过最敏感的方法检测 HBsAg,有条件时应同时检测 HBV DNA,阳性者不得献血。

(3)防止医源性等传播:大力推广安全注射(包括取血针和针灸针等针具)并严格遵循医院感染管理中的标准预防原则。慢性 HBV 感染者应避免与他人共用牙具、剃须刀、注射器及取血针等,禁止献血、捐献器官和捐献精子等。服务行业所用的理发、刮脸、修脚、穿刺和文身等器具应严格消毒。

(4)感染者定期随访:慢性 HBV 感染者建议每 6～12 个月进行血常规、生物化学、病毒学、甲胎蛋白、腹部超声和肝纤维化无创诊断技术等检查,必要时进行肝活组织检查,若符合抗病毒治疗指征,及时启动治疗。

(三)临床表现和治疗

1.临床表现

乙肝的潜伏期为 1～6 个月,平均为 3 个月。临床表现呈现多样化,人体感染 HBV 后,可表现为急性乙肝、慢性乙肝、淤胆型肝炎、乙肝肝硬化和重型肝炎等临床类型。

(1)急性乙肝:见甲型病毒性肝炎中急性肝炎部分。

(2)慢性乙肝:急性乙肝迁延半年以上,或原有乙肝急性发作,再次出现肝炎症状、体征及肝功能异常者,为慢性乙肝。患者发病日期不明确或虽无乙肝病史,但根据肝组织病理学或根据症状、体征、化验及 B 超检查综合分析符合慢性乙肝表现。慢性乙肝根据病情轻重可分为轻、中、重三度。

1)轻度:症状轻微,最常见的症状是反复出现乏力、头晕、食欲减退、厌油、尿黄、肝区不适、睡眠欠佳、肝稍大并有轻触痛,可有轻度脾大。部分病例症状、体征缺如。肝功能指标轻度异常。

2)中度:症状、体征、实验室检查居于轻度和重度之间。

3)重度:有明显或持续的肝炎症状,如乏力、食欲减退、腹胀、尿黄、黄疸等,常伴有明显的肝病面容、肝掌、蜘蛛痣、脾大,ALT 和(或)AST 反复或持续升高,蛋白代谢异常。

(3)重型肝炎(肝衰竭):见甲型病毒性肝炎中重型肝炎部分。

(4)淤胆型肝炎:是以肝内淤胆为主要表现的一种特殊的临床类型,在慢性乙肝或肝硬化基础上发生,起病类似急性黄疸型乙肝,大多数患者可恢复。主要表现为较长时间的肝内梗阻性黄疸,伴有粪便颜色变浅、肝大,符合梗阻性黄疸的实验室检查结果。

(5)乙肝肝硬化

1)肝硬化根据肝脏炎症情况分为活动性与静止性两型。

①活动性肝硬化:有慢性肝炎活动的表现,疲乏及消化道症状明显,ALT 升高,黄疸,人血白蛋白下降。可伴有腹壁、食管静脉曲张,腹水,肝缩小、质地变硬,脾进行性增大,门静脉、脾静脉增宽等门静脉高压症表现。

②静止性肝硬化:无肝脏炎症活动的表现,症状轻或无特异性,可有肝硬化体征。

2)肝硬化根据肝组织病理及临床表现分为代偿性肝硬化和失代偿性肝硬化。

①代偿性肝硬化:指早期肝硬化。人血白蛋白(ALB)≥35 g/L,血清总胆红素(TBIL)<35 μmol/L,PTA>60%。患者可有门静脉高压症,但无腹水、肝性脑病或消化道大出血。

②失代偿性肝硬化:指中晚期肝硬化。患者有明显肝功能异常及失代偿征象,如 ALB<35 g/L,A/G<1.0,TBIL>35 μmol/L,PTA<60%。可有腹水、肝性脑病或门静脉高压引起的食管、胃底静脉明显曲张或破裂

出血。

2.实验室检查

(1)血常规:急性乙肝初期白细胞总数正常或略高,黄疸期白细胞总数正常或稍低,淋巴细胞相对增多,偶可见异型淋巴细胞。重型肝炎时白细胞可升高,红细胞及血红蛋白可下降。乙肝肝硬化伴脾功能亢进者可有血小板、红细胞、白细胞减少的"三少"现象。

(2)尿常规:尿胆红素和尿胆原的检测有助于黄疸的鉴别诊断。肝细胞性黄疸时两者均阳性,溶血性黄疸以尿胆原为主,梗阻性黄疸以尿胆红素为主。

(3)血清生物化学检查

1)ALT和AST:可在一定程度上反映肝细胞损伤程度,特别是长期病毒抑制患者ALT升高,应进一步分析评估原因。

2)总胆红素:与胆红素生成、摄取、代谢和排泄有关。急性或慢性黄疸型肝炎时血清胆红素升高,活动性肝硬化时亦可升高且消退缓慢,重型肝炎时常超过171 μmol/L。胆红素含量是反映肝细胞损伤严重程度的重要指标。直接胆红素在总胆红素中的比例尚可反映淤胆的程度。肝衰竭患者总胆红素可>171 μmol/L,或每天上升>17.1 μmol/L。

3)人血白蛋白:反映肝脏合成功能,肝硬化和肝衰竭患者可有人血白蛋白水平下降。白蛋白水平同时也受到营养状况等的影响。

4)PT、PTA及INR:反映肝脏凝血因子合成功能,对判断疾病进展及预后有重要价值。

5)γ-GT:正常人血清中γ-GT主要来自肝脏,酒精性肝病、药物性肝病、胆管炎合并肝内外胆汁淤积时可显著升高。

6)ALP:缺乏肝脏特异性,胆汁淤积刺激ALP合成,其升高的肝源性需通过γ-GT或ALP同工酶水平升高加以确认。临床上常借助ALP的动态观察来判断病情发展、预后和进行疗效评估。

7)甲胎蛋白及其异质体L3:是诊断HCC的重要指标。应注意甲胎蛋白升高的幅度、动态变化,以及其与ALT和AST的消长关系,并结合临床表现和肝脏影像学检查结果进行综合分析。

8)维生素K缺乏或拮抗剂-Ⅱ诱导蛋白(protein induced by vitamin K absence or antagonist-Ⅱ,PIVKA-Ⅱ):是诊断HCC的另一个重要指标,可与甲胎蛋白互为补充。

（4）血清学检测

1）HBsAg与抗-HBs：常用ELISA法检测。感染HBV两周后，即可检测出HBsAg阳性，其阳性反应现症HBV感染，阴性不能排除HBV感染。近年来，HBsAg定量检测也在临床中被广泛应用，其水平可反映疾病分期与疾病进展风险，也可用于指导药物抗病毒治疗。抗-HBs为保护性抗体，阳性表示对HBV有免疫力。少部分病例始终不产生抗-HBs。HBsAg和抗-HBs同时阳性可出现在HBV感染恢复期，此时HBsAg尚未消失，抗-HBs已产生；或S基因发生变异，原型抗-HBs不能将其清除；或抗-HBs阳性者感染了免疫逃避株等。

2）HBeAg与抗-HBe：常用ELISA法检测。急性HBV感染时HBeAg的出现时间略晚于HBsAg。HBeAg与HBV DNA有良好的相关性，因此，HBeAg的存在表示病毒复制活跃且有较强的传染性。HBeAg消失而抗-HBe产生称为"血清转换"。抗-HBe阳转后，病毒复制多处于静止状态，传染性降低。长期抗-HBe阳性并不代表病毒复制停止或无传染性，研究显示20%～50%的患者仍可检测到HBV DNA，部分可能由于前C区基因变异，导致不能形成HBeAg。

3）HBcAg与抗-HBc：血清中HBcAg主要存在于HBV完整颗粒（丹氏颗粒）的核心，游离的极少，常规方法不能检出。HBcAg与HBV DNA呈正相关，HBcAg阳性表示HBV处于复制状态，有传染性。

抗-HBc IgM是HBV感染后较早出现的抗体，在发病第1周即可出现，持续时间差异较大，多数在6个月内消失。高滴度的抗-HBc IgM对诊断急性乙肝或慢性乙肝急性发作有帮助。抗-HBc IgM的检测受类风湿因子的影响较大，低滴度的抗-HBc IgM应注意假阳性。抗-HBc IgG在血清中可长期存在，高滴度的抗-HBc IgG表示现症感染，常与HBsAg并存；低滴度的抗-HBc IgG表示过去感染，常与抗-HBs并存。单一抗-HBc IgG阳性者可以是过去感染，因其可长期存在；亦可以是低水平感染，特别是高滴度者。

（5）HBV病毒学检测

1）HBV DNA定量：主要用于评估HBV感染者病毒复制水平，是抗病毒治疗适应证选择及疗效判断的重要指标。在抗病毒治疗过程中，获得持续病毒学应答可显著控制肝硬化进展和降低HCC发生风险。HBV DNA定量通常采用实时定量聚合酶链反应法，不同生产厂商的试剂检测下限值不尽相同。

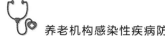

2)HBV基因分型:目前可鉴定出至少9种(A型至I型)HBV基因型和1种未定基因型(J型),一些基因型可分数种基因亚型。检测HBV基因型有助于预测干扰素疗效,判断疾病预后。

3)耐药突变株检测:HBV是一个高变异的病毒,在反转录复制过程中,因RNA聚合酶和反转录酶缺乏校正功能,可使病毒在复制过程中发生一个或多个核苷酸的变异。HBV可以在慢性持续性感染过程中自然变异,也可因抗病毒药物治疗诱导病毒变异,均可导致对抗病毒药物敏感性下降。及时进行耐药突变株检测有助于临床医师判断耐药发生并尽早调整治疗方案。目前,临床常用的耐药检测方法包括反转录酶(reverse transcriptase)区序列测定和线性探针反向杂交法。

(6)肝纤维化无创诊断技术:包括谷草转氨酶和血小板比率指数(aspartate aminotransferase to platelet ratio index,APRI)评分、肝纤维化4因子指数(fibrosis 4 score,FIB-4)、细胞外基质成分指标(如透明质酸、Ⅲ型前胶原肽、Ⅳ型胶原等),以及肝脏硬度值测定如瞬时弹性成像(transient elastography,TE)、基于超声的声脉冲辐射力学(acoustic radiation force impulse,ARFI)等。

3.诊断

(1)流行病学资料:是否有输血、不洁注射史或与HBV感染者接触史,家庭成员有无HBV感染者,特别是婴儿母亲是否为HBsAg阳性等有助于诊断。

(2)临床诊断

1)急性乙肝:起病较急,患者常有畏寒、发热、乏力、食欲缺乏、恶心、呕吐等急性感染症状。肝大,质偏软,ALT显著升高。黄疸型血清胆红素正常或>17.1 μmol/L,尿胆红素阳性。黄疸型可有黄疸前期、黄疸期、恢复期三期,病程不超过6个月。

2)慢性乙肝:患者病程超过半年或发病日期不明确而有慢性乙肝症状、体征及实验室检查改变。患者常有乏力、厌油、肝区不适等症状,可有肝病面容、肝掌、蜘蛛痣、胸前毛细血管扩张、肝大且质偏硬、脾大等体征。慢性乙肝根据病情轻重、实验室指标改变等综合评定,分为轻、中、重三度。

3)重型肝炎(肝衰竭):主要有肝衰竭症候群表现。急性黄疸型病情迅速恶化,2周内出现Ⅱ度以上肝性脑病或其他重型肝炎表现者,为急性肝衰竭;15天~26周出现上述表现者为亚急性肝衰竭;在慢性肝病基础上出现的急性肝功能失代偿为慢加急性（亚急性）肝衰竭；在慢性乙肝或肝硬化基础上出现的重型肝炎为慢性肝衰竭。

4）淤胆型肝炎：起病类似急性黄疸型肝炎，黄疸持续时间长，症状轻，有肝内梗阻的表现。

5）乙肝肝硬化：患者多有慢性乙肝病史，有乏力、腹胀、尿少、肝掌、蜘蛛痣、脾大、腹水、双下肢水肿、胃底食管下段静脉曲张、白蛋白下降、A/G 倒置等肝功能受损和门静脉高压表现。

（3）病原学诊断：慢性 HBV 感染可分为以下几种情况。

1）慢性 HBV 携带状态：又称"HBeAg 阳性慢性 HBV 感染"。本期患者处于免疫耐受期，患者年龄较轻，HBV DNA 定量水平（通常＞$2×10^7$ IU/mL）较高，血清 HBsAg（通常＞$1×10^4$ IU/mL）较高，HBeAg 阳性，但血清 ALT 和 AST 持续正常（1 年内连续随访 3 次，每次至少间隔 3 个月），肝脏组织病理学检查无明显炎症坏死或纤维化。在未行组织病理学检查的情况下，应结合年龄、病毒水平、HBsAg 水平、肝纤维化无创检查和影像学检查等综合判定。

2）HBeAg 阳性慢性乙肝：本期患者处于免疫清除期，其血清 HBsAg 阳性，HBeAg 阳性，HBV DNA 定量水平（通常＞$2×10^4$ IU/mL）较高，ALT 持续或反复异常，肝组织学检查有明显炎症坏死和（或）纤维化。

3）非活动性 HBsAg 携带状态：又称"HBeAg 阴性慢性 HBV 感染"。本期患者处于免疫控制期，表现为血清 HBsAg 阳性、HBeAg 阴性、抗-HBe 阳性，HBV DNA＜2000 IU/mL，HBsAg＜1000 IU/mL，ALT 和 AST 持续正常（1 年内连续随访 3 次以上，每次至少间隔 3 个月），影像学检查无肝硬化征象，肝组织检查显示组织活动指数（histological activity index，HAI）评分＜4 或根据其他半定量计分系统判定病变轻微。

4）HBeAg 阴性慢性乙肝：此期为再活动期，其血清 HBsAg 阳性，HBeAg 持续阴性，多同时伴有抗-HBe 阳性，HBV DNA 定量水平通常≥2000 IU/mL，ALT 持续或反复异常，肝组织学检查有明显炎症坏死和（或）纤维化。

5）隐匿性 HBV 感染（occult hepatitis B virus infection，OBI）：表现为血清 HBsAg 阴性，但血清和（或）肝组织中 HBV DNA 阳性。在 OBI 患者中，80％可有血清抗-HBs、抗-HBe 和（或）抗-HBc 阳性，称为"血清阳性 OBI"；但有 1％～20％的 OBI 患者所有血清学指标均为阴性，故称为"血清阴性

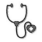

OBI"。其发生机制尚未完全阐明。

6)乙肝肝硬化:乙型肝炎肝硬化的诊断应符合下列①和②(病理学诊断),或①和③(临床诊断)。

①目前 HBsAg 阳性,或 HBsAg 阴性、抗-HBc 阳性且有明确的慢性 HBV 感染史(既往 HBsAg 阳性>6 个月),并除外其他病因者。②肝脏活组织检查病理学符合肝硬化表现者。③符合以下 5 项中的 2 项及以上,并除外非肝硬化性门静脉高压者:影像学检查显示肝硬化和(或)门静脉高压征象;内镜检查显示食管胃底静脉曲张;肝脏硬度值测定符合肝硬化;血生物化学检查显示白蛋白水平降低(<35 g/L)和(或)PT 延长(较对照延长>3 秒);血常规检查显示血小板计数<$100×10^9$/L 等。

4.鉴别诊断

(1)其他原因引起的黄疸:见甲型病毒性肝炎部分。

(2)其他原因引起的肝炎:甲肝、丙肝、戊肝等其他类型肝炎病毒感染可根据原发病的临床特点和病原学、血清学检查结果进行鉴别。其他原因见甲型病毒性肝炎部分。

5.治疗原则

(1)急性乙肝:急性乙肝一般为自限性,患者多可完全康复。该病以一般治疗及对症支持治疗为主,急性期应进行隔离,症状明显及有黄疸者应卧床休息,恢复期可逐渐增加活动量,但要避免过劳。饮食宜清淡易消化,适当补充维生素,热量不足者应静脉补充葡萄糖。避免饮酒和应用损害肝脏药物,辅以药物对症治疗及恢复肝功能,药物不宜太多,以免加重肝脏负担。一般不采用抗病毒治疗。

(2)慢性乙肝:慢性乙肝根据患者具体情况采用综合性治疗方案,包括合理的休息和营养,心理平衡,改善和恢复肝功能,调节机体免疫,抗病毒,抗纤维化等治疗。

1)一般治疗:①适当休息:症状明显或病情较重者应强调卧床休息,卧床可增加肝脏血流量,有助于恢复。病情轻者以活动后不觉疲乏为度。②心理平衡:使患者有正确的疾病观,对肝炎治疗应有耐心和信心。

2)药物治疗:①改善和恢复肝功能:采用非特异性护肝药、降酶药和退黄药物等。②免疫调节:如胸腺素、转移因子、特异性免疫核糖核酸等。某些中草药提取物如猪苓多糖、香菇多糖、云芝多糖等亦有免疫调节效果。③抗肝纤维化:主要有丹参、干扰素-γ 等。④抗病毒治疗:目的是抑制病毒复制,减少传染性;改善肝功能;减轻肝组织病变;提高生活质量;减少或延缓肝硬化、肝衰竭和 HCC 的发生,延长存活时间。符合适应证者应尽可能进行抗病毒治疗。

(3)重症肝炎(肝衰竭):重症肝炎(肝衰竭)因病情发展快、病死率高(50%~70%),应积极抢救。依据病情发展的不同时期(早、中、晚期)予以支持、对症、抗病毒等内科综合治疗,早期免疫控制,中、晚期预防并发症及免疫调节,辅以人工肝支持系统疗法,争取适当时期进行肝移植治疗。

(4)膳食摄入:肝脏作为物质代谢活跃的器官,对饮食营养的要求较高,对于 HBV 感染的患者,在饮食方面做出相应调整可促进治疗效果。

1)一般原则:饮食应以清淡滋养为主,适当的高蛋白、高热量、高维生素的易消化食物有利于肝脏修复,要减少脂肪的摄入;供给充足的液体,适当多饮果汁、米汤等;要注意食物烹调方法,增进食物色、香、味等以促进食欲,忌油煎、炸等烹饪方式;少量多餐,严禁暴饮暴食,忌烟酒。对不同病情、不同时期的患者,分别采取对应的饮食护理。

2)不同疾病期的饮食护理:①急性乙肝:早期不宜多吃,以清淡饮食和水果为宜,以糖类为主,夜餐不宜摄入不易消化的高蛋白饮食,以防诱发胰腺炎;忌油腻、刺激性食物和脂肪、蛋白过高的食品。恢复期食品可以多样化,并根据个人习惯和消化能力适当食用。②慢性乙肝:食物以高蛋白、低脂肪、充足的糖类、丰富的维生素为主,最大限度减轻肝脏负担,忌烟酒,忌暴食。当肝功能严重受损时,应该严格限制蛋白质供给量,以减轻肝脏负担,防止肝性脑病。当患者发生肝硬化,有水肿或轻度腹水时,应给予低盐饮食,每日摄入的盐量不超过 3 g。严重水肿时宜无盐饮食,钠应限制在0.5 g左右;腹水者应给予少盐或低盐饮食,同时限制液体摄入量。

(5)起居照料:对于居住在养老机构的 HBV 携带者和乙肝患者,建议尽可能由受过传染病相关知识培训的人员进行照料,以便及时监测病情,及时了解患者的不适,并尽力帮助解决。HBV 感染者的日常用品要专用(包括毛巾、碗筷、牙刷、剃须刀等)。要根据患者不同的病情给予正确的营养饮食指导。避免使用对肝脏有损害的药物。有患者需要抗病毒治疗时要协助观察其不良反应,部分慢性乙肝患者需要定期复查肝脏功能、病毒载量及影像学等一系列检测,建议养老机构应与相关临床医疗机构合作,以便对患者进行有计划的集中检查。对于大病初愈的乙肝患者,应该以卧床休息为主,不宜进行户外活动,待完全康复后,可进行适度活动。对慢性乙肝患者,尤其

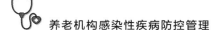

是失代偿期肝硬化及 HCC 患者,可突发上消化道出血等各种危及生命的临床情况,照料人员要严密观察病情变化,及时发现,适当处置。此外,要重视患者的心理感受,帮其树立正确的健康信念,增强战胜疾病的信心。

三、丙型病毒性肝炎

丙型病毒性肝炎简称"丙型肝炎",是由丙型肝炎病毒(hepatitis C virus,HCV)引起的肝脏炎症性疾病,是病毒性肝炎中的一种重要类型。大部分患者无明显症状和体征,部分患者有疲乏、食欲减退、恶心、腹胀、右季肋部不适或疼痛、肝功能异常。本病多呈慢性感染,少数病例可发展为肝硬化或肝细胞癌,主要经血液、体液等胃肠外途径传播。

HCV 属于黄病毒科(*Flaviviridae*)肝炎病毒属(*Hepacivirus genus*),其基因组为单股正链 RNA,由约 $9.6×10^3$ 个核苷酸组成。HCV 基因易变异,可至少分为 6 个基因型及多个亚型。HCV 感染宿主后,HCV 感染者体内的 HCV 变异株类型会发生变化。HCV 对一般化学消毒剂敏感,甲醛熏蒸等均可灭活;100 ℃ 5 分钟或 60 ℃ 10 小时、高压蒸汽等物理方法也可灭活。

(一)流行病学

丙型病毒性肝炎呈世界性分布,是严重危害人类健康的传染性疾病。HCV 感染慢性化率高,病情常迁延不愈,导致肝脏慢性炎症坏死和肝纤维化,部分患者可发展为肝硬化甚至 HCC,对患者的健康和生命危害极大,已成为严重的社会和公共卫生问题。

1.传染源、传播途径和易感人群

(1)传染源:急、慢性患者和无症状病毒携带者。慢性患者和病毒携带者有更重要的传染源意义。

(2)传播途径:丙型病毒性肝炎主要通过血液传播。

1)经输血和血制品、单采血浆回输血细胞传播:这曾是最主要的传播途径,70%以上输血后肝炎是丙型肝炎。随着筛查方法的改善,此传播方式已得到明显控制,但抗-HCV 阴性的 HCV 携带供血员尚不能筛除,输血仍有传播丙型肝炎的可能,特别是反复输血和血制品者。

2)经破损的皮肤和黏膜传播:包括使用非一次性注射器和针头、未经严格消毒的牙科器械、内镜、侵袭性操作和针刺,共用剃须刀、牙刷,修脚,文身和穿耳环孔等。静脉药瘾者共用注射器和不安全注射是目前新发感染最主要的传播方式。

3)性传播:多个性伴侣及同性恋者属高危人群。

4)母婴传播:HCV RNA 阳性母亲传播给新生儿的概率为 4%～7%。

(3)易感人群:人类对 HCV 普遍易感。抗-HCV 并非保护性抗体,感染后对不同株无保护性免疫。

2.丙型肝炎的流行强度和分布特征

(1)丙肝的流行强度及变化:丙型肝炎呈全球性流行,不同性别、年龄、种族人群均对 HCV 易感。据世界卫生组织估计,2015 年全球有 7100 万人有慢性 HCV 感染,39.9 万人死于 HCV 感染引起的肝硬化或原发性肝细胞癌。

(2)丙型肝炎的分布特征

1)地区分布:尽管 HCV 呈世界性分布,但分布不平衡,有一定的由北向南增高的趋势。2006 年我国 1～59 岁人群抗-HCV 阳性率为 0.43%,在全球范围内属低流行地区。全国各地抗-HCV 阳性率有一定差异,以长江为界,北方高于南方。

2)时间分布:丙型肝炎无明显季节性,一年四季均可发生。一般为散发。经血途径传播者可引起小流行,但罕见。

3)人群分布:2006 年我国 1～59 岁人群血清抗体水平显示,抗-HCV 阳性率随年龄增长而逐渐上升。

4)基因型分布:HCV 基因 1、2、3 型呈全世界流行,基因 4 型主要流行于非洲,基因 5 型是南非的主要基因型,基因 6 型主要流行于亚洲。中国的主要流行型是基因 1b 和 2a 型,其中以 1b 型为主,其次为 2 型和 3 型,4 型和 5 型非常少见,6 型相对较少。

(二)预防

目前,尚无有效的预防性丙型肝炎疫苗可供使用。丙型肝炎的预防主要采取以下措施。

1.筛查及管理

根据中华人民共和国卫生行业标准《丙型病毒性肝炎筛查及管理》,对丙型肝炎高危人群进行筛查及管理。医疗卫生机构和体检机构可在体检人员知情同意的前提下,将丙型肝炎检测纳入健康体检范畴。对静脉药瘾者进行心理辅导和安全教育,劝其戒毒。

2.严格筛选献血员

严格执行《中华人民共和国献血法》,推行无偿献血。通过检测血清抗-HCV 和 HCV RNA,严格筛选献血员。

3.预防医源性及破损皮肤黏膜传播

推行安全注射和标准预防,严格执行《医院感染控制规范》和《消毒技术规范》,加强各级各类医疗卫生机构医院感染控制管理,加强开展血液透析、口腔诊疗及有创和侵入性诊疗等服务项目重点科室的医院感染控制管理。医疗机构要落实手术、住院、血液透析、侵入性诊疗等患者的丙型肝炎检查规定,为易感人群和肝脏生化学检测不明原因异常者提供检查服务,医务人员接触患者血液及体液时应戴手套。严格消毒透析设备、肠镜、胃镜、手术器械、牙科器械等医疗器械,严格规范注射、静脉输液、侵入性诊断治疗等医疗行为,使用自毁型注射器等安全注射器具。加强文身、文眉、修脚等行业使用的文身(眉)针具、修脚工具和用品的卫生消毒管理,不共用剃须刀及牙具等。

4.预防性接触传播

对男男同性恋和有多个性伴侣者,应定期检查,加强管理。建议 HCV 感染者使用安全套。对青少年应进行正确的性教育。

5.积极治疗和管理感染者

只要诊断为 HCV 感染,不论疾病分期如何,符合抗病毒治疗指征的感染者均应接受治疗。治疗所有 HCV 感染者可适度降低传播风险。

(三)临床表现和治疗

1.临床表现

丙型肝炎潜伏期为 2 周～6 个月,平均为 40 天。大部分患者无明显症状和体征,部分患者有乏力、食欲减退、恶心、腹胀和右季肋部不适或疼痛。部分急性丙型肝炎患者可有轻度肝脾肿大,少数可伴低热或出现黄疸,部分可有关节疼痛等肝外表现。部分慢性丙型肝炎患者有肝病面容、黄疸、肝掌、蜘蛛痣及轻度肝脾肿大。部分代偿期丙型肝炎肝硬化患者有肝病面容,肝掌,蜘蛛痣,黄疸,腹壁或食管、胃底静脉曲张以及脾大和脾功能亢进。失代偿期丙型肝炎肝硬化患者有腹水、肝性脑病或消化道出血史。

2.实验室检查

(1)生化检查:急性丙型肝炎患者多有血清 ALT、AST 升高,部分患者有胆红素升高;部分慢性丙型肝炎和丙型肝炎肝硬化患者有 ALT、AST 和胆红素升高。

（2）病原学检查

1）抗-HCV IgM 和抗-HCV IgG：HCV 抗体不是保护性抗体，是 HCV 感染的标志。抗-HCV IgM 在发病后即可检测到，一般持续 1～3 个月，因此抗-HCV IgM 阳性提示现症 HCV 感染。抗-HCV IgM 的检测受较多因素的影响，如乳球蛋白、类风湿因子等，稳定性不如抗-HCV IgG。抗-HCV IgG 阳性提示现症感染或既往感染。

2）HCV RNA：HCV 在血液中含量很少，常采用巢式（nested）PCR 以提高检出率。HCV RNA 阳性是病毒感染和复制的直接标志。HCV RNA 定量方法包括 bDNA 探针技术、竞争 PCR 法、荧光定量法等，定量测定有助于了解病毒复制程度、抗病毒治疗的选择及疗效评估等。

3）HCV 基因分型：HCV 基因分型结果有助于判定治疗的难易程度及制订抗病毒治疗的个体化方案。

4）HCV 耐药相关替代突变检测：目前检测方法包括 PCR 产物直接测序法和新一代深度测序法。

（3）肝纤维化的无创诊断：目前常用的方法包括血清学和瞬时弹性成像两大类。血清学方法通常是指包括多种临床指标的模型。其中 APRI 评分和计算 FIB-4 简单易行，但敏感度和特异性不高。

（4）肝组织病理检查：肝组织病理检查对明确诊断、衡量炎症活动度和纤维化程度及评估疗效具有重要价值。还可在肝组织中原位检测病毒抗原或核酸，以帮助确定病毒复制状态。

3.诊断和鉴别诊断

（1）急性丙型肝炎的诊断

1）流行病学史：有明确的就诊前 6 个月以内的流行病学史，如输血史、应用血液制品史或不安全注射、文身等其他明确的血液暴露史。

2）临床表现：可有全身乏力、食欲减退、恶心和右季肋部疼痛等，少数伴低热，轻度肝大，部分患者可出现脾肿大，少数患者可出现黄疸。多数患者无明显症状，表现为隐匿性感染。

3）实验室检查：ALT 可呈轻度和中度升高，也可在正常范围之内，有明确的 6 个月以内抗-HCV 和（或）HCV RNA 检测阳性的结果。部分患者 HCV RNA 可在 ALT 恢复正常前转阴，但也有 ALT 恢复正常而 HCV RNA 持续阳性者。

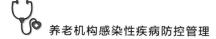

有上述 1)＋2)＋3)或 2)＋3)者可诊断。

（2）慢性丙型肝炎的诊断

1)诊断依据：HCV 感染超过 6 个月,或有 6 个月以前的流行病学史,或感染日期不明。抗-HCV 及 HCV RNA 阳性,肝脏组织病理学检查符合慢性肝炎。或根据症状、体征、实验室及影像学检查结果综合分析,亦可诊断。

2)病变程度判定：肝活检病理学诊断可以判定肝脏炎症分级和纤维化分期。HCV 单独感染极少引起重型肝炎肝衰竭,HCV 重叠 HIV、HBV 等病毒感染,过量饮酒或应用肝毒性药物时,可发展为重型肝炎肝衰竭。

3)慢性丙型肝炎肝外表现：肝外临床表现或综合征可能是机体异常免疫应答所致,包括类风湿性关节炎、眼口干燥综合征、扁平苔藓、肾小球肾炎、混合型冷球蛋白血症、B 细胞淋巴瘤和迟发性皮肤卟啉病等。

（3）鉴别诊断

1)其他病毒性肝炎：其他病毒性肝炎临床表现和生化检查结果可以与丙型肝炎相似,鉴别诊断主要依靠相应的其他肝炎病毒学或血清学检查结果阳性,而抗-HCV 检测结果阴性,特别是 HCV RNA 检测结果阴性。

2)自身免疫性疾病：一些自身免疫性疾病患者也可以出现抗-HCV 检测结果阳性,但通常有多种自身抗体阳性,而 HCV RNA 始终阴性,可以与丙型肝炎鉴别。

3)婴幼儿丙型肝炎：母体的 IgG 型抗-HCV 可以通过胎盘进入胎儿体内,18 个月以内的婴幼儿抗-HCV 阳性并不一定代表 HCV 感染,应以 HCV RNA 阳性作为其 HCV 感染的依据。新生儿如在母亲分娩时发生 HCV 感染,在出生 1～2 周以后,可在血清中检测到 HCV RNA,6 个月后复查 HCV RNA 仍为阳性者,可确诊为慢性 HCV 感染。

4.治疗原则

病毒性肝炎的治疗应根据不同病原、不同临床类型及组织学损害区别对待。治疗原则主要是足够的休息、合理饮食,辅以适当药物治疗,避免饮酒、过劳和使用损害肝脏的药物。

抗病毒治疗是丙型肝炎的主要治疗措施。抗病毒治疗的目标是清除 HCV,获得治愈,清除或减轻 HCV 相关肝损害和肝外表现,逆转肝纤维化,阻止进展为肝硬化、失代偿期肝硬化、肝衰竭或 HCC,提高患者的长期生存率,改善患者的生活质量,预防 HCV 传播。抗病毒治疗的适应证为：所有 HCV RNA 阳性的患者,不论是否有肝硬化、合并慢性肾脏疾病或者有肝外表现,均应接受抗病毒治疗。但在医疗资源有限的情况下,应在考虑患者意愿、患者病情及药物可及性的基础上,让这部分患者尽可能得到治疗。对进展期肝纤维化或肝硬化者,有显著肝外表现(如 HCV 相关混合冷球蛋白血症血管炎、HCV 免疫复合物相关肾病、非霍奇金 B 细胞淋巴瘤等)者,肝移植后 HCV 复发者,合并加速肝病进展的疾病(其他实质器官或干细胞移植术后、HBV/HCV 共感染、HIV/HCV 共感染、糖尿病等)者,传播 HCV 高风险者(静脉药瘾者、男男同性恋、有生育愿望的育龄期女性、血液透析患者、囚犯等)需立即进行治疗。

四、戊型病毒性肝炎

戊型病毒性肝炎(简称"戊型肝炎")(hepatitis E,HE)是由戊型肝炎病毒(hepatitis E virus,HEV)感染导致的急性传染病,是一种人畜共患的传染病。在老年人聚集的养老院,时有小型的食源性或水源性戊型肝炎暴发。随着中国人口老龄化加重,养老院须采取有效干预措施,防止老人戊型肝炎导致的发病及死亡。

(一)流行病学

2017 年,全球有 1944 万急性戊肝病例报告;在亚洲和非洲等地区,HE 已成为一个严重的公共卫生问题。HEV 感染后潜伏期平均为 40 天,可表现为临床型和亚临床型,成人感染以临床型多见。临床上急性肝炎(包括急性黄疸型肝炎和急性无黄疸型肝炎)多见,重症患者会出现意识不清、肝衰竭甚至死亡。近年来,也有慢性肝炎和肝外表现的报道。3%~10%的急性戊肝患者可有病程超过 6 个月的迁延现象。

HEV 属于肝炎病毒科戊肝病毒属,病毒颗粒呈球形,直径为 27~34 nm,无包膜。目前 HEV 尚不能在体外组织培养,黑猩猩、食蟹猴、恒河猴、非洲绿猴、须狨猴对 HEV 敏感,可用于分离病毒。目前,已从患者的胆汁和粪便中成功分离到 HEV。

HEV 只有 1 个血清型,但不同地区的 HEV 基因变异较大。HEV 可分为若干基因型和亚型,可感染人类的主要有四个基因型。基因 1、2 型只感染人,基因 3、4 型为人畜共患病,猪是主要动物宿主。HEV 各基因型有一定的地域性分布规律,不同地区的流行型别不同,目前中国从感染人群中分离的 HEV 主要为基因 4 型,少数为基因 1 型。

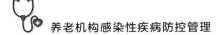

1.传染源、传播途径和易感人群

(1)传染源

1)患者及隐性感染者:用免疫电镜检测患者发病前后的粪便,发现发病前1~4天病毒检出率为100%,发病1~3天、4~6天、7~9天和10~12天的病毒检出率分别为70%、40%、25%和14.5%。HE传染性最强的时间是在症状出现前约1周,持续2周,发病后2周很少能从粪便中检出病毒。研究发现,HEV感染者有迁延性病毒血症,患者可长期经粪便排出HEV,但慢性患者和病毒携带者很少见,作为传染源的作用不大。

2)动物源性:HE是人畜共患传染病,被感染的家养或野生动物可直接传播或通过污染水源传播本病。

①灵长类:已明确恒河猴、黑猩猩等非人灵长类容易感染人源HEV和猪源HEV。

②猪:大量研究发现,猪是无症状的HEV携带者,猪感染后可维持HEV的自然循环,是HEV的自然宿主。我国调查发现,家庭养殖的猪比大型规模养殖的猪体内抗-HEV IgG阳性率高,可能与猪和人的接触程度有关。

③其他动物:对其他动物的抗-HEV阳性率检测表明,牛、山羊、马、鸡、鸭、鸽等动物与HEV感染密切相关,可能为HEV的自然宿主。鸭、鹅、牛、羊与人密切接触程度高,值得关注。

(2)传播途径:主要经粪-口途径传播、动物源性传播,其次是直接接触传播,输血传播存在潜在可能。

1)粪-口途径传播:水源污染是引起本病大规模流行的主要原因。食物污染传播是粪-口传播的另一种途径,食物在生产和加工过程中被HEV污染而引起传播。生食海鲜贝壳类食物是我国沿海地区戊肝发病的原因之一。

2)动物源性传播:基因序列分析表明,从动物体内分离的HEV与人的HEV有极高的基因同源性,证实感染动物与人接触传播。动物源性传播在戊肝高地方性流行区较为常见。

3)血液传播:有研究者取体内存在HEV的健康人静脉血10 mL注入恒河猴体中,发现猴体内有HEV存在,表明经血液传播也是HEV传播的一个危险途径。在献血员中有很高的HEV感染率,我国健康献血员中,0.16%~0.3%可检出HEV RNA,是传播HE的重要途径。

4)垂直传播:根据文献报道,本病存在母婴传播的风险。

5)日常生活密切接触传播:可能是通过粪-口途径或口-口途径传播,人口流动可导致远距离传播。

(3)易感人群:人群普遍易感,无种族差异,发病与年龄有关,老年人常表现为隐性感染,青壮年感染后发病较多。男性发病率高于女性(3∶1~9∶1),主要与男性感染 HEV 的机会较多有关。病后有一定免疫力,但免疫持续时间较短。因此,年幼时感染 HEV 后虽然获得一定免疫力,但到青壮年时期还可再次感染而发病。在一般人群中戊肝的平均病死率为 0.5%~4%,慢性肝病患者和老年人感染 HEV 后重症戊肝发生率及病死率较高。免疫力低下人群,如器官移植者、HIV 感染者感染 HEV 可发展为慢性感染,甚至肝硬化。感染 HEV 后可产生保护性抗体,一般可持续 20 年以上。

2.流行强度和分布特征

近年来,HEV 的研究越来越受到人们的重视,HE 已成为中国乃至全球关注的公共卫生问题。在北美、欧洲等国家,HE 散发病例和局部暴发疫情逐年增加,欧洲健康人群 HEV 抗体阳性率为 7.5%~31.9%。中国是戊型肝炎病毒高流行区;戊型肝炎抗体阳性率在不同地理位置的地区之间,以及不同经济发展水平的地区之间分布不平衡。HE 发病呈逐年上升趋势,同时出现多起暴发。

(1)流行强度及变化

1)我国戊肝发病呈快速增长趋势:2004~2018 年,我国共报告 HE 358122例,年均发病率为 1.78/10 万,发病率从 2004 年的 1.27/10 万上升到 2018 年的 2.06/10 万,呈逐渐上升趋势。HE 在病毒性肝炎中的比例从 2004 年的 1.43%上升到 2018 年的 2.23%。死亡 434 例,年平均死亡率为 0.22/1000 万。

2)病死率高:孕妇病死率高是本病的重要特征之一。

3)暴发疫情时有发生:HE 以散发为主,但 HE 流行和暴发也有报道。1986 年 9 月至 1988 年 4 月在新疆南部的和田、喀什和克孜勒苏三地区发生水型 HE 流行,波及 23 个县市。2004~2017 年,我国 HE 突发公共卫生事件共报告 7 起,东部省份 5 起,其中敬老院 3 起;全年四季均有发生,时间跨度为 8~45 天,共报告发病 79 例(16 例源于敬老院),死亡 4 例(3 例源于敬老院);暴发中病例平均年龄为 40~76 岁。

4)发病年龄后移:20 世纪 80 年代,我国 HE 发病年龄主要是 20~25 岁青壮年,老年人发病较少。近年来,一些地区发现发病年龄出现后移现象。

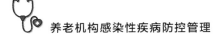

2004～2017年,我国65～69岁人群HE报告发病率最高。

5)经食物传播途径逐渐增多:我国以往HEV传播以水源污染为主,曾发生多次水型HE流行,但随着饮水设施的改善、生活水平和环境卫生的逐步提高,HE水型流行得到基本控制。目前,我国居民饮食方式越来越多元化,使HEV经食物传播逐渐增多。近年来,我国报道的几次戊肝小型暴发均属于食源性感染。2004～2017年,我国HEV引起的7起暴发中,3起为食堂食物或餐具污染,而3起敬老院中发生的暴发原因分别为水源污染(2起)和食堂餐具污染(1起)。进食生或半熟的动物肉制品和海产品可能感染HEV。

6)戊肝可与乙肝发生重叠感染:慢性肝病患者重叠感染HEV易引起并发症,如自发性脑膜炎、肝肾综合征、肝性脑病、上消化道出血等,造成严重的疾病负担,病死率可达75%。

7)流行基因型发生变迁:20世纪我国戊肝患者的基因型主要是1型,自2004年后,我国HEV基因型已发生从1型到4型的变迁。

(2)三间分布

1)地区分布:我国健康人群HEV感染率高,有明显地区差异。2005～2006年中国第三次全国病毒性肝炎流行病学调查结果显示,中国普通人群戊型肝炎血清阳性率为23.46%,居住在中国中西部地区、中东部地区以及新疆维吾尔自治区的人群戊型肝炎抗体阳性率最高。

2)时间分布:2004～2017年全国疫情资料显示,HE呈现春季高发,每年3月份为周期性高峰,但季节性较弱。

3)人群分布:2004～2017年,我国20岁以下人群HE报告发病率低于0.20/10万,40岁及以上人群报告发病率均高于2/10万。发病率至65～69岁达到最高(2012～2017年为5.22/10万)。农民、离退休人员、家政/家务工作者及待业人员报告病例数占总报告病例数的67.46%。离退休人员多为60岁以上老人,老人感染后病死率较高。与海产品直接接触人员抗-HEV阳性率为32.54%,显著高于其他职业人群,且从事职业年限越长,感染率越高;吉林、山东、内蒙古研究显示,农民、兽医的抗-HEV阳性率分别为34.8%和26.7%。

(二)预防

戊肝的预防目前仍采用以切断粪-口传播途径为主的综合性防治措施,戊肝疫苗的应用是控制和预防戊肝的手段。

1.主动免疫

(1)疫苗发展史:目前,戊肝疫苗研发产品较少,主要集中在重组蛋白疫苗和 DNA 疫苗的研制。

（2）免疫机制：HEV 239（Hecolin©）是 HEV-1 中国株在大肠埃希菌 ORF2 p239（aa368～606）表达的病毒样颗粒，有两个抗原表位（aa533～552），能刺激效应 T 细胞产生抗体反应。

（3）免疫策略：适用于 16 岁及以上易感人群，推荐用于戊型肝炎病毒感染的重点高风险人群，如畜牧养殖者、餐饮业人员、学生、部队官兵、育龄期妇女、疫区旅行者等。

（4）免疫程序和应用：采用 0、1、6 个月 3 剂免疫程序，即当天接种第一剂，第一剂接种后 1 个月接种第二剂，第一剂接种后 6 个月接种第三剂。于上臂三角肌肌内注射，每次注射 0.5 mL，含纯化重组戊型肝炎病毒抗原 30 μg。

（5）禁忌证：①对本品任何成分过敏者。②有接种其他疫苗过敏史者。③患血小板减少症或其他凝血障碍者。④对卡那霉素或其他氨基糖苷类药物有过敏史者。⑤患急性疾病、严重慢性疾病、慢性疾病的急性发作期和发热者。⑥未控制的癫痫和患其他进行性神经系统疾病者。

（6）疫苗效力和效果：HEV 239 疫苗已在中国完成了 Ⅳ 期临床试验，现有的临床试验数据表明，HEV 239 疫苗在正常人群和 65 岁以上老年人群中具有良好的有效性、安全性、免疫原性和免疫持续性。免疫后 4～5 年，HEV 239 疫苗保护率为 86.8%，接种疫苗患者的保护性抗体水平为 87%，而对照组为 9%。HEV 239 疫苗在 HEV 流行基因型为 HEV-4、发病率为 0.03% 的低流行地区人群中非常有效。

（7）接种反应：HEV 239 疫苗 Ⅲ 期临床观察表明，不良反应以一般反应为主，一般不需要特殊处理，可自行缓解，必要时可对症治疗。常见局部反应为接种部位疼痛、肿和瘙痒。常见全身反应为发热、疲倦无力和头痛。未发现疫苗相关的严重不良反应。

2.被动免疫

将高滴度抗-HEV 血浆或血清输入非人灵长类动物中，然后用 HEV 进行感染，证实了 HEV 抗体的保护作用。因此，暴露前给予高滴度的 HEV 抗体，在机体抵御后续病毒感染过程中具有保护作用。目前该方法尚未在人体内使用。

3.非特异性预防

同甲型病毒性肝炎部分。

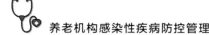
（三）临床表现和治疗

1.临床表现

戊型肝炎潜伏期一般为 15～60 天,平均为 40 天。

（1）急性肝炎:同甲型病毒性肝炎中急性肝炎部分。

（2）重型肝炎（肝衰竭）:同甲型病毒性肝炎中重型肝炎部分。

（3）淤胆型肝炎:同甲型病毒性肝炎中淤胆型肝炎部分。

老年急性病毒性肝炎以戊型肝炎较多见,以黄疸型为主。

2.实验室检查

（1）血常规、尿常规和肝功能检查同甲型病毒性肝炎部分。

（2）病原学检查

1）抗-HEV IgM 和抗-HEV IgG:抗-HEV IgM 在发病初期产生,是近期 HEV 感染的标志,大多数在 3 个月内转阴。抗-HEV IgG 在急性期滴度较高,恢复期则明显下降。如果抗-HEV IgG 滴度较高,或由阴性转为阳性,或由低滴度升为高滴度,或由高滴度降至低滴度甚至转阴,均可诊断为 HEV 感染。抗-HEV IgG 持续时间报道不一,较多认为于发病后 6～12 个月转阴,亦有报道持续几年甚至十多年。少数戊型肝炎患者始终不产生抗-HEV IgM 和抗-HEV IgG,两者均阴性时不能完全排除戊型肝炎。

2）HEV RNA:采用 RT-PCR 法在感染者粪便和血液标本中可检测到 HEV RNA。

3.诊断和鉴别诊断

（1）诊断

1）流行病学资料:基本同甲型肝炎。多见于成年人。

2）临床诊断:① 急性肝炎:基本同甲型肝炎。② 重型肝炎:有报道 2000～2003 年老年戊型肝炎患者中重型肝炎比例为 41.2%～51.7%,主要有肝衰竭症候群表现。急性黄疸型肝炎病情迅速恶化,2 周内出现Ⅱ度以上肝性脑病或其他重型肝炎表现者,为急性肝衰竭;15 天～26 周出现上述表现者为亚急性肝衰竭;在慢性肝病基础上出现的急性肝功能失代偿为慢加急性（亚急性）肝衰竭;在慢性肝炎或肝硬化基础上出现的重型肝炎为慢性肝衰竭。③ 淤胆型肝炎:基本同甲型肝炎。

3）病原学诊断:急性肝炎患者抗-HEV IgG 高滴度,或由阴性转为阳性,或由低滴度到高滴度,或由高滴度到低滴度甚至转阴;或血 HEV RNA 阳性,或粪便 HEV RNA 阳性或检出 HEV 颗粒,均可诊断为戊型肝炎。抗-

HEV IgM 阳性可作为诊断参考,但须排除假阳性。

(2)鉴别诊断:同甲型病毒性肝炎中鉴别诊断部分。

4.治疗原则

(1)戊型肝炎治疗的主要方法是支持和对症治疗。主要原则是:足够的卧床休息,补充营养,辅以适当的药物治疗,忌酒,勿用或慎用有肝损不良反应的药物。

1)一般治疗和支持治疗:饮食以清淡为主,病情好转后充分补充热量。饮食不足者,一般病重患者可静脉补充 10% 葡萄糖溶液 500～1000 mL,适当补充维生素。急性黄疸型肝炎患者在黄疸消退后可逐步轻微活动。恢复期患者应避免过量和高热量饮食,控制体重恢复过快,以免引起脂肪肝,不利于病情康复。

2)护肝及对症治疗:普通型肝炎以药物治疗为辅,用药尽可能简单,一般患者不宜超过 5 种。本病无特效药,可根据药源选用中药,用药宜简单,避免使用损害肝的药物。对于老年人戊型肝炎的治疗,有报道以重要经验方退黄合剂加利胆酚胶囊方案治疗行之有效。

(2)重型肝炎的治疗:重症肝炎(肝衰竭)因病情发展快、病死率高(50%～70%),应积极抢救。其治疗原则为:根据病情发展的不同时期(早、中、晚期),予以支持、对症、抗病毒等内科综合治疗,早期免疫控制,中、晚期预防并发症及免疫调节,辅以人工肝支持系统疗法,争取适当时期进行肝移植治疗。应早期采取加强和支持治疗、抑制肝坏死、促进肝细胞再生和防治并发症等综合措施。同时,有条件可以早期应用人工肝支持系统治疗,可改善临床症状与肝功能,可望降低病死率。

1)一般治疗和支持治疗:绝对卧床休息,低蛋白饮食[0.5 g/(kg·d)],高糖类流质或半流质饮食。10% 葡萄糖溶液 1000～1500 mL/d,维生素 C 2～4 g/d,基本热量应保证 5024 J/d(1200 cal/d),适量维生素 B、维生素 K 等。注意口腔和皮肤清洁,注意出入量变化,保持水、电解质平衡。密切观察病情变化,及时发现和处理可能发生的并发症。

2)抑制肝坏死、促进肝细胞再生:效果不肯定,但可以试用。

3)治疗并发症:重型肝炎的直接死因多为并发症,如肝肾综合征、肝性脑病、消化道出血、继发感染等,要采取相应的方法进行防治。

4)人工肝或生物人工肝支持系统:对于经过综合治疗效果欠佳的患者,或出现并发症者,可考虑选用人工肝支持系统进行治疗。

第八章

带状疱疹

带状疱疹（herpes zoster）是由潜伏在脊髓后根神经节或颅神经节内的水痘-带状疱疹病毒（varicella-zoster virus，VZV）再激活所引起的一种累及神经、皮肤组织的病毒性皮肤病，临床上较常见，多出现在年龄较大、免疫抑制或免疫缺陷的人群中，除表现为沿身体单侧周围神经分布的相应皮肤出现呈带状的成簇水疱等皮肤损害外，常伴有神经病理性疼痛等并发症，给患者身心健康造成极大威胁，严重影响生活质量，并加重患者家庭及社会的经济负担。可以预见，随着我国人口老龄化加剧，带状疱疹将成为一个较为严重的公共卫生问题。

一、病原学

带状疱疹的病原体为 VZV。VZV 属人类疱疹病毒 α 亚科，又名"人类疱疹病毒 3 型"，只有一个血清型。病毒呈球形，直径 150～200 nm，由核心、核衣壳、皮层和囊膜组成。核心是线性双链 DNA，位于中央；核衣壳位于核心外围，是由 162 个壳微粒组成的对称二十面体；皮层位于核衣壳外，内含蛋白质和酶类，其中早期即可表达蛋白 ORF62 就分布在皮层；囊膜位于最外层，上面有很多突起，由病毒糖蛋白与宿主细胞的脂膜组成，与感染、中和抗体的产生、病毒的复制和毒力有关。VZV 具有嗜神经和皮肤的特性，人类是其唯一自然宿主，可在人胚成纤维细胞、甲状腺细胞中繁殖。受病毒感染的细胞可形成多核巨细胞，核内出现嗜酸性包涵体。

VZV 属于 DNA 病毒，基因组约有 125 kb，含 71 个开放阅读框（ORF），约编码 69 种蛋白，其中研究较多的为糖蛋白 gE，是制备疫苗的主要候选抗原。VZV 基因组具有较好的遗传稳定性，但是不同毒株间基因组仍会有变异,变异率为 0.05%～0.06%。根据不同毒株间基因序列存在的差异,VZV可分为不同的基因型。VZV 的基因型分布有明显的地域差异,不同基因型毒株在各个国家和地区的分布不同,欧洲、美国、俄罗斯的亚洲部分和澳大利亚东部主要为 Clade 1 型和 Clade 3 型毒株,热带地区如非洲、印度半岛、美洲中部和澳大利亚西部主要为 Clade 4 型和 Clade 5 型毒株,日本主要为Clade 2 型毒株。我国根据新 Clade 分型的报道较少,也主要为 Clade 2 型。

VZV 对体外环境抵抗力较弱,不能在干燥的痂皮中存活,但在疱疹液中−65 ℃下可存活 8 年。离开宿主细胞,VZV 在外环境中仅能存活数个小时,偶尔 1 天或 2 天。VZV 不耐热和酸,病毒的脂类包膜易被乙醚等有机溶剂、洗涤剂或蛋白酶降解而灭活。

二、发病机制

VZV 可经飞沫和(或)接触传播,原发感染主要引起水痘。有少量病毒沿位于皮肤水疱基底部的真皮与表皮连接处的感觉神经轴突末端逆行,或经感染的 T 细胞与神经元细胞的融合,转移到脊髓后根感觉神经节或颅神经节内并潜伏。同时,水痘发病期间发生的病毒血症,也可以造成病毒到达自主神经节内如肠道神经节等潜伏。定植在感觉神经节的 VZV 呈终身慢性潜伏性感染。

初次感染 VZV 后,机体产生针对 VZV 的特异性抗体和 T 细胞介导的细胞免疫应答。若细胞免疫一直维持在较高水平,机体与潜伏的病毒则保持在一种平衡状态,可终生不发病。但当宿主机体遭受创伤、紧张、劳累、恶性肿瘤、使用免疫抑制剂、病毒感染或患艾滋病等,造成 VZV 特异性细胞免疫低下时,潜伏的病毒会被再次激活并大量增殖,使受侵犯的神经节发生炎症,同时病毒沿感觉神经轴突移行至皮肤,引起相应神经节段所支配的皮肤细胞出现疱疹损害,并损伤局部神经,导致炎症、坏死,产生神经痛。该病主要病变部位在神经和皮肤,病理变化主要是受累神经节炎症。局部可见单个核细胞浸润,神经细胞变性,核内可发现包涵体,皮疹病变与水痘相同。

三、流行病学

(一)传染源

目前,学者普遍认为带状疱疹患者具有一定的传染性,从出现皮疹至结痂均有传染性。疱疹内含有高浓度的 VZV,一旦破损,可形成气溶胶或直接

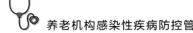

接触有传染性的疱疹液而传播,在易感人群引起水痘。但带状疱疹的传染性小于水痘,有研究表明,同一家庭中,带状疱疹病例接触者中,15.5％发生水痘,而水痘病例接触者中71.5％发生水痘。因此,对带状疱疹患者应采取接触隔离措施,以防止接触者感染发生水痘。带状疱疹患者应隔离直至疱疹结痂,密切接触者应进行医学观察。对免疫力低下的播散性带状疱疹患者,还应采取呼吸道隔离措施直至皮损结痂脱落。

（二）传播途径

病毒主要通过呼吸道或直接接触传播。水痘患者出现皮疹前2天通过唾液或眼液排出病毒。水痘或带状疱疹患者水疱液含有感染性病毒颗粒,可经雾化或漂移被易感者吸入,也可经直接接触皮损传染,皮损越多传染性越强。易感者感染后可发生水痘,但不直接引发带状疱疹,带状疱疹由潜伏性病毒再激活所致。

（三）易感人群

人群对VZV普遍易感,带状疱疹痊愈后仍可复发。无VZV血清抗体的成人、无VZV血清抗体的免疫缺陷者均容易发生严重的VZV原发感染。高龄人群、免疫缺陷者发生带状疱疹的风险较高。另外,早期研究表明,水痘疫苗接种后出现疫苗相关皮疹的受种者,以后很可能发生疫苗病毒株引起的带状疱疹。

（四）流行病学特征

1.发病率

由于带状疱疹是潜伏的VZV再激活引发的疾病,因此其发病率与VZV感染率密切相关。大量VZV感染的血清学研究表明,几乎所有50岁以上成人均感染过VZV,而其中三分之一的人在一生中会发展为带状疱疹;到85岁时,约半数人有1次以上带状疱疹发病史。因此,带状疱疹是临床上很常见的皮肤病,普通人群带状疱疹的发病率为（3～5）/（1000人・年）,住院率为（2～25）/（10万人・年）,死亡率为（0.017～0.465）/（10万人・年）。50岁后随年龄增长,VZV特异性细胞免疫功能逐渐衰减,带状疱疹的发病率、住院率、死亡率等逐渐升高。

免疫功能低下的人群,由于自身免疫能力的降低,潜伏的VZV易被激活,患带状疱疹的概率大幅增加。有研究显示,艾滋病患者、癌症患者及免疫抑制治疗的患者人群,每年带状疱疹的发病率达14.5‰～53.6‰。另外,研究发现,HIV感染者带状疱疹的发病率为（29.4～51.5）/（1000人・年）,

比 HIV 阴性者高 12～17 倍。

目前,我国水痘和带状疱疹均不属于法定报告传染病,但水痘已于 2004 年纳入我国传染病报告管理,带状疱疹尚未纳入传染病管理范畴。

2.复发率

带状疱疹的二次发作较为罕见,带状疱疹复发与免疫力低下有关。有人综述了 26 个国家 130 项有关带状疱疹流行病学的研究数据,结果显示带状疱疹复发的风险为 1％～6％。但在携带 HIV 的个体中,复发率高达 13％～26％。

3.危险因素

除了年龄增长和细胞免疫衰减外,带状疱疹的其他危险因素尚不明确。

(1)年龄:年龄因素是带状疱疹发病率最主要也是最关键的影响因素。有研究表明,带状疱疹和带状疱疹神经痛的发病风险与年龄相关,年龄越大,发病率越高,且带状疱疹神经痛的严重程度和持续时间也随着年龄的增加而增加。在欧洲,约有 68％的带状疱疹和 85％的带状疱疹神经痛发生在≥50 岁人群中。在美国,45％～50％的带状疱疹发生在≥60 岁人群,约 20％发生在50～59 岁人群。初次感染 VZV 产生的特异性抗体及 T 细胞介导的免疫水平随着年龄增加而降低,甚至消失,这可能是发病率随年龄增长而增加的原因。

(2)免疫功能衰减:导致细胞免疫衰减的因素较多,如日常生活习惯不良造成微量元素摄入缺乏、吸烟、酗酒、压力较大等。个体饮食习惯中微量元素摄入匮乏会引起细胞免疫力低下,特别对于老年人群,会加速免疫衰退的进程而导致发病。英国曾开展的一项病例对照研究虽然未发现哪种微量元素摄入不足会导致带状疱疹发病率升高,但可以肯定的是,60 岁以上老年人群中微量元素摄入不足、蔬菜类食物摄入较少的人群发病率高于摄入充足的人群。有研究表明,吸烟、酗酒会干扰人体细胞免疫功能,但目前尚无明确的数据揭示吸烟和酗酒与带状疱疹发病率的直接关系。压力会对人体一系列的神经内分泌功能造成影响,从而干扰细胞免疫功能,可能造成人体带状疱疹发病的危险性增高。20 世纪 80 年代末,美国北卡罗来纳州开展的一项病例对照研究显示,带状疱疹患者出疹前 6 个月生活性应激事件的影响比年龄因素更为常见。

(3)性别:美国、英国、法国、德国和我国等相关研究结果均表明,女性更易患带状疱疹,但对造成性别差异的原因尚无一致性的解释。其原因可能为女性更愿意就医,从而导致更高的报告率;或由于一些生理结构,使女性VZV更容易受到激活。

(4)地域:地域分布是否影响带状疱疹流行病学尚有争议。我国有研究报道,广东珠三角地区带状疱疹发病率高于北部,城市人群带状疱疹发病率高于农村,但世界卫生组织认为带状疱疹发病率没有地域差异。

(5)季节:带状疱疹是否有季节变化,目前也有争议。水痘和带状疱疹的好发季节呈镜像分布,水痘好发于冬春季而带状疱疹好发于夏秋季。带状疱疹好发于夏秋季可能与照射紫外线导致机体细胞免疫功能下降有关,但其他研究结果未支持此假设。

四、临床表现

(一)前驱期

带状疱疹起病初期,患者可有一定的前驱症状如轻度乏力、低热、食欲缺乏、全身不适等全身症状,随后身体一侧局部皮肤出现不适感并伴感觉异常,如瘙痒、灼烧感或刺痛等,触之有明显的痛觉敏感。也可无前驱症状即发疹。

(二)急性期

前驱期1~3天后,沿着周围神经分布区域的皮肤出现皮损表现。带状疱疹典型的皮损为在红斑的基础上出现粟粒至黄豆大小水疱,成簇分布,一般不融合,疱壁紧张发亮,疱液澄清,周围常有红晕。早期也可为丘疹或丘疱疹。皮损沿某一周围神经区域呈带状排列,不对称,多发生在身体的一侧,一般不超过人体正中线;有时也可超过中线少许,可能与对侧神经小的分支受累有关。

带状疱疹发病时,常伴有显著的神经痛、细菌感染、节段性运动神经损害等并发症。神经痛为带状疱疹的主要症状,可在出疹前出现,也可与皮疹同时出现,也可在出疹后发生。疼痛部位通常比疱疹区域有所扩大,常见于单侧胸部、三叉神经(主要是眼支)或颈部。疼痛性质多样,可为钝痛,也可为抽搐痛、跳痛,常伴有烧灼感。疼痛多为阵发性,也可为持续性疼痛。一般来说,年轻患者疼痛较轻,老年以及体弱者患者疼痛常较为剧烈,且持续时间较长,明显扰乱患者的睡眠、情绪,影响工作和日常生活,严重者可导致精神障碍和抑郁。某些患者皮疹消退后神经痛仍可持续数月或数年,称为"带状疱疹后遗神经痛"(post-herpetic neuralgia,PHN)。PHN定义尚有争议,部分国内学者将 PHN 定义为皮疹消退后疼痛持续超过 1 个月,国际上较公认的定义为皮疹消退后疼痛至少持续 90 天。美国一项研究显示,在 >50 岁人群中,10%～15% 的带状疱疹病例伴随有后遗神经痛,且发生 PHN 的风险随年龄的增长而增加;而欧洲研究显示 PHN 发生在 20%～50% 的带状疱疹患者中,且若没有进行持续有效的治疗,疼痛可能持续几个月,甚至几年。我国带状疱疹患者中,PHN 的发生率为 8.6%～13.8%。

疱疹可发生于任何感觉神经分布区,好发部位为肋间神经(53%)、颈神经(20%)、三叉神经(15%)及腰骶部神经(11%),一般只累及单侧神经,双侧受累相对少见。根据受累神经所支配的区域不同,带状疱疹可出现不同的临床表现。①VZV 侵犯三叉神经眼支,可发生眼带状疱疹,表现为单侧眼睑肿胀,结膜充血,疼痛常较为剧烈,常伴同侧头部疼痛,可累及角膜等形成角膜炎与虹膜睫状体炎,若发生角膜溃疡可致失明。②VZV 侵犯面神经及听神经,可发生耳带状疱疹,表现为外耳道疱疹及外耳道疼痛。膝状神经节受累同时侵犯面神经时,可出现面瘫、耳痛及外耳道疱疹三联征,称为"亨特(Ramsay Hunt)综合征"。③VZV 由脊髓处的神经根向上侵犯中枢神经系统,即人体的大脑实质和脑膜时,可发生病毒性脑炎和脑膜炎。④病毒由脊髓处的神经根侵犯内脏神经纤维时,可引起急性胃肠炎、膀胱炎,表现为腹部绞痛、排尿困难、尿潴留等。⑤本病轻者可以不出现水疱等皮疹,仅有节段性皮肤神经疼痛,临床称"顿挫型带状疱疹"。⑥临床上还可表现为不全型带状疱疹,即仅出现红斑、丘疹而不发生水疱。⑦患者还可发生播散型带状疱疹,即病毒偶可经血液播散产生广泛性水痘样疹,表现为除皮肤损害外,伴有高热和毒血症,甚至发生带状疱疹肺炎和脑膜脑炎,病死率高。⑧临床上还有大疱型、出血型、坏疽型等表现的带状疱疹。免疫功能缺损者或恶性肿瘤患者一般临床症状较重。

(三)恢复期

一般情况下,疱疹出现 3 天左右转为疱瘢痕,1 周内干涸,10～12 天结痂,2～3 周脱痂。疼痛消失,不留瘢痕。免疫功能严重受损者病程可延长。

带状疱疹的病程一般为 2～3 周,老年人为 3～4 周,水疱干涸、结痂脱落后留有淡红斑或色素沉着。水疱结痂脱落后皮肤不适感可持续数周或数月。5%～30% 的患者遗留神经疼痛,病程转为慢性期,持续时间较长。

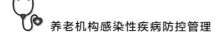

五、实验室检查

（一）血常规

血白细胞总数正常或稍增高，淋巴细胞计数可以升高。

出现带状疱疹脑炎、脑膜炎、脊髓炎者，其脑脊液细胞数及蛋白有轻度增加，糖和氯化物正常。

（二）血清学检查

常用酶联免疫吸附法或补体结合试验检测 VZV 特异性血清 IgM 抗体。但其灵敏性较低，确诊带状疱疹具有局限性。

（三）病原学检查

带状疱疹的实验室检查主要是病原学检查。

1.核酸检测

通过 PCR 从疱疹液、痂皮、唾液、脑脊液或其他标本中检测到 VZV 的 DNA。

2.抗原检测

对病变皮肤刮取物，用免疫荧光法检查抗原浓度，可用于快速检测。

3.病毒分离

取疱疹液种于成人纤维细胞，分离出 VZV 后可做进一步鉴定。

六、诊断与鉴别诊断

根据单侧性、呈带状排列的成簇水疱和常伴有明显的神经痛，典型患者在临床上不难诊断。非典型病例有赖于实验室确诊。在带状疱疹前驱期或无皮疹型带状疱疹，临床上仅表现疼痛者，容易误诊为其他疾病。

带状疱疹出现在颈肩部或者腰部者多数表现为单侧肢体严重疼痛，在临床诊断时容易与颈椎病、坐骨神经痛以及肩关节周围炎等疾病发生混淆。多数被误诊患者其相关部位存在着脊柱外科疾病，如骨关节病、肌筋膜炎和骨质增生等。相关脊柱外科疾病将引发患者神经症状，如腰椎间盘突出症和神经根型颈椎病等。此类患者的疼痛感常沿着神经支配区域分布，当休息之后有所缓解，而剧烈活动后疼痛感进一步增加并且常伴随运动功能障碍。

躯干部位的带状疱疹在诊断时需要与心血管系统疾病或呼吸系统疾病相区别。由于带状疱疹好发于中老年人群体和免疫力低下者，此类患者通常合并糖尿病、冠心病和高血压等基础疾病,带状疱疹引起的疼痛感将累及肩背部和前胸部,并且疼痛发作时表现出针刺样或者刀割样特征,疼痛的发作与患者活动和情绪等并无直接关联。而心绞痛患者多表现出前胸的压榨性或阵发性疼痛,其疼痛部位集中在胸骨后侧,劳动过度或情绪激动时可引发疼痛,在发病过程中,通过心电图检查能够进行鉴别。除此之外,若带状疱疹患者疼痛时并发心绞痛,在诊断过程中并不能将思路停止于带状疱疹疾病的诊断,需要进一步排除患者心绞痛和心肌梗死等相关内科疾病可能性。

腹部带状疱疹在诊断中需要与消化系统、生殖系统和泌尿系统等相关疾病进行鉴别。若为右侧腹部带状疱疹患者,在诊断中需与胆石症、胆囊炎、阑尾炎等相关急腹症进行鉴别。一般情况下,带状疱疹疼痛主要为皮肤疼痛,多为针刺样、抽搐样疼痛,常伴有皮肤麻木,容易与内脏疾病鉴别。若带状疱疹病毒对周围感觉神经与运动神经形成感染,可能引发腹部胀痛和尿潴留等,而发生于骶尾部的带状疱疹在诊断中需要和腰椎病变进行区别。

本病有时需与单纯疱疹进行鉴别,后者好发于皮肤与黏膜交界处,如口唇及面部,水疱较小易破,发病面积较小,分布无规律,疼痛也不明显,常反复发生。

七、治疗与护理

尽管带状疱疹具有自限性,但对大部分患者而言,还是应该及时治疗,否则容易遗留神经痛,特别是年纪较大的患者。本病的西医治疗原则为以抗病毒为主,以镇痛、营养神经、免疫增强、防止继发细菌感染等对症治疗为辅。中医药则遵照辨证论治的原则给予清湿热、健脾益气、活血化瘀止痛等治疗,能够有效减少疾病复发,避免并发症发生。但中药治疗起效较慢,且疗效个体差异性较大,故临床大多将西药与中药联合,发挥优势互补的作用,可显著提高疗效。

(一)治疗

1.抗病毒治疗

大量的研究证实,抗病毒治疗能够显著减轻病情的严重程度,缩短症状持续时间,加速皮疹愈合,减少新皮疹形成,减少病毒播散到内脏。抗病毒治疗应在发疹后24~72小时内开始,以迅速达到并维持有效浓度,获得最佳治疗效果。临床常用的抗病毒药物有阿昔洛韦、伐昔洛韦、泛昔洛韦、溴夫定、膦甲酸钠、单磷酸阿糖腺苷、干扰素等,药物的药理机制是其能够与水痘-带状疱疹病毒的 DNA 聚合酶相结合,抑制病毒 DNA 合成,干扰其复制而发挥抗病毒作用。具体用法:①阿昔洛韦,口服,每次 400～800 mg,每天 5 次,服用 7～10 天;免疫受损或伴严重神经系统疾患者每次5～10 mg/kg 静脉滴注,每 8 小时一次,疗程 7 天。②伐昔洛韦,口服,每次 300～1000 mg,每天 3 次,服用 7 天。③泛昔洛韦,口服,每次 250～500 mg,每天 3 次,服用7 天。④溴夫定,口服,每次 125 mg,每天 1 次,服用 7 天。应用阿昔洛韦、泛昔洛韦等鸟苷类抗病毒药物时应注意患者的肾功能。患者肾功能异常时应慎用此类药物,可选用溴夫定口服。⑤阿糖腺苷(Vira-A)和阿糖胞苷(Ara-C),在发病 1 周内给药,能阻止新发水疱,缩短疼痛持续时间,主要用于老年、体弱患者,但应注意本药对肝及骨髓的损害作用。Vira-A 用量为 10 mg/(kg•d),Ara-C 为 1.5 mg/(kg•d),均加入 5% 葡萄糖液 1000 mL 中静脉滴注,连用 5 天。⑥膦甲酸钠,静脉滴注,每次 40 mg/kg,每 8 小时一次,疗程 7 天。⑦干扰素,每天 100 万～300 万 U,肌内注射,能干预病毒基本粒子的复制过程从而阻止其增殖,对老年患者及重症患者有较好疗效。有学者观察干扰素联合伐昔洛韦治疗带状疱疹的疗效,结果显示两种抗病毒药物联合用药的治疗总有效率为 84.38%,较单一抗病毒药物的 58.82% 显著升高,表明不同类型抗病毒药物联合应用治疗带状疱疹效果显著。

2.止痛

带状疱疹相关疼痛的管理较为复杂,往往需要强镇痛药。对于轻中度疼痛,考虑使用对乙酰氨基酚、非甾体抗炎药或曲马朵。中重度疼痛使用阿片类药物,如吗啡或羟考酮;或治疗神经病理性疼痛的药物,如钙离子通道调节剂加巴喷丁、普瑞巴林等。带状疱疹期间重度急性疼痛是发生 PHN 的危险因素,联合应用钙离子通道调节剂不仅能有效缓解疼痛,而且能减少 PHN 发生。研究显示,早期使用普瑞巴林可显著降低带状疱疹期疼痛评分,尤其在疱疹发生 7 天内使用能显著降低 PHN 发生率。老年带状疱疹患者的疼痛更常见且为重度,严重影响生活各方面,可出现焦虑、睡眠障碍,无法正常工作或生活。普瑞巴林联合羟考酮不仅能进一步降低 PHN 发生率,还可改善患者日常活动与睡眠,提高生活质量。普瑞巴林口服起始剂量为 75 mg,每天 2 次,可在 1 周内增加至 300 mg/d;肾功能减退的患者应调整剂量;最大剂量为 600 mg/d。加巴喷丁口服起始剂量为 300 mg/d,逐渐增加至最适剂量,常用有效剂量为 900～1800 mg/d。

目前,关于是否应用糖皮质激素治疗带状疱疹仍存在争议。普遍观点认为,在带状疱疹急性发作早期系统应用糖皮质激素并逐步递减可以抑制炎症过程,缩短急性疼痛的持续时间和皮损愈合时间,但对已发生 PHN 的疼痛无效。

3.营养神经

可口服或肌注 B 族维生素营养神经药物,如维生素 B_1 及维生素 B_{12}。

4.局部治疗

局部治疗以干燥、消炎为主,可外用涂抹 $1\%\sim5\%$ 阿昔洛韦或 1% 喷昔洛韦软膏,对带状疱疹有不错的控制作用。但如果皮肤有破溃,就尽量不要使用利多卡因软膏。保持皮损处清洁,防止继发感染,如果有细菌感染,可外用抗生素软膏。

5.其他治疗

(1)转移因子:转移因子属于细胞免疫促进剂的一种,主要是从健康人群的白细胞中提取所得的一种小分子物质,其既可释放干扰素产生抗病毒的作用,又可调节机体外周血 Th1/Th2 细胞亚群,使 $CD8^+$、$CD4^+$ 数量处于动态平衡,提高机体的免疫力。$2\sim4$ mL 转移因子腋下区或腹股沟区皮下注射,能迅速中止新水疱出现,缓解疼痛,使炎症反应逐渐消退。必要时在 $24\sim48$ 小时内再注射一次。

(2)西咪替丁:800 mg/d,分 4 次口服。本品作为组胺 H_2 受体拮抗剂发挥作用,拮抗 T 抑制细胞产生组胺诱发抑制因子,从而增强人体的细胞免疫功能。

(3)正常人免疫球蛋白:$0.6\sim1.2$ mg/(kg·d),肌内注射,2 次/周。

6.中医辨证治疗

带状疱疹在中医学里属于“蛇串疮”的范畴,研究者认为本病发病初期多为湿热困阻、湿毒火盛,后期多为火热伤阴、气滞血瘀,或脾虚失运,余毒未清。故初期以清热利湿解毒为先;后期以益气活血化瘀为主,兼顾扶正固本。

(1)肝胆热盛证:发病初期,患者皮肤潮红,见簇集水疱,疱壁紧张,自感灼热刺痛,口苦咽干,烦躁易怒,小便黄,大便干,舌质红,苔黄,脉弦滑。治宜清热化湿,解毒止痛。代表方为龙胆泻肝汤加减(栀子、黄芩、龙胆草、木通、泽泻、生地、当归、柴胡、甘草等)。中成药可选用龙胆泻肝丸、加味逍遥丸、清开灵注射液等。国内有人采用龙胆泻肝汤加减和泛昔洛韦治疗肝胆

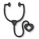

湿热型带状疱疹的总有效率为98.5％,较单纯泛昔洛韦治疗的82.9％明显升高,且疱疹消退、疼痛缓解时间也显著缩短。

(2)脾虚湿盛证:该证型可见皮肤淡红,疱壁松弛,糜烂渗出较多,疼痛,同时伴倦怠乏力、纳呆、大便溏稀,舌淡苔白,脉濡滑。治宜健脾利湿化毒,行气活血止痛。代表方为除湿胃苓汤加减(厚朴、陈皮、猪苓、茯苓、白术、苍术、滑石、栀子、木通、防风、生甘草)。中成药可选用参苓白术散。

(3)气滞血瘀证:此证型多见于带状疱疹后期,此时余毒未尽,毒邪之气流于经络,导致气血受阻,不通则痛。患者皮肤表面疱疹基本消退,但疼痛不止,可放射到其他部位,痛感绵绵,舌暗苔白,脉细弦。治宜理气活血,化瘀止痛。方选血府逐瘀汤加减(川芎、陈皮、柴胡、香附、枳壳、芍药、甘草等)。中成药可选用七厘散、云南白药、血府逐瘀胶囊、大黄䗪虫丸等。

7.针灸疗法

某些患者在皮损完全消失后,仍遗留有神经痛,这时采取针灸疗法有消炎止痛作用,对后遗神经痛有一定疗效。可选用火针、电针、局部围刺、刺络放血拔罐、穴位注射或埋线和艾灸等方法治疗。

(二)患者护理

临床上除对带状疱疹患者积极开展治疗外,对患者实行针对性、规范性的护理也是提高治疗效果、减轻患者疼痛的重要措施。

1.心理疏导

护理人员应积极与患者进行交流,详细告知患者关于带状疱疹的疾病知识与注意事项,利用以往成功治疗的病例告知患者带状疱疹的可治愈性与预后,缓解患者的恐惧、烦躁、抑郁等消极情绪,减轻患者的心理压力。嘱患者注意休息,保证充足的睡眠。

2.皮肤护理

带状疱疹患者易发生红斑丘疹、皮肤破损的情况,护理人员应常对患者的床单、被罩进行消毒,告诉患者应勤剪指甲、勤洗手,禁止抓挠患处,衣物以宽松柔软为主,避免用热水、肥皂烫洗破损处。出现水疱时,患者不要自己弄破,应由护理人员在无菌情况下抽取其中的疱液,并密切关注患者的体温和病情,发现感染情况及时上报医生处理。当水疱破损且有液体渗出时,可用3％硼酸溶液或1∶5000呋喃西林溶液湿敷,以减少渗出液,预防感染的发生;眼部可外用3％阿昔洛韦眼膏、碘苷滴眼液。此外,患者应以侧卧位休息,减少对疱疹的压迫,避免使其破溃。结痂未脱落前禁搓澡、泡澡、蒸桑拿等,会阴部有结痂应避免性生活,以防止感染发生。

3.疼痛护理

护理人员需亲切地与患者进行沟通,倾听患者的需求,使用音乐疗法或谈论患者感兴趣的话题转移患者注意力,缓解患者疼痛感。对疼痛严重者,可遵医嘱给予镇痛药物。

4.环境护理

患者的房间应每日定时通风,每日 2 次空气消毒,保持房间的清洁、卫生、温湿度适宜,为患者提供安静舒适的治疗环境。

5.饮食调理

患者饮食宜清淡、易消化,多吃新鲜水果、蔬菜,多饮水。少食煎烤、油炸食品,忌鱼腥、虾蟹、狗肉、羊肉等发物,忌酸涩收敛食物,如石榴、菠菜、豌豆,忌辛辣刺激食物。禁烟酒。

八、预防与控制

罹患带状疱疹不仅影响患者本人的身心健康和生活质量,还会加重患者家庭及社会的经济负担。抗病毒药物虽有助于带状疱疹患者康复,但对于减轻带状疱疹疾病负担有限,因此,预防带状疱疹更有意义。

(一)一般预防措施

成年人 50 岁后带状疱疹发病风险急剧上升。因此,增强体质,提高该群体抵抗力是重要的基础预防措施。老年人应提倡健康生活方式,坚持适度体育锻炼以增强体质,同时要保持心情愉快、作息规律、饮食清淡有营养,并积极治疗基础疾病。即使发生带状疱疹,也不要过分紧张,本病为自限性疾病,若治疗得当,并配合休息和营养支持,2 周左右即可痊愈。重症患者,尤其是发生在头面部的带状疱疹,最好住院治疗,以防并发症的发生。

因带状疱疹患者的水疱液含有感染性病毒,应采取接触隔离措施,以防止接触者感染发生水痘。对免疫力低下的播散性带状疱疹患者,还应采取呼吸道隔离措施直至皮损结痂脱落。

(二)疫苗接种

除一般预防措施外,接种疫苗预防带状疱疹是有效的措施,具有广泛的实用意义。人体自然感染 VZV 后,激发 T 细胞介导的细胞免疫(T-CMI),T-CMI 随年龄增长呈自然下降,如 60～69 岁老年人的病毒特异性 CD4 细胞产生 IFN-γ、IL-4 和 IL-5 即低于年轻人 5 倍,CD4 早期效应细胞和 CD8

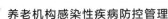

效应记忆细胞则更低。尽管 VZV 的无症状激活或再感染在一定程度上维持 T-CMI,但不足以预防带状疱疹。因此,通过接种疫苗激发机体 T-CMI 是预防带状疱疹的关键。目前,带状疱疹疫苗有减毒活疫苗、重组亚单位疫苗、灭活疫苗。减毒活疫苗已在欧盟、美国等 60 多个国家和地区上市,重组亚单位疫苗也在加拿大、美国等多个国家上市。

1.带状疱疹减毒活疫苗(zoster vaccine live,ZVL)

(1)免疫程序和用法:2006 年,ZVL 首次在美国获得批准上市,应用于 50 岁及以上并且免疫功能正常的人群,并指出其禁忌人群为对疫苗成分过敏者、免疫功能低下者以及孕妇等。目前,包括欧盟、美国等 60 多个国家和地区已推荐 50 岁及以上并且免疫功能正常的人群皮下接种 1 剂(0.65 mL) ZVL 用来预防带状疱疹疾病。

(2)疫苗效力和有效性:上市后数据表明,该疫苗预防带状疱疹的总有效性为 55%,预防眼睛带状疱疹的有效性为 63%,预防带状疱疹引起住院的有效性为 65%。65 岁及以上人群的大规模队列研究表明,该疫苗预防带状疱疹的有效性为 48%,预防 PHN 的有效性为 59%,预防免疫功能抑制者(伴有白细胞增多、淋巴瘤或感染 HIV)的有效性为 37%(95%CI:6%~58%)。

(3)持久性:该疫苗研发和批准上市的时间较短,HZV 保护持久性的数据较为有限。有研究显示,对≥60 岁成人观察对象疫苗接种后进行随访7~11 年,预防带状疱疹疾病负担的效力从 61.1% 下降到 37.3%,预防 PHN 的效力从 66.5% 下降到 35.4%,预防带状疱疹发病率的效力从 51.3% 下降到 21.1%。

(4)安全性:在上市前的临床试验和上市后的研究中,免疫功能正常的成人接种 ZVL 是安全的。在 38500 名受种者的大型临床试验中,疫苗组和安慰剂组接种疫苗 42 天内出现≥1 个严重不良反应的发生率低于 0.1%。不良反应包括注射部位的带状疱疹样皮疹、红斑、疼痛/压痛和隆起。26%~35% 的受种者报告了注射部位反应,带状疱疹样皮疹的报告率为 0.1%。在疫苗不良反应更详细的研究中,疫苗组和安慰剂组接种疫苗 42 天内严重不良反应发生率分别为 1.9% 和 1.3%($P=0.038$)。疫苗组和安慰剂组的死亡率相同。其他研究也报告了类似的安全性数据。

(5)同时接种:≥50 岁成人同时接种 ZVL 和流感灭活疫苗(IIV),未降低各种疫苗的免疫原性。ZVL 和 IIV 同时接种或先后间隔 4 周接种,抗体反应类似。一个同时接种 ZVL 和肺炎球菌疫苗的研究发现,VZV 抗体滴度显著下降;但另一个超过 76000 名受种者的回顾性队列研究显示,ZVL 的免疫效力未受到同时接种肺炎球菌疫苗的影响。

(6)免疫功能抑制者和具有特殊风险的人群:带状疱疹在免疫功能抑制者中可引起较高的死亡率和病死率,如先天性或获得性细胞介导的免疫缺陷,包括急性白血病患者以及接受化学治疗(化疗)、放射治疗(放疗)或高剂量激素治疗的患者。ZVL 具有较高的病毒浓度,其禁忌证是任何原因引起的免疫抑制者,无论是后天的,还是先天的;无论是医源性的,还是疾病引起的。因此,仅在少数上市后的小型研究中评价了免疫功能抑制者接种 ZVL 的安全性和有效性。在特定伴有免疫抑制状态的个体中,已证明该疫苗通常是安全的,并具有免疫原性。

2.带状疱疹重组亚单位疫苗(recombinant zoster vaccine,RZV)

(1)免疫程序和用法:RZV 于 2017 年在美国批准上市,用于预防 50 岁及以上人群(无论是否接种过带状疱疹减毒活疫苗)的带状疱疹及其并发症。美国免疫实践咨询委员会(the US Advisory Committee on Immunization Practices,ACIP)也推荐所有 50 岁及以上健康成人接种 RZV 预防带状疱疹。肌内注射接种两剂(每剂 0.5 mL),两剂间隔 2~6 个月。如果第 1 剂接种后间隔超过 6 个月,则无需重新开始接种;如果第 2 剂 RZV 与首剂的接种间隔不到 4 周,应重复接种第 2 剂。无论是否有带状疱疹病史或既往是否接种过 ZVL,都需要接种两剂 RZV。ACIP 还对某些特殊人群接种 RZV 提出了建议:①有带状疱疹病史的成年人应接种该疫苗,因为带状疱疹复发概率很高。②如果患者带状疱疹正在发作,则应延迟接种直至疾病的急性期结束且症状消失。③患有慢性疾病(慢性肾衰竭、糖尿病、类风湿性关节炎和慢性肺病)的成年人应接种该疫苗。④免疫功能低下的人群也应该接种,研究表明 RZV 在该人群中可以产生 60%~70%的效力,且安全性良好。

(2)疫苗效力和安全性:2011~2015 年,在欧洲、北美洲、南美洲、亚洲和大洋洲的 18 个国家同时实施了两项(一项针对 50 岁及以上人群,一项针对 70 岁及以上人群)随机、双盲、安慰剂对照Ⅲ期临床试验,以评价 RZV 的保护效力和安全性。研究表明,在针对 15411 名 50 岁及以上人群的临床试验中,平均随访 3.2 年观察得到其预防带状疱疹的保护效力为 97.2%(95%CI:93.7%~99.0%),其中 50~59 岁、60~69 岁、70 岁及以上的保护效力分别为 96.6%(95%CI:89.6%~99.3%)、97.4%(95%CI:90.1%~99.7%)、91.3%(95%CI:86.8%~94.5%),各年龄组总体效力均在 90%以

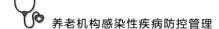

上;本研究还显示,RZV 预防 PHN 的保护效力为 91.2%(95%CI:75.9%~97.7%)。在针对 70 岁及以上人群的临床试验中,对 13900 名受试者平均随访 3.7 年,RZV 预防带状疱疹的保护效力为 89.8%(95%CI:84.2%~93.7%),预防 PHN 的保护效力为 88.8%(95%CI:68.7%~97.1%)。在接种 RZV 后 7 天的随访过程中,尽管全身或局部不良反应发生率均高于安慰剂组,常见肌痛、疲劳、头痛、注射部位疼痛等,但大多数不良反应是暂时的,且耐受良好。总体来看,与 ZVL 相比,RZV 可提供更高的保护效力。

(3)免疫功能抑制者和具有特殊风险的人群:由于免疫力低下和免疫抑制人群发生带状疱疹疾病的风险要远高于健康人群,且造成的疾病负担更重,而该人群又禁用 ZVL,于是在这些特殊人群中开展了一系列评估 RZV 的免疫原性和安全性的研究,包括在接受自体造血干细胞移植人群中和 HIV 感染者中开展的随机双盲临床试验。研究结果表明,在自体造血干细胞移植后不久给予含 AS01B 佐剂系统的 gE 亚单位疫苗的免疫原性最高,且安全性良好;在 HIV 感染者中,试验组血清抗 gE 抗体浓度和 gE 特异性 $CD4^+T$ 细胞计数均高于对照组,并且试验过程中未报告与疫苗接种相关的严重不良事件。

(4)同时接种:中老年人免疫功能低下,易感染各种类型的疾病,因此难免会出现多种疫苗同时接种的情况。2013~2015 年,一项 50 岁及以上成人同时接种 RZV 和季节性四价流感病毒灭活疫苗的安全性和免疫原性的研究表明,同时接种这两种疫苗不会引起两种疫苗的免疫原性减弱,且安全性良好。2014~2016 年,在 50 岁及以上成人同时接种 RZV 和 23 价肺炎球菌多糖疫苗,具有较好的安全性,并且两者的免疫原性互不影响。

(5)持久性:RZV 刚上市不久,缺少长期的上市后监测,所以应对其长期保护效力进行观察。最优化的疫苗免疫程序仍有待进一步探索,如加强免疫的剂型与剂量的问题、加强剂次接种时间点的选择等,同时加强免疫的成本效益也有待进一步研究。

3.带状疱疹灭活疫苗

带状疱疹减毒活疫苗中作为疫苗有效成分的 VZV 属于疱疹病毒,理论上存在潜在致癌性,不适合免疫缺陷者或有禁忌的人群使用,而带状疱疹灭活疫苗是水痘减毒活疫苗的灭活剂型,从生产工艺方面去除了病毒的 DNA,规避了上述风险。有研究发现,带状疱疹灭活疫苗能增强健康人体对 VZV 的抵抗力。因此,带状疱疹灭活疫苗很可能成为预防免疫缺陷患者发生带状疱疹疾病的最佳疫苗。2010～2013 年带状疱疹灭活疫苗首次Ⅲ期临床试验结果显示,其可使免疫功能低下患者的带状疱疹发病率降低 64％,中重度带状疱疹疼痛患者减少 69.5％。虽然观察到了中等程度的疫苗保护效力,但尚不足以证明该疫苗能有效预防免疫功能低下人群的带状疱疹疾病,因此后续还需要进行进一步的试验以验证该疫苗预防 VZV 感染的保护效力、安全性和免疫原性。

随着我国社会人口老龄化趋势的不断发展,带状疱疹防控形势日益严峻。2019 年 5 月,我国有条件批准重组带状疱疹疫苗进口注册申请,用于50 岁及以上成人预防带状疱疹。目前,国内研发的是 ZVL,正处于临床试验阶段。带状疱疹疫苗的早日上市,将会对我国带状疱疹疾病防控事业发挥重要的作用。因此,我国应进一步开展带状疱疹发病水平、危险因素和疾病负担等流行病学研究,为我国带状疱疹疫苗免疫策略的制定提供科学依据。

九、日常照料

（一）增强体质

老年人应坚持适当的户外活动或参加体育运动,以增强体质,提高机体抵御疾病的能力。

（二）预防感染

感染是诱发本病的原因之一。老年患者应预防各种疾病的感染,尤其是在春秋季节,寒暖交替,要适时增减衣服,避免受寒引起上呼吸道感染。此外,口腔、鼻腔的炎症应积极给予治疗。

（三）防止外伤

外伤易降低机体的抗病能力,容易导致本病的发生。因此,老年患者应注意避免发生外伤。

（四）避免接触毒性物质

尽量避免接触化学品及毒性药物,以防伤害皮肤,影响身体健康,降低机体抵抗力。

（五）增进营养

老年人应注意饮食的营养,多食豆制品、鱼、蛋、瘦肉等富含蛋白质的食物及新鲜的瓜果蔬菜,使其体格健壮,预防发生与本病有直接或间接关系的各种疾病。

第九章

发热伴血小板减少综合征

发热伴血小板减少综合征（severe fever with thrombocytopenia syndrome, SFTS）是由一种新型布尼亚病毒引起的一种以发热、白细胞和血小板减少以及多器官损害为主要临床特征的病毒性出血热。

一、病原学

（一）分类

布尼亚病毒科是一类有包膜的负链 RNA 病毒，已知包括 200 种以上的病毒，是虫媒病毒中最大的一科，1975 年被正式命名，1980 年被区分为四个属，即布尼亚病毒属、纳伊罗病毒属、白蛉病毒属及乌库病毒属。

布尼亚病毒属包括至少 13 个血清组的 112 种病毒及 12 种未分组的病毒，大多数由蚊子传播，包括加利福尼亚脑炎病毒、可引起人类脑炎的拉克罗斯（La Crosse）病毒以及一些其他可引起人类发热性疾病的病毒。白蛉病毒属包括白蛉热病毒、立夫特山谷热病毒（又称"裂谷热病毒"，RVFV）及至少 28 种其他病毒，主要由白蛉传播，但其中有些也从蚊分离到，许多脊椎动物特别是啮齿类动物可被感染。立夫特山谷热病毒原为一种绵羊病的病原体，近年在非洲人群中曾引起几次大的疾病流行。纳伊罗病毒属根据纳伊罗毕绵羊病病毒命名，其原型病毒为克里米亚-刚果出血热病毒（CCHFV）。此属至少包括 19 种不同血清型的病毒，主要由蜱虫传播。乌库病毒属包括乌库尼米病毒（UUKV）及另外 6 种病毒，由蜱传播，从自然界啮齿动物及蜱分离出，对人类致病作用尚不清楚。此外，尚有 10 种病毒由于生化及血清学资料不够，尚难分到上述四个属中去，以及 23 种根据形态特征归类到本科的可能成员。

布尼亚病毒是一个大类,而发热伴血小板减少综合征布尼亚病毒被认定为是布尼亚病毒家族中的一种新型病毒,属于布尼亚病毒科(*Bunyaviridae*)白蛉病毒属(*Phlebovirus*)。

(二)形态结构

病毒颗粒呈球形,直径 80～100 nm,外有脂质包膜,表面有棘突。病毒基因组包含三个单股负链 RNA 片段(L、M 和 S),L 片段全长 6368 个核苷酸(bp),包含单一读码框架编码 RNA 依赖的 RNA 聚合酶,其主要在病毒基因组复制和转录过程中发挥作用;M 片段全长 3378 个核苷酸(bp),包含单一读码框架编码由 1073 个氨基酸组成的膜蛋白前体,膜蛋白前体裂解为糖蛋白 Gn 和 Gc,Gn 结合到细胞表面的非肌肉肌球蛋白重链,从而完成病毒的早期感染;S 片段全长 1744 个核苷酸(bp),为一双义 RNA,基因组以双向的方式分别编码病毒核蛋白(NP)和非结构蛋白(NSs),NP 能够把病毒核酸包装成 RNP,防止病毒核酸被外源核酸酶或者宿主的免疫系统降解。在白蛉属的病毒中,RVFV 的 NSs 可调节细胞的转录因子,阻断干扰素的产生,并导致发病。同时,NSs 也可以调控病毒聚合酶的活化和抑制病毒复制。因此推测 NSs 可能在新布尼亚病毒的复制过程中发挥着重要作用,同时也调节宿主反应。

(三)抗原性及免疫原性

新布尼亚病毒的 NP 抗原性很强,在发热伴血小板减少综合征患者的血清中,NP 特异性抗体是主要抗体,而 NSs 却无法检测出来,可能是因为新布尼亚病毒感染时在患者血清中不产生抗体或者仅产生极少抗体,未达到检出最低量,也可能是由于 NSs 在感染的细胞内发挥作用。

(四)侵入宿主细胞机制

细胞受体是病毒侵入宿主细胞的关键因子,病毒糖蛋白与细胞受体的相互作用在病毒黏附后细胞趋向、内吞和膜融合过程中发挥着至关重要的作用。现已确定有多种膜因子参与新布尼亚病毒的侵入过程,包括树突细胞特异性黏附分子(DC-SIGN)、硫酸乙酰肝素(HS)和非肌肉肌球蛋白重链ⅡA(NMMHC-ⅡA)。HS 属于胺聚糖(GAG),可连接到膜蛋白形成蛋白聚糖。研究证实裂谷热病毒、克里米亚-刚果出血热病毒和汉坦病毒(HTNV)依靠受体 HS 进行有效的侵入,而 HS 在新布尼亚病毒侵入过程中的作用仍需进一步证实。目前,有研究通过免疫共沉淀、过量表达和 RNA 干扰试验

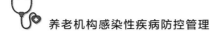

证实 NMMHC-ⅡA 是新布尼亚病毒的黏附因子。由于 NMMHC-ⅡA 在血小板细胞表面高丰度表达,对血小板的正常功能也至关重要,因此 NMMHC-ⅡA 有利于新布尼亚病毒的侵入并导致宿主出现血小板减少等症状。

虽然新布尼亚病毒粒子的结构鲜有研究,但乌库尼米病毒冷冻电镜结果显示该病毒呈二十面立体对称结构,囊膜表面镶嵌的糖蛋白 Gn 与 Gc 呈规则排列。Gn 与 Gc 结合细胞受体介导新布尼亚病毒进入,并在细胞的内吞作用下诱导病毒和细胞膜融合。裂谷热病毒 Gc 发生融合前与新布尼亚病毒 Gc 融合后的结构对比表明,在膜融合过程中 Gc 结构域Ⅰ和结构域Ⅱ存在较大的构象变化,而激活新布尼亚病毒 Gc 构象变化的先决条件是病毒被宿主细胞的胞内体摄入。在以前的研究中,新布尼亚病毒进入细胞可能被发动蛋白抑制剂(dynasore)阻断,表明新布尼亚病毒侵入细胞取决于以发动蛋白为核心的网格蛋白依赖的内吞过程。然而乌库尼米病毒的内化过程与细胞网格蛋白无关。由此可见,布尼亚病毒可通过多样的内化机制进入细胞。

（五）病毒复制

新布尼亚病毒的复制发生于细胞质中,巴尔(Barr)等采用反向遗传学的方法证实新布尼亚病毒复制的特点是复制伴随着转录和蛋白质翻译过程。病毒感染细胞后,RNP 释放进入细胞质并在病毒 RNA 聚合酶 L 的催化作用下进行早期转录,随后合成病毒蛋白 NP、NSs 等;接下来进行基因组复制,以产生的互补 RNA(complemented RNA,cRNA)为模板得到子代病毒基因组 RNA(viral RNA,vRNA)。新合成的 cRNA、vRNA 分别与 NP 和 L 蛋白结合形成 RNP,然后进一步合成新的 mRNA 和病毒蛋白,RNP 与新合成的蛋白组装形成子代病毒粒子。在新布尼亚病毒感染易感细胞 7 天后可以检测到病毒核酸,10 天后可以检测到 NP。

研究发现,人类单核细胞对新布尼亚病毒很敏感,而感染的单核细胞不受任何损伤,可能是抑制病毒持续复制的原因之一。新布尼亚病毒可在多种类型的细胞中复制,但通常不引起细胞死亡,与许多其他布尼亚病毒感染相似。但是在单核细胞感染的过程中,细胞核因子-κB(nuclear factor-kappaB,NF-κB)的活化使干扰素(interferon,IFN)及相关转录因子在转录水平上适度上调。IFN 的产生是宿主内部免疫系统对抗病毒感染的防御机制之一,而 NF-κB 信号在病毒感染过程中对宿主的促炎反应、凋亡和抗病毒反应都有很重要的作用。在新布尼亚病毒的感染中，NF-κB 信号的表达是受抑制的。这种抑制作用使宿主的抗病毒效应受限，影响 IFN 诱导的抗病毒效应。这些可能会延长宿主细胞的生存，但同时也有利于病毒复制。

（六）抵抗力

布尼亚病毒科病毒抵抗力弱，不耐酸，易被热、乙醚、去氧胆酸钠、常用消毒剂及紫外线照射等迅速灭活。

二、流行病学

（一）储存宿主和传染源

多项研究认为，羊、牛、狗等动物是新布尼亚病毒的主要宿主，这些储存宿主均可以感染该病毒，一旦感染就会成为发热伴血小板减少综合征的传染源。我国已在多数省份的家养动物中开展了新布尼亚病毒血清阳性筛查，河南、湖北、山东、江苏等多个小样本（<500 份）研究显示，家养动物新布尼亚病毒抗体阳性率为 47.7%，其中山羊、牛、豪猪、犬、猪和鸡的阳性率分别为 36.7%～83.0%、31.8%～80.0%、50.0%、6.4%～55.0%、2%～6%和 0.98%～2.0%。山东一项大样本研究显示，3576 份家养动物血液新布尼亚病毒抗体总阳性率为 40.24%，其中羊、牛、鸡、犬和猪的阳性率分别为62.78%、52.97%、45.56%、8.73%和 1.45%。各地虽然报告动物感染率有差异，但也均证实羊、牛、狗等动物可感染新布尼亚病毒，体内可产生新布尼亚病毒抗体。除了家养动物外，许多野生动物，如鹿、刺猬以及一些鼠类和鸟类，均是蜱的常规宿主，目前在啮齿类动物和鼩鼱中发现新布尼亚病毒感染，并在黑线姬鼠的肺组织中检测并分离到新布尼亚病毒核酸，与其附近村庄发热伴血小板减少综合征病例的病毒株高度同源。韩国、日本和中国的新布尼亚病毒核酸序列相似，同时发现候鸟的迁徙轨迹与长角血蜱以及新布尼亚病毒发病分布较一致，因此认为候鸟可能为新布尼亚病毒储存宿主，并在远距离扩散中扮演重要角色。

文献报道，与新布尼亚病毒同属于白蛉病毒属的立夫特山谷热病毒引起的立夫特山谷热是近几年备受关注的一种人畜共患病，在非洲 21 个国家中频繁流行，可造成大批人群和家畜（包括牛、羊、骆驼等）感染发病甚至死亡。在西非，家养反刍动物是立夫特山谷热病毒的主要宿主，绵羊、山羊、牛、水牛、骆驼和人均可以感染该病毒，一旦感染就会成为该病的传染源。

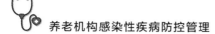

（二）传播媒介和传播途径

1.虫媒传播

目前研究发现,新布尼亚病毒可存在于蜱、牛虻及螨等节肢动物体内。蜱被认为是新布尼亚病毒的主要传播媒介,在中国、韩国、日本等大部分地区的蜱体内检测到新布尼亚病毒,且分离到病毒株,表明蜱存在作为新布尼亚病毒传播媒介的可能性。有研究发现,蜱分离到的 RNA 序列与人源病毒株序列高度同源。由于蜱多分布于草地、森林以及河谷等生态环境中,发热伴血小板减少综合征疫源地也多在此类地区,部分病例也有明确蜱叮咬史,而且蜱密度的季节消长与发热伴血小板减少综合征的发病时间分布相一致。

近年来,很多研究报道发热伴血小板减少综合征病例在发病前有明确蜱叮咬史,蜱叮咬被认为是新布尼亚病毒主要的传播途径。湖北省报告22.0％的病例在发病前两周内有明确的蜱叮咬史,63.4％的病例知道当地有蜱存在,64.2％的病例发病前两周内有明确的皮肤损伤。蜱虫常附着于脊椎动物体表,且可长期共存并使病毒血症重叠,同时蜱还具有多宿主性能,可在人、野生动物以及禽类间更换宿主,将原宿主体内病毒转移至新宿主动物,从而起到扩大宿主的作用。另外,蜱的活动主要受其种类,地理分布和栖息环境中植被、海拔、温度、光照周期以及宿主关系等因素的影响。

除了成蜱外,其卵、幼虫、若虫均可检测到新布尼亚病毒。新布尼亚病毒不但能够在蜱体内繁殖,而且可以经卵、经变态期传代,因此蜱不仅是新布尼亚病毒的传播媒介,还是其储存宿主。

长角血蜱是我国大部分发热伴血小板减少综合征流行区的优势蜱种,另外在血红扇头蜱、微小牛蜱、龟形花蜱、日本硬蜱等少部分蜱种中也能检测到新布尼亚病毒,但这些蜱虫在新布尼亚病毒的自然循环中是否扮演一定角色仍需进一步研究。除蜱外,螨也可携带新布尼亚病毒,在牛虻中也检测到新布尼亚病毒核酸,未在蚊虫中检测到新布尼亚病毒核酸,其他吸血节肢动物是否可作为新布尼亚病毒的传播媒介与储存宿主仍有待研究。

布尼亚病毒在自然界的传播-循环模式主要有两种:①以 La Crosse 病毒为例,其在自然界中的主要传播媒介为蚊虫,主要扩增宿主为小型啮齿动物(松鼠、花栗鼠等)。雌蚊可通过卵将病毒传播给下一代,这也是 La Crosse 病毒过冬的主要机制。此外,雄蚊可通过交配的方式将病毒传播给雌蚊,引起病毒在蚊种群中的扩散;感染的蚊虫通过叮咬小型啮齿动物,在动物体内引起病毒血症,其他蚊虫叮咬被感染的动物,引起该病毒进一步扩散,感染的蚊虫叮咬人,可在人群中引起疾病。②以汉坦病毒为例,该类病毒主要通过啮齿动物进行传播,主要有水平传播(撕咬、粪、尿和气溶胶)和垂直传播(感染的雌鼠将病毒传播给子代),人接触感染性的粪、尿、气溶胶或被咬伤也可导致感染。除流行病学调查发现部分病例有蜱叮咬史之外,发热伴血小板减少综合征病毒在自然界的传播-循环模式尚不清楚。

虫媒病毒的主要宿主是脊椎动物,人类只是某些虫媒病毒的偶然性宿主,且大多数脊椎动物不仅能自然感染虫媒病毒,还可形成病毒血症,并通过吸血节肢动物在自然界中循环。蜱的新布尼亚病毒感染率普遍较低,仅依靠蜱可能不足以维持病毒在自然界中的传播循环,因此新布尼亚病毒在媒介蜱和宿主动物间的循环机制对其能否长期在自然环境中存在具有重要意义。

2.人际传播

近年来,我国安徽、江苏、山东、河南、湖北等多地报告了发热伴血小板减少综合征人传人的聚集性疫情,其中最早确定的聚集性疫情于 2006 年发生在安徽省的一家医院。报告的聚集性疫情首发病例均死亡,继发病例多为其亲属、帮助处理后事的亲戚、邻居或与其密切接触无防护的医务人员。浙江省西北地区发生的一起家庭内人传人发热伴血小板减少综合征聚集性疫情,其中 13 人发病,参与其丧事的 8 名亲属、3 名邻居以及 1 名同村村民陆续发病。回顾性调查显示,其中 9 人曾直接接触病例血液、血衣物或擦拭尸体,其他 3 人与死者有近距离接触史。安徽省六安市聚集性疫情的首发病例因蜱虫叮咬感染,2 名续发病例为首发病例之子,2 人均无野外活动史及蜱叮咬史,但在护理患者期间曾擦拭血液和身体以及处理污染物。韩国首尔的一家三级保健医院报告的一起聚集性疫情,在与一名最初诊断为恙虫病的发热伴血小板减少综合征病例接触的 27 名医务人员中,有 4 人确诊为发热伴血小板减少综合征,推论其呼吸道分泌物、血液以及被血污染的衣物与该起疫情存在重要关联。虽然报道的聚集性疫情中续发病例与首发病例均有密切接触,但目前人传人的机制仍不清楚。由于急性期血液及尸体血液和血性分泌物中均能检测出大量新布尼亚病毒,因此推论直接接触患者血液或通过黏膜接触方式可能是造成人传人的重要原因。另外,很多聚集性疫情首例病例重症期间或死亡后可渗出大量血液及分泌物,在室内有可能形成气溶胶,目前暂不排除该传播途径,但仍需进一步研究。

（三）人群易感性

人群对新布尼亚病毒普遍易感。我国多数地区的健康人群中存在新布尼亚病毒隐性感染，说明新布尼亚病毒在人群中广泛流行。江苏省2011年收集的2510份健康人群血标本新布尼亚病毒总抗体阳性率为0.44%，浙江省收集的7个县区1380份健康人血液检测新布尼亚病毒感染率达5.51%，湖北省检测的957份健康人群血标本新布尼亚病毒IgG阳性率达6.37%。

调查显示，发热伴血小板减少综合征主要发病人群为居住在山区、丘陵或森林地区的农民，多数患者发病前有蜱叮咬或野外活动史，提示在丘陵、山区、森林等地区从事生产生活的居民、劳动者以及赴该类地区旅游或户外活动的人群感染风险较高。血清流行病学调查显示，江苏省调查健康人群922人，新布尼亚病毒抗体阳性率为0.94%；山东省沂源县调查健康人群237人，新布尼亚病毒抗体阳性率为0.8%。发病人群主要为中老年人，死亡病例中以老年人居多，部分病例合并有慢性基础性疾病。中老年人是该病主要发病人群，考虑与蜱接触机会多、中老年人机体免疫力降低等因素有关，是否存在基因易感性差异尚待进一步开展相关研究。

发热伴血小板减少综合征聚集性疫情表明，直接接触感染的血液或血性分泌物也可引起感染，因此医院护理人员、患者家属及陪同人员也是新布尼亚病毒的主要易感人群。

（四）流行特征

发热伴血小板减少综合征是一种自然疫源性疾病，其发生和流行有其明显的地区性、季节性和职业性。

1.地区分布

目前，世界上有发热伴血小板减少综合征病例报道的国家有中国、美国、日本和韩国。中国报告病例主要集中分布在中国的16个省份206个县的山区和丘陵地带的农村地区，病例高度散发，多为一村一例；目前在湖北、河南、安徽、山东、江苏、浙江、辽宁等多个省份均有报道，报告病例数最多的省份为河南、湖北和山东。

2.季节分布

本病全年均可发病，但具有明显季节性，病例主要报告在3～11月，5～7月为全年发病高峰。2011～2014年我国报告病例数呈逐年上升趋势，每年3月下旬或4月初出现病例，之后逐渐增多，5～7月达高峰，9～10月出现次高峰，11月后快速下降，12月至次年2月为静息期，不同地区的发病时间分布可能稍有差异。研究发现,发热伴血小板减少综合征季节流行高峰与纬度有关,随纬度增加其流行高峰有后移趋势,如河南、湖北和安徽省交界处流行高峰为5~7月,山东省为6~7月,而辽宁省为7~8月。2013年韩国发热伴血小板减少综合征流行期为5~11月,6月为高峰期。

3.人群分布

本病发病人群多为中老年农民,可能与接触到传染源的机会较多有关。2011~2014年我国报告病例年龄主要集中于50~74岁,多数是在农村地区从事农业生产的农民和林木工人,其中农民占88.3%。男女性别比为1∶1.15,无明显差异,但在不同省份其分布存在一定差异,浙江和河南省女性多于男性,而其他发病重点省份则男性多于女性。湖北省报告病例主要为在田地、山坡树林、茶园、草地等处从事农业生产相关劳作的农民,如种粮、种菜、采茶、采伐、锄(割)草、放牧、打猎、种植香菇、山上养蚕、打板栗等。死亡病例从38~86岁不等,年龄中位数为64岁,随着年龄增长,病死率增高。国外发热伴血小板减少综合征的流行特征也相似,如韩国有80%的病例年龄大于50岁,74%的病例居住在农村,71%为农民。

三、临床表现

大部分白蛉属病毒感染人后只引起轻度发热,新布尼亚病毒感染患者的临床表现是非特异性的,主要临床症状包括发热、白细胞及血小板减少、胃肠道症状、疲乏、结膜充血、腹痛、腹泻、蛋白尿、血尿和淋巴结肿大等。

(一)主要临床表现

发热伴血小板减少综合征的潜伏期尚不十分明确,可能为1~2周。临床症状不典型,急性起病,主要临床表现为发热,体温多在38 ℃以上,重者持续高热,可超过40 ℃,部分病例热程可长达10天以上。常伴乏力、明显食欲缺乏、恶心、呕吐等,部分病例有头痛、肌肉酸痛、腹泻等。查体常有颈部及腹股沟等浅表淋巴结肿大伴压痛、上腹部压痛及相对缓脉。

少数病例病情危重,出现意识障碍、皮肤瘀斑、消化道出血、肺出血等,可因休克、呼吸衰竭、弥散性血管内凝血(DIC)等多脏器功能衰竭死亡。

绝大多数患者预后良好,既往有基础疾病、老年、出现精神神经症状、出血倾向明显、低钠血症等提示病重,预后较差。死亡病例多有神经系统损害,表现为昏迷、肌颤。

（二）临床分期

根据患者的病情严重程度，其临床类型可分为普通型（多系统损伤型）和危重型（多系统衰竭型）。普通型患者肝脏、肾脏和心血管系统可出现不同程度损害。而重度发热伴血小板减少综合征患者病情进展迅速，最终出现多器官功能衰竭和中枢神经系统异常。根据动态监测结果可将发热伴血小板减少综合征的病程分为三个时段，即发热期、多器官功能损害期和恢复期。

1.发热期

此为起病最初的 1 周。此期患者的血清病毒载量很高（平均水平为 $10^5 \sim 10^6$ copies/mL），并有明显的血小板和白细胞减少。一般淋巴结肿大发生在此期。

2.多器官功能损害期

此为发病的第 7～13 天。此期患者的血清病毒载量进一步升高（平均为 10^8 copies/mL），重症患者的临床症状加重，如出血、精神异常、弥散性血管内凝血等，各种实验室指标如 ALT、AST、LDH、CK、CK-MB、PT 等也明显异常。这些变化与患者的年龄和血小板计数相关，且死亡率增加。

3.恢复期

发病 2 周以后，患者基本进入恢复期，症状开始好转，检测指标开始恢复正常，血清病毒载量逐渐下降，但发热伴血小板减少综合征老年患者病情好转慢，甚至有部分在第二期会出现二重感染，延长恢复，甚至加重病情。

四、实验室检查

（一）临床试验检查

1.血常规检查

外周血白细胞计数减少，多为 $(1.0 \sim 3.0) \times 10^9/L$，重症可降至 $1.0 \times 10^9/L$ 以下，嗜中性粒细胞比例、淋巴细胞比例多正常；血小板降低，多为 $(30 \sim 60) \times 10^9/L$，重症者可低于 $30 \times 10^9/L$。

2.尿常规检查

半数以上病例出现蛋白尿（＋～＋＋＋），少数病例出现尿潜血或血尿。

3.生化检查

患者可出现不同程度 ALT、AST、LDH、CK、CK-MB、肌酐（Cr）、尿素氮（BUN）、PT 等升高，尤以 AST、CK-MB 升高为主，常有低钠血症。

（二）病原学检查

病原学检查包括血清新布尼亚病毒核酸检测和血清中分离新布尼亚病毒。

（三）血清学检查

随着对新布尼亚病毒研究的深入,各种病原学和血清学实验室检测方法也不断建立。目前,发热伴血小板减少综合征的实验室诊断标准有:①从患者体内分离出病毒株。②特异性 IgG 4 倍抗体滴度在配对急性期和恢复期增加或变化。③急性期病毒特异性 IgM 阳性。④血清或者全血中检测出病毒 RNA。

发热伴血小板减少综合征的病原学和血清学实验室诊断技术目前有以下几种:

（1）病毒核酸实时定量 PCR 检测:选取新布尼亚病毒 S、M、L 基因片段的高度保守区为靶区域,设计特异性引物及荧光探针,通过进行一步法荧光 RT-PCR 扩增对样本中新布尼亚病毒核酸进行定性和定量检测,可确诊新布尼亚病毒感染。

（2）血清中分离新布尼亚病毒:可利用早期发热伴血小板减少综合征患者急性期血清标本,接种非洲绿猴肾细胞系（Vero、Vero E6）等细胞或其他敏感细胞进行传代,采用 ELISA、免疫荧光或实时 PCR 病毒核酸检测等方法,确认患者血清中分离到的病毒即可确诊。

（3）血清中和抗体检测:主要有两种中和试验方法,即空斑减少中和试验和微量中和试验。目前主要采用微量中和试验来检测,即将患者恢复期血清倍比稀释后与固定浓度病毒混合孵育后加入 Vero 细胞或其他敏感细胞感染,而后用免疫荧光或 ELISA 方法检测。若血清中和抗体为阳性,即可确诊。

（4）因美纳（Illumina）高通量测序技术:这项研究采用了一种有别于国际上传统发现新病毒的新兴技术路线,采用宏基因测序技术首先发现未知病毒基因片段,建立分子生物学检测方法,再筛查出阳性标本,指导病毒分离。这种测序方法避开了微生物分离培养的过程,测序阳性者即可确诊。

血清中和测定在各种血清学方法中是检测病毒特异性抗体的"金标准"。但是这种方法是针对活病毒的操作,要求条件高,耗时长,费用高。ELISA 测定方法简便,便于操作,一般包括急性期血清 IgM 捕获 ELISA 检测和急性期、恢复期血清配对的 IgG 抗体夹心 ELISA 检测。人膜攻击复合物(MAC)ELISA 测定是一种间接的 ELISA 测定,可以特异性检测病毒 IgM 和 IgG,而双抗原夹心 ELISA 测定也被发展来检测发热伴血小板减少综合征患者血清中抗体的总水平。有学者通过细胞分离培养技术建立了新布尼亚病毒 IgG 间接免疫荧光抗体(IFA)检测方法,可用于新布尼亚病毒的初步检测。

五、诊断与鉴别诊断

(一)诊断标准

依据流行病学史(流行季节在丘陵、林区、山地等地工作、生活或旅游史,或发病前 2 周内有被蜱叮咬史)、临床表现和实验室检测结果进行诊断。

1.疑似病例

具有上述流行病学史、发热等临床表现且外周血血小板和白细胞降低者为疑似病例。

2.确诊病例

疑似病例具备下列之一者为确诊病例。

(1)病例标本新布尼亚病毒核酸检测阳性。

(2)病例标本检测新布尼亚病毒 IgG 抗体阳转或恢复期滴度较急性期 4 倍以上增高。

(3)病例标本分离到新布尼亚病毒。

(二)鉴别诊断

本病实验室检测主要表现为白细胞、血小板减少,谷丙转氨酶、谷草转氨酶、乳酸脱氢酶、肌酸激酶等升高,存在混合感染现象,应当与人粒细胞无形体病、立克次体病、流行性出血热、登革热、败血症、伤寒、血小板减少性紫癜等疾病相鉴别。

六、治疗及预后

(一)治疗

本病尚无公认的特异性治疗手段。现常用治疗手段主要有病原学治疗和对症支持治疗,以对症支持治疗为主。

1.病原学治疗

发热伴血小板减少综合征无疫苗和特效治疗药物使用,利巴韦林在该病治疗中的效果仍不清楚。体外实验结果提示,利巴韦林对该病毒有抑制作用,临床上可以试用。继发或伴发细菌、真菌感染者,应选择敏感抗生素予以治疗。目前尚无证据证明糖皮质激素的治疗效果,应当慎重使用。

2.对症支持治疗

患者应当卧床休息,减少走动,进流食或半流食,多饮水,密切监测生命体征及尿量等。高热者应给予物理降温,必要时进行药物降温。有明显出血或血小板明显降低(低于 $30 \times 10^9/L$)者,可输入血小板、血浆予以纠正;中性粒细胞严重低下(低于 $1 \times 10^9/L$)者,可采用粒细胞集落刺激因子治疗。基础治疗同时要特别注意对肝、肾等重要器官的保护,防止发生多器官功能衰竭。对合并 DIC 的患者,可早期使用肝素。不能进食或病情较重的患者,应当及时补充热量,保证水、电解质和酸碱平衡,尤其是低钠血症患者。

(二)预后

若治疗及时,绝大多数发热伴血小板减少综合征患者预后良好。体温正常、症状消失、临床实验室检查指标基本正常或明显改善后即可出院。老年患者、既往有基础疾病患者易出现精神神经症状、明显的出血倾向、低钠血症等导致病程延长,使治疗效果减低,预后较差。若延误治疗加重病情发展,患者常可出现多部位出血、神经系统损害、败血症、心肌炎、急性肾衰竭、中毒性休克、DIC 及多器官功能衰竭等,严重影响病情及预后,甚至加速死亡。有报道表明,在实验室确诊的 171 例发热伴血小板减少综合征住院患者中,有 21 例死亡,病死率约为 12.3%。

七、隔离及防护

新布尼亚病毒所致发热伴血小板减少综合征的急性期患者及尸体血液和血性分泌物具有传染性,直接接触患者血液或血性分泌物可导致感染。医疗卫生人员和接触者在诊治、流调、护理和处理死亡患者尸体的过程中应当采取通用防护措施,对患者的血液、分泌物、排泄物及被其污染的环境和物品,可采取高温、高压、使用含氯消毒剂等方式进行消毒处理。在抢救或护理危重患者时,尤其是患者有咯血、呕血等出血现象时,医务人员及陪护人员尤其应注意加强个人防护,避免与患者血液或血性分泌物直接接触。

(一)病例隔离与管理

密切观察患者有无呕血、咯血、牙龈出血、血便或血尿等出血表现,对无出血表现的患者,实施标准预防;有出血表现的患者应住院治疗,尽量单间隔离并张贴明确标识。患者诊疗用品专人专用,诊疗医务人员相对固定,尽

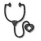

量减少探视,所有进出人员做好个人防护。

（二）密切接触者医学观察

对接触过患者血液、体液、血性分泌物或排泄物等且未采取适宜防护措施的接触者,进行医学观察,自停止接触后观察 14 天,如出现发热等症状,应立即前往医院诊治。

（三）医务人员及陪护人员防护

医疗、流调、采样、陪护及转运人员应在标准预防的基础上,按预防接触传播类疾病的原则进行防护。

（1）在接触患者血液、体液、血性分泌物或排泄物等时应戴乳胶手套;离开隔离病室前,应摘除手套,洗手和（或）手消毒。

（2）从事气管插管或其他可能产生喷溅的诊疗操作时,应穿隔离衣并戴外科口罩和护目镜（或防护面罩）;离开病室前,脱下隔离衣,置专用包装袋内并进行消毒。若使用一次性隔离衣,用后按《医疗废物管理条例》要求进行处置。

（四）消毒处理

患者就诊、住院或转运期间,按照《消毒技术规范（2002 年版）》要求,做好病房环境和物体表面的消毒,对患者血液、体液、血性分泌物或排泄物及其污染的诊疗用品、生活用具等进行随时消毒。患者康复、离院或死亡后,应做好终末消毒工作。

1.环境及物体表面消毒

收治患者的房间应保持环境清洁和空气流通;增加病房物表日常消毒次数,可选用含有效氯 500～1000 mg/L 的消毒液擦拭消毒。

当物表被血液、体液、血性分泌物或排泄物等污染物污染时,立即用含有效氯 2000～4000 mg/L 的消毒剂溶液作用 20 分钟后清理。

2.诊疗用品消毒

听诊器、血压计等一般诊疗用品被血液、体液、血性分泌物或排泄物污染后,按照上述物表所用消毒剂浓度采取擦拭或浸泡方法进行消毒处理。

一次性使用的诊疗物品用后按《医疗废物管理条例》规定处理。

重复使用的侵入性诊疗用品严密包装后按《医院消毒供应中心第二部分:清洗消毒及灭菌技术操作规范（WS 310.2—2009）》规定处理。

3.血液等污染物的清理与消毒

患者排出的血液、体液、血性分泌物或排泄物等用专用容器盛放,按

1∶4比例加含有效氯 10000～20000 mg/L 的消毒液并放置 2 小时,按医疗机构的污水排放进行处理。

4.医疗废弃物处理

患者的生活垃圾、价值低的污染物以及诊治过程中产生的医疗废物按照《医疗废物管理条例》相关规定处理。

(五)尸体处理

(1)以含有效氯 2000～3000 mg/L 的消毒剂或 0.5％过氧乙酸棉球将口、鼻、肛门、阴道等处堵塞,使用浸有上述消毒液的被单包裹尸体后装入不透水的塑料袋内。

(2)尸体衣物以含有效氯 500～1000 mg/L 的消毒剂喷洒后装袋送焚烧。搬运尸体的担架、推车等用具用后及时消毒处理,一般可采用擦拭、喷雾、熏蒸等消毒方法。

(3)每取放一具尸体后都应用含有效氯 1000～2000 mg/L 的消毒剂对停尸台进行随时消毒。

(4)存放未经消毒处理患者尸体的冷藏箱,待尸体取出后,采用含有效氯 1000 mg/L 的消毒剂(可按 3∶7 比例添加酒精以防止消毒剂被冷冻)对冷藏箱进行终末消毒。

(5)尸体运送及处理人员工作时应戴口罩、帽子和手套,穿胶鞋及隔离衣;搬运尸体或进行各项消毒操作后,要及时用过氧乙酸或含溴、含氯消毒剂清洗消毒双手。

八、预防与控制

在预防控制方面,新布尼亚病毒引起的发热伴血小板减少综合征目前尚无有效的疫苗可供注射,且不推荐使用免疫球蛋白,主要预防措施是加强个人防护和健康教育,降低易感人群的感染风险。

(一)控制传染源

林区要做好灭蜱和防鼠、灭鼠类工作。啮齿类动物是不可忽视的传染源和储存宿主,因它们容易侵入人的驻地盗取食物,同时把蜱带入人的生活环境。家畜、家禽经常出入草地、森林等各种生境,容易把蜱带回人的生活环境,因此应尽可能施行圈养,不使其进入居室。

（二）切断传播途径

1.环境防护

造成不利于蜱类活动的环境以达到防蜱的目的，如开阔道路，整顿驻地周围的环境，清除路边杂草以减少往来人畜受蜱侵袭的机会。临时驻地或重点地区可向地面喷洒3%～5%甲酚皂溶液、苯酚等药物除蜱。

2.个体防护

加强个人防护，减少暴露部位，尤其在野外劳作或活动时，应穿着颜色明亮的防护服，并扎紧衣袖及裤管口，可使用驱虫剂或防蚊油喷涂皮肤，减少被蜱叮咬的机会。医务工作者需采取必要的防护措施以防发生院内感染，对患者的血液、分泌物及受污染的环境和物品进行消毒处理。

（三）保护易感者

大力开展发热伴血小板减少综合征相关防治知识的健康宣教，提高群众和医务人员对该病的认知度，增强发现、识别、治疗该病及疫情处置等能力，降低该病的发病率与死亡率。

第十章

流行性出血热

流行性出血热（epidemic hemorrhagic fever，EHF）又称"肾综合征出血热"（hemorrhagic fever with renal syndrome，HFRS），是由汉坦病毒属（hantavirus，HV）的各型病毒引起的一种自然疫源性疾病，以鼠类为主要传染源，是《中华人民共和国传染病防治法》规定的乙类传染病。本病的主要病理变化是全身小血管和毛细血管广泛性损害，临床表现主要为发热、低血压休克、充血出血和肾损害。世界上已有70多个国家发现肾综合征出血热病例或汉坦病毒，主要分布在欧亚大陆，我国发病人数占世界报道病例的90%以上。该病在我国分布范围广、疫区类型复杂，患者主要以青壮年人群为主，病死率较高，严重危害人民群众健康。

一、病原学

汉坦病毒属布尼亚病毒科（*Bunyaviridae*），为单股负链 RNA 病毒。其基因组 RNA 可分为大、中、小三个片段，即 L、M 和 S，其碱基组成分别为4.2 kb、3.6 kb 和 1.7 kb。其中，S 基因编码核衣壳蛋白，M 基因编码膜蛋白（可分为 G1 和 G2），L 基因编码聚合酶。核衣壳蛋白是病毒主要结构蛋白之一，包裹着病毒的各基因片段，G1 和 G2 糖蛋白构成病毒的包膜。

电镜下，汉坦病毒一般呈圆形或卵圆形，直径 78～210 nm，平均120 nm。毒粒表面有双层脂蛋白包膜，包绕颗粒丝状内质形成核糖核壳体。包膜表面覆以长约 66 nm 的纤突，由病毒的包膜糖蛋白（G1 及 G2）构成。病毒 L 蛋白与毒粒相连，但其准确定位尚不清楚。汉坦病毒感染细胞后在胞浆内复制产生颗粒包涵体、丝状包涵体和颗粒-丝状包涵体三种独特的包涵体，由病毒核蛋白构成，含病毒核酸。颗粒包涵体较小，多呈圆形，由大量

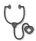

细颗粒组成,在感染较早期(6～12 小时)出现;丝状包涵体形态大小不规则,一般为长束状,由微丝或管状结构组成,在感染晚期(8～20 天)出现;颗粒-丝状包涵体为前两种包涵体的结合物,一般较大,在负染细胞表面可出现一层同质浓厚的病毒抗原层。

汉坦病毒的核衣壳蛋白有较强的免疫原性和稳定的抗原决定簇,宿主感染后在病程第 2～3 天即能检出核衣壳蛋白抗体,有助于早期诊断。一般认为核衣壳蛋白中含补体结合抗原,而不含中和抗原。膜蛋白中含中和抗原和血凝抗原,前者能诱导宿主产生具有保护作用的中和抗体,后者可引起低 pH 值依赖性细胞融合,对病毒颗粒吸附于受感染宿主的细胞表面及随后病毒脱衣壳进入胞质可能起重要作用。

根据其不同的抗原和基因组结构,汉坦病毒迄今有 40 个以上的血清型/基因型。不同血清型/基因型由不同鼠类携带,其感染后的临床表现轻重程度也不一致。其中,经世界卫生组织认定的有 I 型汉滩病毒(Hantaan virus,HTNV)、II 型汉城病毒(Seoul virus,SEOV)、III 型普马拉病毒(Puumala virus,PUUV)和 IV 型希望山病毒(Prospect Hill virus,PHV)。其余包括多布拉伐病毒-贝尔格莱德病毒(Dobrava-belgrade virus,DOBV)、泰国病毒(Thai virus,TV)、索托帕拉雅病毒(Thottapalayam virus,TPMV)、辛诺柏病毒(Sinnombre virus,SNV)、纽约病毒(New York virus,NYV)、长沼病毒(Bayou virus,BAYV)、黑渠港病毒(Black creek canal virus,BCCNV)、安第斯病毒(Andes virus,ANV)和图拉病毒(Tula virus,TULV)等。其中,I、II、III型和 DOBV 能引起人类流行性出血热。我国的流行型别主要是 I 型和 II 型病毒,近年来也发现了 III 型 PUUV。SNV 等主要引起汉坦病毒肺综合征(hantavirus pulmonary syndrome,HPS),主要表现为呼吸窘迫和呼吸衰竭。由于型别不同,汉坦病毒感染人类后引起疾病的临床症状轻重有所不同,其中 I 型和 DOBV 较重,II 型次之,III 型多为轻型。

汉坦病毒不耐热、不耐酸,高于 37 ℃或 pH 值在 5.0 以下易被灭活,56 ℃ 30 分钟或 100 ℃ 1 分钟可被灭活;对乙醚、氯仿、去氧胆酸盐敏感,紫外线以及乙醇、碘酒等常规消毒剂可使其灭活。

二、流行病学

（一）传染源

流行性出血热主要是由携带汉坦病毒的鼠类传播，属自然疫源性疾病，主要宿主动物和传染源是黑线姬鼠、黄喉姬鼠、褐家鼠和欧洲棕背鼠。据国内外不完全统计，迄今世界上已发现170多种陆栖脊椎动物可自然感染汉坦病毒，约2/3为哺乳纲啮齿目动物，其余的还有哺乳纲兔形目、食虫目、食肉目、偶蹄目、灵长目、翼手目以及鸟纲、爬行纲、两栖纲的动物。

我国已发现67种脊椎动物可携带汉坦病毒，主要是啮齿类，其他动物包括猫、猪、犬和兔等。其中，主要宿主动物和传染源为野栖的黑线姬鼠和以家栖为主的褐家鼠，林区则以大林姬鼠为主；此外，实验用的大白鼠也可成为传染源。

以家栖为主的小家鼠、黄胸鼠和野栖的黄毛鼠、大仓鼠、黑线仓鼠等数量较多，带毒率也较高，但这些动物的传播作用尚待进一步研究确定。至于其他一些带毒动物，尤其是鸟类，一般属于次要宿主或偶然感染者，其流行病学意义多数尚不清楚，有待进一步研究。家猫、家猪等家养动物虽非主要宿主或传染源，但在一定条件下亦可能促进汉坦病毒的传播，应给予适当注意并采取必要的防控措施。

虽然流行性出血热患者早期的血液和尿液中携带病毒，也有接触后发病的个别病例报道，但人不是主要传染源。

（二）传播途径

1.呼吸道传播

携带病毒的动物宿主的排泄物或分泌物，如粪便、尿液、唾液等污染尘埃后形成气溶胶，可通过呼吸道而感染人体。

黑线姬鼠接种汉坦病毒后10天左右，开始从粪便、尿液和唾液排出病毒，从粪便和唾液排出病毒持续约1个月，而从尿液中排出病毒可长达1年以上。在最初的1个月内，三个途径不仅同时排毒，而且排毒量较大，可使新放入笼内的试鼠感染。病毒在试鼠体内主要分布在肺脏，感染后150天仍能查到病毒，1年后仍能查到抗原。汉坦病毒在试鼠肝、肾、唾液腺内可存在1个月以上，但在其血液中仅存在约1周。

实验证明，气溶胶HTNV病毒含量在$(230\pm5)ID_{50}/m^3$时，黑线姬鼠吸入20分钟可被感染；褐家鼠用汉坦病毒气溶胶较易实现感染；HTNV、

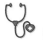

SEOV 和 PUUV 三个型汉坦病毒气溶胶均可通过呼吸道感染褐家鼠的变种大白鼠。

国内外均曾发生过从流行性出血热疫源地捕获的野生宿主动物在饲养室饲养期间发生气溶胶感染的事件,甚至出现有人因住在饲养室对面房间而感染发病的案例。曾有人从实验动物室内采集的气溶胶中分离到汉坦病毒,并证明可通过气溶胶在实验动物中传播。

以上研究表明,流行性出血热可通过呼吸道传播。尤其在带毒病鼠密集并大量排出病毒的场所,易于形成病毒气溶胶,进而通过呼吸道吸入感染,甚至引起流行性出血热暴发。

2.消化道传播

食用被携带病毒的鼠类排泄物或分泌物所污染的食物可经口腔或胃肠道黏膜感染。

实验证明,接种 HTNV 后 9～40 天、12～46 天可分别在黑线姬鼠的唾液、腮腺中检出特异性病毒抗原;将滴加病毒的水、米饭和馒头置于 20 ℃ 48 小时,病毒仍存活并具有较强的感染性。汉坦病毒经灌胃或经口使黑线姬鼠、褐家鼠或 BALB/c 小鼠感染后,可从脑、肺中分离到病毒,且消化道黏膜有破损的试鼠较无破损者更易受到感染。现场病例对照研究也证实流行性出血热可通过病毒污染食物传播。因此,在鼠类较多的地区,若未做好防鼠工作,食物一旦被病鼠污染,流行性出血热即可经消化道传播,甚至引起暴发流行。

3.接触传播

被鼠类咬伤或破损伤口接触携带病毒的鼠类排泄物、分泌物或血液后亦可导致感染。

实验证明,接种 HTNV 后 7～12 天、9～360 天、12～40 天可分别在黑线姬鼠血液、尿液、粪便中检出病毒;将 HTNV 阳性鼠的血液、尿液、粪便涂布于布、纸、草片上,在 pH 值 6.5～7.5、4～15 ℃条件下 48 小时,污染物仍具有感染性;1 μL 带病毒的血液或 100 μL 剂量为 5 $TCID_{50}$/mL 的病毒悬液即可通过不明显的破损表皮感染试鼠;病毒可通过皮肤破伤、划皮感染试鼠;将汉坦病毒悬液滴入豚鼠眼中亦可使其感染发病。国内外现场调查显示,有皮肤破伤的鼠类,其汉坦病毒抗原、抗体阳性率均显著高于无皮肤破伤者;鼠类间存在相互撕咬、啃食现象,汉坦病毒亦可经此传播。秋收季节,黑线姬鼠大量繁殖并频繁下田取食,大大增加了土壤和农作物被其排泄物污染的机会,参加秋收人员易发生皮肤破伤,当接触被污染的土壤和农作物时可被感染,这可能是姬鼠型流行性出血热秋后发病增加的原因。

4.虫媒传播

目前,已证明能成为流行性出血热生物性媒介的只有革螨和恙螨。可传播流行性出血热的革螨主要有柏氏禽刺螨、格氏血厉螨和厩真厉螨等。

柏氏禽刺螨属专性吸血螨,主要寄生在家鼠、家禽巢穴和体外。国内有研究证明其可感染汉坦病毒,经叮刺感染小白鼠乳鼠,亦可经卵传递汉坦病毒。其可能是家鼠型流行性出血热的鼠间传播媒介,并兼有储存宿主的作用。在室内灭鼠后,鼠体和洞内的螨会游离到地面上,主动叮刺人吸血,故对流行性出血热在鼠-人间传播可能有一定的作用。

格氏血厉螨和厩真厉螨是流行性出血热疫区黑线姬鼠巢穴内的优势种,季节消长与姬鼠型流行性出血热流行季节一致,主要属秋冬型;能叮刺人和鼠的完整皮肤吸血,可自然感染汉坦病毒并通过叮刺将病毒传给试鼠,亦可经卵传递汉坦病毒。这两种螨在野鼠间传播汉坦病毒和保持疫源地方面起着重要作用。但由于其均为巢穴型寄生的兼性吸血螨,叮刺能力不强,且与人接触机会不多,故在鼠-人间传播的作用可能不大。

恙螨一生仅幼虫叮刺宿主动物,而且只饱食一次,所带病毒只能经卵传递或由其后代传播。确定恙螨为传播媒介要满足以下条件:为当地的优势种,其季节消长与发病相关;有病毒的自然感染;有叮刺和传播病毒的能力;能经卵传递病毒。经现场调查发现,小盾纤恙螨符合上述条件,是姬鼠型流行性出血热的传播媒介,并兼有储存宿主的作用,在鼠间传播汉坦病毒和保持疫源地方面起着重要作用。

虽然在来自流行性出血热疫区鼠体的不等单蚤、缓慢细蚤和开皇客蚤等跳蚤体内分离到汉坦病毒,但病毒在蚤体内不能增殖。这些昆虫只能机械性携带病毒,传播流行性出血热的能力有限。

(三)易感人群

人群对本病普遍易感,以男性青壮年为主,但感染后仅小部分人发病,大部分人处于隐性感染状态,在流行地区隐性感染率可达3.5%～4.3%。国内监测结果显示,家鼠型疫区人群隐性感染率最高,其次为混合型疫区,姬鼠型疫区最低。人群隐性感染率不同,主要与人群活动场所、活动范围、接触传染源的概率不同有关。

1.性别分布

姬鼠型和混合型疫区人群隐性感染率男性高于女性,而家鼠型疫区则女性可高于男性。

2.年龄分布

在姬鼠型和以姬鼠型为主的混合型疫区,人群隐性感染率以 16～45 岁年龄段最高,0～6 岁及 60 岁以上年龄段较低;在家鼠型疫区,人群隐性感染率以 36 岁以上年龄段较高,0～15 岁年龄段也有较多的感染。

3.职业分布

隐性感染率以农民为最高,其次为中小学生和工人,其他职业较低。

该病患者痊愈后可获得稳固而持久的免疫力,二次感染发病的报告极少见到。IgM 抗体在发病后 3～5 天便可从感染者外周血中检出,第 2 周达高峰,一般持续约半年;IgG 抗体多在病后 1 周末检出,第 2～3 周后达高峰,一年之内多数患者的抗体皆能维持在较高水平,以后滴度逐渐下降,持续时间长短不一,部分患者可保持终生。IgG 抗体持续的时间,HTNV 比 SEOV长,重型病例比轻型病例长。

(四)流行特征

1.时间分布

本病一年四季均可发生,但由于年代、疫区类型和地理景观的不同,具有不同的季节流行高峰。欧洲的林鼾型疫区流行高峰在冬季(11～12 月);我国姬鼠型疫区有冬季(11～12 月)流行高峰和夏季(6～7 月)流行小高峰两次流行,林区姬鼠型疫区流行高峰通常发生在夏季,家鼠型疫区流行高峰在春季(3～5 月),混合型疫区流行高峰在冬、春季均可出现。

20 世纪 50～70 年代,我国流行性出血热季节分布均以冬季为流行高峰,4 月份发病较少,6 月份发病稍有增多;随着社会的发展,虽然 20 世纪80～90 年代冬季仍是发病高峰季节,但春季(3～5 月)发病开始增多。我国20 世纪 80 年代前主要是姬鼠型流行性出血热流行,80 年代后又发现了家鼠型流行性出血热的流行。

与其他人类自然疫源性疾病相似,本病发病率具有一定周期性波动,与主要宿主动物种群数量变化和病毒携带率有关,还取决于易感人群的免疫状况和接触汉坦病毒的机会。姬鼠型、家鼠型和林鼾型三种国内外主要类型疫区都有流行的周期性变化。姬鼠型疫区一般相隔数年有一次较大流行,家鼠型疫区周期性尚不明确,实验用老鼠引发的疫情则不受季节的影响。

欧洲棕背鼱每3~4年有一次周期性密度增高,故芬兰等一些欧洲国家流行的林鼱型流行性出血热会出现一次相应的周期性流行高峰。同样,由于黑线姬鼠和褐家鼠周期性密度增高,中国姬鼠型和家鼠型流行性出血热亦会出现相应的周期性流行高峰,全国性的流行高峰一般平均8年左右出现一次,县和地区(市)级的流行高峰一般3~5年出现一次。

2.地区分布

流行性出血热的分布范围取决于携带汉坦病毒的宿主动物的分布范围。目前,除南极洲外,其余六大洲均有汉坦病毒检出,但主要的自然疫源地在亚洲和欧洲。在中国,流行性出血热自然疫源地主要分布在海拔500 m以下的平原和丘陵地带。中国西部边缘地区虽然海拔在2000 m以上,但是由于黑线姬鼠和褐家鼠的存在,也是流行性出血热的自然疫源地。

自然疫源地的存在并不代表一定成为疫区,需要有病例支持。虽然汉坦病毒分布范围广泛,但是流行性出血热的发病区域却相对有限。流行性出血热疫情主要发生在亚洲,其次为欧洲和非洲,美洲病例较少。亚洲的疫情又以中国为主,在1995年之前占据了报道病例总数的90%以上。目前,除香港、澳门、台湾外,全国31个省(自治区、直辖市)均有病例报道,病例较多的省份有陕西、山东、河北、湖北、湖南、浙江、江苏、江西、安徽、黑龙江等省,主要是丰水带、多水带和过渡带的农业区及东北林区。目前,我国老疫区的病例在逐渐减少,而新疫区的病例则不断增加,且老疫区轻患者较多,新疫区重患者较多。

3.人群分布

尽管人群对本病具有普遍易感性,但发病主要集中在男性青壮年农民。不同人群的发病率与接触传染源的机会多少有关。男性占患者2/3左右,农民占患者80%左右,不同类型疫区16~60岁年龄段人群均占患者90%左右。

三、病理变化与发病机制

(一)病理变化

流行性出血热的基本病理变化主要是全身小血管和毛细血管广泛损害、多发性出血、严重的渗出和水肿、灶性坏死和炎细胞浸润、广泛的微血栓形成等。

1.全身小血管和毛细血管广泛损害

各脏器的小血管和毛细血管均极度扩张、淤血,发生全层性病变,但各层病变程度不同。血管内皮细胞肿胀、变性、剥离、脱落甚至坏死,基底膜疏松化,重者可发生纤维蛋白样坏死和破裂崩解。血管平滑肌细胞结构的破坏、周围细胞的变化以及血管外周胶原纤维均质化等具有一定规律性。这些病理变化增加了血管壁的通透性,是血浆外渗,组织或器官水肿,以及出血、凝血和血管功能障碍的结构基础。

2.多发性出血

全身皮肤黏膜和组织器官呈广泛性出血。颜面部皮肤、球结合膜、鼻、颊部、颈部、胸部、两侧腋下、肩胛部、腰部、臀部充血或出血、水肿,脑垂体部位、胃肠道黏膜、右心房内膜下和肾脏皮质、髓质交界处出血最为明显,皮肤黏膜、肺脏、脾脏、肾上腺等器官也有不同程度的出血。

3.严重的渗出和水肿

各脏器和体腔,特别是腹膜后、纵隔、肺及其他组织疏松部等,都有不同程度的水肿和积液。病程早期有球结合膜和眼睑水肿,少尿期可出现肺水肿和脑水肿。

4.灶性坏死和炎细胞浸润

多数器官组织和实质细胞存在凝固性坏死灶,以肺小叶中间带、肾髓质、肾上腺皮质和脑垂体前叶最常见。病变处可见淋巴细胞、单核细胞和浆细胞浸润。

5.广泛的微血栓形成

本病可发生 DIC,患者毛细血管内可发现纤维蛋白组成的微血栓。

(二)发病机制

流行性出血热的发病机制至今仍未彻底阐明,尚无适当动物模型模拟人的发病表现及过程。随着病原学和免疫学的研究进展,人们对本病的发病机制有了进一步的发现。汉坦病毒进入人体后会随血液到达全身,在血管内皮细胞以及骨髓、胸腺、肝、肾、脾、肺和淋巴结等器官内进一步增殖后,释放入血引起病毒血症。病毒一方面能直接破坏所感染脏器的功能和结构,另一方面可诱发机体的免疫应答,加之炎症介质及血管活性物质的释放、神经内分泌的变化,导致病理生理紊乱和器官功能失常,最终使病情错综复杂。目前,关于流行性出血热发病机制的研究主要集中在病毒的直接作用和免疫反应两个方面,且研究结果倾向于病毒感染是直接的致病因素,免疫反应加剧了机体的反应。

1.病毒的直接作用

病毒感染是引起发病的始动环节。汉坦病毒对人体呈泛嗜性感染,可侵入各种器官、组织和细胞进行增殖并破坏其正常结构和功能,但多作用于重要的免疫器官(如骨髓、胸腺、淋巴结、肝、脾等)和免疫细胞(如 T 细胞、B 细胞、单核-巨噬细胞等),是造成机体免疫功能异常的重要因素之一。通过对大量早期、典型患者的研究发现,患者在发病早期即出现微血管损伤、血小板减少和肾脏损害,而异常免疫反应发生较晚。

不同血清型的汉坦病毒对人的毒力不同,Ⅰ 型病毒多致重型感染,Ⅱ 型病毒多致中轻型感染,Ⅲ 型病毒多致轻型感染,Ⅳ 型病毒则未见对人有致病性。人感染后是否发病与感染病毒的型别及毒力有关。M 基因编码的病毒包膜糖蛋白含有汉坦病毒的毒力位点、特异性抗原位点和中和抗原位点,其对机体细胞尤其是免疫细胞的损害是引起机体病变的重要始动环节之一,而 M 基因单个碱基的突变即可导致病毒毒力的明显改变。病程早期应用利巴韦林、流行性出血热单克隆抗体、大剂量干扰素等广谱抗病毒药物可以中断病理改变,取得较好的治疗效果,表明病毒的直接作用在发病机制中具有重要作用。这一机制的阐明对防止疫情发展、提高患者治愈率具有决定性作用。

2.免疫反应

患者发病后通常出现免疫功能异常,体液免疫亢进,非特异性细胞免疫抑制,血清补体水平下降,异常情况受病情、病程影响。

(1)Ⅲ型变态反应:病毒侵入人体后在体内复制,刺激机体免疫系统产生大量抗体并与之结合形成免疫复合物,是本病肾脏和血管损害的主要原因。免疫复合物参与介导Ⅲ型变态反应,与血小板或红细胞结合导致其数量骤降和功能障碍,可引起出血等一系列免疫病理反应;沉积于肾小球可引起不同程度的肾小球肾炎;沉积于血管及肾小球基底膜可激活补体系统释放各种炎症因子,使血管损伤加重,导致血浆渗出而引起低血容量休克;激活补体后还会使中性粒细胞在吞噬过程中释放蛋白水解酶,导致肾小球和肾小管损伤。

(2)其他类型变态反应:汉坦病毒侵入人体后,除引起Ⅲ型变态反应外,亦有证据提示存在其他类型的变态反应。在病程早期血清中特异性 IgE 抗体水平升高,病毒抗原诱导嗜碱性粒细胞和肥大细胞释放组胺,引起小血管

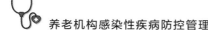

扩张、通透性增加和血浆外渗,导致充血、水肿和其他感染性中毒症状,提示存在Ⅰ型变态反应。血小板存在免疫复合物,肾小管基底膜存在线状IgG沉积,提示存在Ⅱ型变态反应。电镜下可观察到淋巴细胞攻击肾小管上皮细胞,推断病毒损伤机体细胞可通过细胞毒T细胞的介导,提示存在Ⅳ型变态反应。

(3)细胞免疫:有研究发现,流行性出血热患者急性期外周血$CD8^+$细胞明显升高,极期达高峰,$CD4^+/CD8^+$比值下降或倒置,各种免疫细胞处于活跃状态,部分淋巴母细胞分化为异型淋巴细胞。汉坦病毒可侵犯T淋巴细胞、B淋巴细胞,导致抑制性T细胞(suppressor T cell, Ts cell)功能低下,细胞毒性T淋巴细胞(cytotoxic T lymphocyte, CTL)功能相对增强,在重型患者中更为明显。Ts抑制率与$CD8^+$细胞比例呈负相关,说明增加的$CD8^+$细胞为CTL。而CTL在灭活病毒的同时,其分泌的细胞毒素可以直接诱导感染汉坦病毒的靶细胞凋亡。

(4)细胞因子的参与:流行性出血热患者在低血压期和少尿期白介素-2(IL-2)合成能力明显降低,影响其他免疫活性细胞正常发挥功能;发热期外周血淋巴细胞诱生IFN-γ的能力明显增强,且患者各病期血浆干扰素水平均高于正常;发热期、低血压期和少尿期前列腺素E_2(prostaglandin E_2, PGE_2)的分泌水平明显增高,提示单核细胞免疫调节失衡;血清肿瘤坏死因子(tumor necrosis factor, TNF)和IL-2受体(soluble interleukin-2 receptor, SIL-2R)的水平明显增高,且增高程度与病情轻重成正比,提示TNF和SIL-2R可能参与病理损伤过程;TNF和γ干扰素可提高血管渗透性,能引起休克和器官功能衰竭;血浆内皮素、血管紧张素Ⅱ、血栓素$β_2$等可减少肾血流量和肾小球滤过率,与肾衰竭的发生有关。

3.休克、出血和肾衰竭的发生机制

(1)休克:可分为原发性休克和继发性休克。原发性休克常发生在病程的第3~7天,主要是由于全身小血管与毛细血管损伤、扩张、通透性增加,导致血浆外渗使血容量下降。此外,由于血浆外渗、血浆胶体渗透压下降使血液浓缩,血液黏稠度升高,导致血液循环淤滞,血流受阻,促进弥散性血管内凝血的发生,进一步降低了有效循环血量。继发性休克发生在少尿期以后,主要是由于水电解质失平衡、继发感染和大出血等导致有效循环血量不足。

(2)出血:病程不同时期导致出血的因素不同。发热期出血是毛细血管壁损伤、血小板减少以及功能异常所致;休克期以后出血加重,主要是由于

DIC 消耗了大量凝血因子，导致凝血障碍，进而引起广泛性出血，此外继发性纤溶亢进增加了纤维蛋白原和纤维蛋白的降解产物，亦可导致凝血障碍而引起大出血。其他引起出血的原因还包括早期血中游离肝素增加、急性肾衰竭时尿毒症影响血小板功能、肝脏受损致使凝血因子减少等。

（3）肾衰竭：与病毒对肾脏的直接损伤、机体免疫应答的间接损伤、神经体液调节障碍、肾脏缺血出血等因素有关，最终导致肾小球滤过率下降、肾小管变性坏死、肾间质出血水肿、肾小管管腔阻塞等。

四、临床表现

（一）潜伏期

本病潜伏期最短可至 4 天，最长可至 2 个月，一般为 7～14 天，以 2 周多见。

（二）临床表现

典型病例具有发热、出血、肾损害三大表现和发热期、低血压休克期、少尿期、多尿期、恢复期五期经过。轻型或治疗合理及时的患者通常五期过程不明显，可出现越期现象；重症患者则因病情重、进展快可出现病期的相互重叠，预后较差。

1.发热期

发热期以发热、全身中毒症状、毛细血管损伤和肾损害为主要表现。

发热是本病早期的必有症状，多数患者起病急骤，畏寒或寒战，体温通常为 39～40 ℃，温度越高病情越重，少数患者体温低于 38 ℃。热型以张弛型多见，少数呈稽留型或不规则型。热程通常为 3～7 天，持续 10 天以上者少见，热程越长病情越重。若热程超过 10 天或热降后再次上升，可能存在继发感染。轻型患者热退后症状随之缓解，重症患者热退后病情反而加重。

全身中毒症状由早期病毒血症导致，典型表现为"三痛"，即头痛、腰痛、眼眶痛。头痛多为前额和颞部的持续剧烈疼痛，为脑血管扩张充血所致；腰痛以两侧肾区为主，疼痛剧烈，触压或叩击肾区时更甚，可导致患者不敢翻身转动，与肾周围组织充血、渗出、水肿和腹膜后水肿有关；眼眶痛在眼球转动时更为明显，为眼球周围组织水肿所致，重者可伴有复视或视力模糊。多数患者具有全身肌肉关节酸痛、困倦无力及食欲缺乏、恶心呕吐、腹痛腹泻等非典型症状。腹痛剧烈、腹部有压痛及反跳痛者易被误诊为急腹症，腹泻带有黏液和血者易被误诊为痢疾或肠炎。重症患者可出现兴奋不安、失眠、烦躁、谵妄、嗜睡或抽搐等神经精神症状。

毛细血管损伤主要表现为充血、渗出水肿和出血,是流行性出血热早期的特殊表现。典型的充血症状为"三红",即颜面、颈、胸部等部位皮肤充血潮红,压之可褪色,呈醉酒貌。此外,眼结膜、软腭、咽部、舌尖及舌乳头等亦存在充血潮红。渗出水肿表现为眼球结膜、眼睑水肿和面部水肿。球结膜水肿越明显,提示低血压休克的可能性越大,病情越重。皮肤出血点常呈条索状或搔抓样,以腋下及腋前线多见,其次为前胸、肩背部、上肢和腹部。咽部、软腭、球结膜、眼结膜等处黏膜可见点状或片状出血。重症病例可出现迅速加重的大片皮肤瘀斑或鼻出血、咯血、呕血、便血、血尿、腹腔出血、阴道出血等腔道出血症状。

患者病后1~2天即可出现肾脏损害症状,表现为蛋白尿、血尿和少尿,重症患者尿中可排出膜状物。血中尿素氮和肌酐可升高,尿液镜检可见透明管型、颗粒管型或蜡样管型。

少数患者可出现咽干、咽痛、咳嗽、胸闷、气急等呼吸道症状,部分患者可出现相对缓脉、心律不齐、黄疸、肝脾肿大和肝功能异常。

2.低血压休克期

低血压休克期一般发生于病程第4~6天,迟者第8~9天出现。多数患者在热退前1~2天或热退同时出现血压下降,热退后发生血压下降者较少。轻者呈一过性血压下降,仅持续数小时;重者可长达6天以上,一般为1~3天。除病情轻重外,低血压休克期的持续时间还与治疗措施是否及时有效有关。

在该期,患者收缩压降至100 mmHg以下或较基础血压下降20 mmHg以上,脉压缩小到26 mmHg以内;心率增快,可出现第一心音低钝、期前收缩、奔马律等;刚开始时四肢尚温暖,随着血容量继续下降则出现面色苍白、皮肤湿冷、脉搏细弱、口周肢端发绀、尿量减少等,呼吸急促、表浅,严重休克者静脉塌陷取血困难;消化道症状、神经精神症状、渗出水肿、出血、肾功能损伤等均较发热期明显加重;患者因血液浓缩常出现烦渴。此外,患者还可出现代谢性酸中毒、电解质紊乱、DIC、急性呼吸窘迫综合征(acute respiratory distress syndrome,ARDS)、脑水肿等。休克出现越早,持续时间越长,病情越重。

轻型患者可不发生低血压休克,家鼠型流行性出血热患者低血压休克发生率低、程度轻。

3.少尿期

一般认为 24 小时尿量少于 1000 mL 为少尿倾向,少于 400 mL 为少尿,少于 50 mL 为无尿。少数患者因肾小球受损而肾小管受损不严重,存在氮质血症而无明显少尿,称为"无少尿型肾功能不全"。

少尿期常在低血压休克期之后出现或与低血压休克期重叠,亦可直接继发于发热期,或发热期、低血压休克期、少尿期三期重叠。少尿期一般发生于病程的第 5～8 天,持续 1～10 天,一般为 2～5 天,主要表现为尿毒症、酸中毒、电解质紊乱、高血容量综合征和高血压等,严重患者可出现肺水肿。

尿毒症表现为中枢神经系统症状、消化系统症状和出血等较前期症状明显加重,因大量出血而导致患者贫血。酸中毒表现为血浆二氧化碳结合力和 pH 值降低;轻度酸中毒时口唇呈樱桃红色,呼吸增快;重度酸中毒时出现库氏(Kussmaul)或潮式呼吸,呼吸深长。电解质紊乱表现为高血钾或低血钾、低血钠、低血钙、高血镁、高血磷等,血钾异常可引起心律失常,低血钠可引起头晕、倦怠,低血钙可引起手足搐搦。渗出液体的吸收和(或)治疗时过多的补液可导致循环血容量增加,出现高血容量综合征,表现为头部肿胀、体表静脉充盈、脉搏洪大、脉压增大、心率增快、心音亢进等。部分患者在病程第 7～11 天血压可升高到 140/90 mmHg(少数可达195/120 mmHg)以上,持续时间为 1 天至 1 个月不等,是由高血容量和肾脏损害所致。

本期病情轻重和少尿持续时间、氮质血症水平有关。

4.多尿期

少尿期末尿量开始增加,40%～95%的患者出现多尿。多尿期一般发生于病程的第 9～14 天,持续 1～30 天(个别达数月)不等,多为 8～12 天。有些患者可由发热期直接进入多尿期,也有些患者无多尿期。该期尿量增加的原因为新生的肾小管重吸收功能尚未完善,同时尿素氮等潴留物质引起高渗性利尿。根据尿量和氮质血症情况,该期可分为移行期、多尿早期和多尿后期三个阶段。

移行期每日尿量为 400～2000 mL,多尿早期每日尿量在 2000 mL 以上。在这两个阶段,肾小管功能尚未恢复,虽然尿量增多,但血尿素氮及肌酐仍异常或继续升高,患者症状加重,仍可发生少尿期的各种并发症而死亡。多尿后期尿量增加至每日 3000 mL 以上,一般为 4000～6000 mL,多者可达 10000 mL。此期氮质血症逐步下降,临床症状逐渐好转,但亦存在因多尿造成的脱水、低钾、低钠等水、电解质紊乱,可发生继发性感染、休克及多器官衰竭等并发症。

多尿期患者尿量的增加可表现为突然增加型、逐渐增加型和停滞型三种类型。突然增加型多为轻型患者,24 小时尿量突然增加至 1500 mL 以上,对利尿剂反应良好,预后好;逐渐增加型最为常见,尿量平均每日增加 200～500 mL,预后较好;停滞型尿量增至一定数量后不再增加,提示肾功能损害严重,预后较差。

5.恢复期

多数患者在病后第 3～4 周开始恢复,尿量逐渐减少至每日尿量 2000 mL 左右。患者精神、食欲基本恢复,体力逐渐恢复,各项实验室常规检查指标基本恢复正常。部分重症病例的恢复期可长达半年以上,少数患者可遗留肾功能障碍、高血压、心肌劳损和垂体功能减退等症状。

（三）并发症

1.肺水肿

肺水肿是患者常见的严重并发症,渗出性肺水肿多发生于低血压休克期,高血容量肺水肿多发生于少尿期和多尿期的移行期。严重的肺水肿可表现为 ARDS,患者呼吸急促,呈端坐呼吸,咳粉红色泡沫样痰,口唇及肢端发绀、发凉,肺底可闻及细小的湿性啰音、中等或大的水泡音。渗出性肺水肿心音低钝、脉搏减弱,高血容量性肺水肿则心音增强、心率加快、脉搏洪大、血压升高。胸部 X 线片显示双肺斑点状或片状毛玻璃影;心电图提示心肌缺血、缺氧,呈心肌炎甚至心肌梗死样表现;动脉血氧分压降至 60 mmHg 以下,多见于低血压休克期和少尿期。美国有研究报道,以 ARDS 为主要表现的流行性出血热病死率可高达 67%。

2.腔道大出血

腔道大出血可在病程各期出现,但多见于少尿期至多尿期的移行期伴严重尿毒症时。大出血以呕血、便血最为常见,可发生于各个部位,以咯血、鼻出血、腹腔出血、阴道出血等常见,偶可发生颅内出血。腔道大出血时全身出血情况明显,血压迅速下降或再次出现休克,脉细速但体温正常或偏低,红细胞、血红蛋白及血小板数量迅速降低。

3.中枢神经系统并发症

中枢神经系统并发症可在病程各期出现,但多见于发热期、低血压休克期、少尿期三期重叠患者或严重尿毒症阶段,因脑及脑膜的炎症、脑水肿、脑出血、电解质紊乱、高血容量综合征等所致,表现为意识障碍、瞳孔改变、血压升高、呼吸衰竭、肌张力增高或抽搐、脑膜刺激征及病理反射,当合并颅内出血时可出现肢体瘫痪或偏瘫等局部压迫症状。

4.继发感染

继发感染多见于少尿期和多尿期的移行期,因重症患者病程较长、消耗严重、抵抗力和免疫功能下降导致,感染的病原体多为金黄色葡萄球菌、大肠埃希菌、革兰氏阴性杆菌及真菌等。患者可表现为发热后期体温持续下降或反跳升高,出现与体温不成比例的脉搏持续增速,血压不稳或脉压偏低,注射部位或伤口局部有红肿热痛及脓性分泌物,原因不明的腹痛(下腹部常见),膀胱刺激征和血尿等。尿毒症严重者,因机体反应性降低,体温可不升高,血白细胞总数亦可不增高。

5.其他并发症

部分患者还可出现自发性肾破裂、垂体性昏迷、肠穿孔、心肌损害和肝损害等。

(四)临床分型

根据流行性出血热患者不同的临床表现,可以将其分为五种临床类型。

1.轻型

体温 39 ℃以下,中毒症状轻,肾损害轻,除出血点外无其他出血现象,无休克和少尿。

2.中型

体温 39～40 ℃,收缩压低于 90 mmHg 或脉压小于 30 mmHg,有明显球结膜水肿,中毒症状较重,尿蛋白＋＋＋,有明显出血和少尿期。

3.重型

体温＞40 ℃,少尿持续 5 天以内或无尿 2 天以内,渗出及中毒症状严重,可出现中毒性精神症状,有皮肤瘀斑和腔道出血,休克和肾损害严重。

4.危重型

在重型基础上有下列情形之一者:少尿 5 天以上或无尿 2 天以上,血尿素氮＞42.84 mmol/L;难治性休克;有重要脏器出血;出现心力衰竭、肺水肿;出现中枢神经系统并发症;严重继发感染。

5.非典型

体温＜38 ℃,皮肤黏膜可有散在出血点,血、尿特异性抗原或抗体阳性,尿蛋白±。

（五）预后

本病预后与临床类型、治疗是否及时及措施是否正确相关。随着对本病认识程度的不断加深和诊断、治疗措施的不断改进，病死率已由 10% 下降至 3%～5%。

五、实验室检查

（一）血常规检查

早期白细胞数低或正常，病程第 2～3 日逐渐升高，可达（15～30）×10^9/L或更高。早期中性粒细胞数升高，可出现核左移，胞浆内有中毒颗粒。重症患者可出现幼稚细胞，呈类白血病样反应。病程第 4～5 日后淋巴细胞增高，并可出现较多的异型淋巴细胞。嗜酸性粒细胞在早期及重型患者减少，多尿期可恢复正常。

由于血浆外渗导致血液浓缩，自发热后期开始至低血压休克期，红细胞数可升高至 $5.0×10^{12}$/L 以上，血红蛋白可升高至 150 g/L 以上。在少尿期高血容量综合征时，红细胞开始下降，至多尿期恢复正常。晚、中幼红细胞可见于危重患者，变形红细胞可见于发生 DIC 时。

血小板从病程第 2 日起开始减少，一般在（50～80）×10^9/L，重症患者可<$10×10^9$/L，黏附和聚集功能降低，并可见异型血小板。

（二）尿常规检查

尿蛋白常于病程第 2 日出现，在第 4～6 日常达＋＋＋～＋＋＋＋，大量尿蛋白的突然出现对诊断很有帮助。尿蛋白一旦出现，发展极为迅速。因此，"逢尿必检"对于早期发现肾脏损害、早期诊断具有重要作用。进入多尿期后，尿蛋白逐渐减少，常在多尿期一周后逐渐消失。

可有肉眼血尿或仅在镜检下发现红细胞，较蛋白尿出现晚，持续时间也短。

尿沉渣镜检可见各种管型，出现时间比尿蛋白晚，但高峰时间与尿蛋白、血尿一致。此外，尿沉渣中可发现巨大的融合细胞，这是汉坦病毒的包膜糖蛋白在酸性条件下引起泌尿系脱落细胞的融合，可检出汉坦病毒抗原。

部分患者尿中可见膜状物，系尿蛋白与红细胞及脱落的上皮细胞组成，与肾脏损害程度相关。

（三）血液生化检查

血尿素氮和肌酐在多数患者的低血压休克期、少数患者的发热后期开始升高,多尿期的移行期末达高峰,多尿后期开始下降。

血气分析发热期及低血压休克期呼吸性碱中毒多见,休克期及少尿期代谢性酸中毒多见,多尿期代谢性碱中毒多见。

血钠、氯、钙在本病各期中多数降低,而磷、镁等则增高。多数患者的血钾在正常范围内,但在低血压休克期多处于低水平,重症患者血钾在低血压休克期和少尿期可升高。

多数患者出现肝功能异常,尤其家鼠型患者,表现为血浆总蛋白及白蛋白降低,球蛋白增高,转氨酶和胆红素升高。此外,心肌酶学检查指标也可异常。

(四)出凝血功能检查

47%～75%的患者束臂试验阳性,提示毛细血管脆性增加。血小板数量及黏附、聚集和释放功能均降低。部分患者出血时间、凝血时间、凝血酶原时间延长,DIC 的高凝期凝血时间缩短。出现 DIC 者,低凝血期纤维蛋白原降低,纤溶亢进期纤维蛋白原降解物(fibrin degradation product,FDP)升高。发生出血时血中游离肝素升高。

(五)免疫学检查

在病程第 2 日即能检出特异性 IgM 抗体,滴度 1∶20 为阳性。IgG 抗体滴度 1∶40 为阳性,1 周后有 4 倍或以上升高具有诊断价值。可采用胶体金试纸条快速检测抗汉坦病毒 IgM 和 IgG 抗体,数分钟即可判读结果,但无法定量。

外周血淋巴细胞 $CD4^+/CD8^+$ 比值下降或倒置,血清 IgM、IgG、IgA 和 IgE 抗体普遍增高,总补体、C3 和 C4 均下降,可检出特异性循环免疫复合物。

(六)其他检查

心电图检查可呈现窦性心动过缓(少尿期及多尿期多见)、窦性心动过速(发热期及低血压休克期多见)、传导阻滞、异位节律(房性、室性或结性期前收缩,心房纤颤等)和心肌受损表现。

胸部 X 线检查可呈现充血型、间质性或肺泡性肺水肿型和混合型。约30%的患者有肺水肿表现,约 20%存在胸腔积液和胸膜反应。

部分有神经系统症状患者脑脊液呈淡黄色或血性,细胞数轻度增加,以中性粒细胞为主。

低血压休克期可出现视神经乳头充血、水肿,部分患者眼压增高,脑水

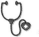

肿患者可见视盘水肿。

采用巢式 RT-PCR 方法可检测汉坦病毒的 RNA，敏感性高，具有诊断价值。

将患者血液、尿液等接种 Vero-E6 细胞或 A549 细胞可进行病毒分离培养。

六、诊断与鉴别诊断

（一）诊断标准

需结合流行病学史、临床表现和实验室检查结果综合判断。

1.疑似病例

疑似病例为具备以下流行病学史和临床表现各至少一条，且不支持其他发热性疾病诊断者。

（1）流行病学史：①发病前 2 个月内有疫区旅居史；②发病前 2 个月内与鼠类或其粪便、尿液、分泌物等有直接或间接接触史或可疑接触史。

（2）临床表现：①发热，可伴有乏力及恶心、呕吐、腹痛、腹泻等消化道症状；②充血、渗出和出血等毛细血管损害表现："三红"（颜面、颈、胸部等部位皮肤充血潮红），醉酒貌，"三痛"（头痛、腰痛、眼眶痛），球结膜充血、水肿，皮肤出血点，重者可有腔道出血。

2.临床诊断病例

疑似病例，同时具备以下临床表现和实验室检查中至少一条者为临床诊断病例。

（1）临床表现：①低血压休克；②蛋白尿、血尿、尿中膜状物、少尿或多尿等肾脏损害表现；③典型病程可分为五期，即发热期、低血压休克期、少尿期、多尿期和恢复期。

（2）实验室检查：①血常规检查，发热期外周血白细胞计数增高和血小板减少，出现异型淋巴细胞，低血压休克期血液浓缩，少尿期血液稀释；②尿常规检查可出现蛋白尿、血尿、管型尿、尿中膜状物，尿沉渣可发现巨大的融合细胞；③血生化检查，血尿素氮、肌酐升高。

3.确诊病例

疑似病例或临床诊断病例同时具备以下实验室检查中至少一条者为确诊病例。

（1）血清特异性 IgM 抗体阳性。

（2）恢复期血清特异性 IgG 抗体滴度较急性期有 4 倍及以上升高。

（3）从患者标本中检出汉坦病毒 RNA。

（4）从患者标本中分离到汉坦病毒。

（二）鉴别诊断

1.发热期需鉴别诊断的疾病

（1）流行性感冒或上呼吸道感染：患者多正值流感流行期或有流感接触史，或有受凉史。上呼吸道症状突出，热退后全身症状明显好转，除咽红外少有其他阳性体征。

（2）斑疹伤寒：流行性斑疹伤寒多见于卫生条件较差者，以发热伴头痛最为突出，无渗出体征，可有一过性低血压，多于病程第 5 日出现数量较多的皮疹，自然热程多长于 2 周。肾功能损害轻，仅有一过性蛋白尿。外斐反应 OX_{19} 效价 1∶160 以上，或双份血清效价 4 倍以上升高可确诊。地方性斑疹伤寒与本病表现相似，多发于夏、秋季，也应注意鉴别。两种斑疹伤寒患者血清汉坦病毒 IgM 抗体检测应为阴性。

（3）伤寒：发热期长，少有出血及尿量变化，一般无血压降低，中毒症状主要表现为面色苍白、表情淡漠和相对缓脉。白细胞正常或减少，嗜酸性粒细胞明显降低。ELISA 检测特异性 IgM 抗体具有诊断意义，肥达反应 O 与 H 抗体效价递增有诊断价值，血或骨髓培养出伤寒杆菌可确诊。

（4）流行性脑脊髓膜炎：冬、春季流行，多发于儿童，具有头痛显著、喷射性呕吐、脑膜刺激征阳性等脑膜炎特有的症状与体征，皮肤瘀点以下身为主，血常规检查提示细菌感染，脑脊液检查呈化脓性脑膜炎改变。

（5）钩端螺旋体病：夏、秋季节多发，患者有疫水接触史，高热、乏力显著，全身淋巴结肿大，腓肠肌压痛，异型淋巴细胞少见，血液镜检或培养可发现钩端螺旋体。

（6）败血症：常有原发病灶，高热寒战，全身中毒症状明显，无渗出体征。血常规检查提示细菌感染，异型淋巴细胞少见。血培养细菌阳性可确诊。

2.低血压休克期需鉴别诊断的疾病

（1）休克型肺炎：多有受凉史，病初有咳嗽、咳痰、气急、胸痛等呼吸道症状，多于病程第 2～3 日即发生低血压休克，无明显渗出体征，无血小板降低、异型淋巴细胞升高和严重蛋白尿。胸部影像学检查有助于确诊。

（2）急性中毒性菌痢：夏、秋季多发，多见于儿童，常有不洁饮食史。起病急骤，以高热、畏寒、精神萎靡或惊厥为主，可迅即发展为中毒性休克、呼

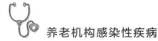

吸衰竭或昏迷。肛拭子或粪便标本检测有助于诊断。

3.其他需鉴别的疾病

严重出血倾向者应与过敏性和血小板减少性紫癜、急性白血病等相鉴别。以肾功能损伤为主要表现的出血热应与原发性急性肾小球肾炎、急性肾盂肾炎等肾脏疾病相鉴别。少数有剧烈腹痛伴明显腹膜刺激征者应与外科急腹症相鉴别。

七、治疗及护理

（一）治疗

本病的治疗原则为"三早一就"，即早发现、早休息、早治疗和就近治疗。以综合疗法为主，合理的液体疗法是各期最重要的治疗措施。早期应用抗病毒治疗，中晚期则针对不同症状发生发展的病理生理机制采取相对应的治疗。治疗中需注意防止休克、肾衰竭和出血。

1.发热期的治疗

本期的治疗原则为抗病毒、抗渗出、改善中毒症状、预防 DIC 和肾衰竭。

（1）一般支持治疗：发病后应卧床休息，就近治疗，长途转运会因路途颠簸而加重血管等病理损伤。给予营养丰富、易于消化的饮食。高热者慎用退热药物，以物理降温为主。有剧烈呕吐或腹泻的患者应通过静脉补液。

（2）抗病毒治疗：可早期给予利巴韦林或 α 干扰素，疗程 3～5 天。利巴韦林成人 800～1200 mg 溶于 10％葡萄糖液 100 mL 内，每天 1 次或分 2 次静脉滴注；α 干扰素 300 万～500 万单位肌注，每天 1 次。抗病毒治疗宜早期进行，自少尿期开始，病毒血症多已消退，抗病毒治疗为时已晚。

（3）抗渗出治疗：应早期卧床休息，可给予芦丁、维生素 C 等，以降低血管通透性。液体疗法是本期最重要且有效的基本治疗措施，发热早、中期每日可按出量（尿、呕吐、腹泻）＋1000～1500 mL 静脉补入平衡盐和葡萄糖等液体；发热晚期肾功能尚好时每日可按出量＋1500～2000 mL 静脉补液，肾损害明显并少尿时应适当减量。补液量应根据体温、血压、尿量及血液浓缩等情况及时进行调整。

（4）改善中毒症状：中毒症状重者可静脉滴注地塞米松 5～10 mg，呕吐频繁者可肌内注射甲氧氯普胺 10 mg。

（5）预防 DIC：低分子葡萄糖酐或丹参注射液可降低血液黏滞性。低分子葡萄糖酐 250～500 mL 静脉滴注，每日 1 次，疗程 3～4 天；丹参注射液

40～60 mL 加入 10％葡萄糖溶液 250～500 mL 中静脉滴注,每日 1 次,疗程 3～5 天。高热、中毒症状和渗出严重者,应每隔 4～6 小时检查凝血时间。处于高凝状态时应按照每千克体重 0.5～1 mL 肝素静脉注射,每隔 6～12 小时一次,当凝血时间大于 30 分钟时停用。

(6)预防肾衰竭:应避免使用对肾脏有损害的药物,可应用普萘洛尔、多巴胺等肾血管扩张剂以增加肾血流量。在补足循环血容量的前提下,可应用利尿剂促进利尿以疏通肾小管和尿路。此外,肌苷对缺血性肾脏损伤有保护作用,可适量静脉滴注。

2.低血压休克期的治疗

出现低血压倾向时应及早补液,可用平衡盐葡萄糖溶液快速滴注,通过药物制止呕吐,并密切监测血压、脉搏、血红蛋白变化和渗出情况。一旦患者进入休克状态,则需立即采取补充血容量、纠正酸中毒、改善微循环、加强止血抗凝、预防并发症等抢救措施。

(1)一般抗休克措施:患者一般采取半卧位,采用鼻导管或面罩法吸氧,必要时加压给氧,供给足够的热量,狂躁不安或抽搐时应给予镇静剂。

(2)补充血容量:应早期、快速、适量补充血容量,争取在 4 小时内稳定血压。液体以平衡盐溶液为主,晶胶结合,不可单纯输入葡萄糖溶液。胶体溶液常用低分子葡萄糖酐、血浆、白蛋白和甘露醇。首次在 10 分钟内静脉推注 300 mL,随即静脉快速(130～150 滴/分)滴入 1000 mL 平衡盐溶液,之后根据血压变化及血液浓缩情况调整补液速度。补充血容量期间应加强监测,血压正常后输液仍需维持 24 小时以上。当收缩压稳定在 100 mmHg 以上,脉压稳定在 25 mmHg 以上,心率保持在 100 次/分以下且心搏有力,外周循环灌注呈改善表现,每小时尿量 25 mL 以上,红细胞、血红蛋白及红细胞压积接近正常,患者安静、神志清楚、呼吸平稳时,说明扩容已适量,低血压休克已逆转,可适当限制液体入量。为防止引发出血,低分子葡萄糖酐每天输入量不宜超过 1000 mL。对休克较重患者,常用双渗平衡盐溶液(即各种电解质浓度提高 1 倍),能使外渗于组织的体液回流血管内,可达到快速补充血容量的目的。

(3)纠正酸中毒:患者休克时,常有严重的代谢性酸中毒,可根据二氧化碳结合力结果使用 5％碳酸氢钠溶液,每次 60～100 mL 静脉推注或快速滴注,每日 1～4 次。

(4)改善微循环:当经过补液、纠酸后,血容量已基本补足、无明显组织外渗、血红蛋白已恢复正常但血压仍未回升,考虑为外周血管张力改变时,可应用血管活性药物和肾上腺糖皮质激素。如多巴胺 100～200 mg/L 静脉滴注,可增强心脏收缩功能、选择性扩张重要脏器小血管;山莨菪碱(654-2) 10～40 mg 静脉注射,可扩张微血管、解除血管痉挛;也可同时用地塞米松 10～20 mg 静脉滴注。

(5)加强止血抗凝:低血压休克期应加强出凝血功能检测,在 DIC 发生后根据所处的不同阶段采取相应的抗凝或抗纤溶措施。

(6)预防并发症:本期极易发生心力衰竭、肺水肿、继发感染和中枢神经系统并发症等并发症,应采取相应的防治措施。

3.少尿期的治疗

本期的主要治疗原则为稳定机体内环境、加强止血、促进利尿导泻和透析治疗。

(1)稳定机体内环境:少尿早期需与休克所致肾前性少尿相鉴别。少尿期因液体潴留,较易出现高血容量综合征,应严格控制液体输入量,一般为出量(尿＋呕吐)＋500～700 mL。应加强血生化监测,及时补充各种电解质;给予高热量、高维生素、易于消化的饮食;不能进食者可每天静脉输入 200～300 g 葡萄糖,必要时可加入适量胰岛素;限制蛋白质的摄入,控制氮质血症,补充糖类亦可减少蛋白质的分解;根据二氧化碳结合力(CO_2CP)的检测结果,可用 5％碳酸氢钠溶液纠正酸中毒;高血钾时可通过使用钙剂、碱性药物、胰岛素＋高渗葡萄糖溶液或血液透析等予以纠正。

(2)加强止血:少尿期极易合并腔道大出血,可通过使用维生素 K、抗纤维蛋白溶解药物进行止血。严重贫血或出血时,应输入少量新鲜血液。

(3)促进利尿及导泻:少尿初期可静脉注射 125 mL 20％甘露醇,以减轻肾间质水肿对肾小管的压迫,增加尿量。若效果不明显,应停止应用。呋塞米为常用利尿药物,可从小剂量开始,逐步加大至每次 100～300 mg,静脉注射。若效果不佳,可适当加大剂量,4～6 小时重复一次。亦可应用山莨菪碱 10～20 mg 或酚妥拉明 10 mg 静脉滴注,每天 2～3 次。但当肾脏损伤严重时,利尿剂常常无效,不宜强制利尿。

导泻可预防高血容量综合征和高血钾,但必须是无消化道出血者。常用甘露醇 25 g,50％硫酸镁 40 mL 或大黄 10～30 g 煎水亦可,每天 2～3 次口服。

(4)透析疗法:包括血液透析、持续性肾脏替代治疗(continuous renal

replacement therapy,CRRT)和腹膜透析,是少尿期尿毒症阶段挽救患者生命的有效措施。透析疗法的指征包括:①少尿 4 天以上或无尿 24 小时以上;②血尿素氮＞28.56 mmol/L,有严重尿毒症表现者;③每天血尿素氮升高＞7.14 mmol/L;④高血容量综合征经保守治疗无效,伴有肠道大出血、肺水肿、脑水肿、严重意识障碍及抽搐者;⑤血钾＞6 mmol/L 及进行性酸中毒,心电图有高耸 T 波的高钾表现。CRRT 为血压或血流动力学不稳定、呼吸衰竭或心力衰竭等不宜搬动的危重患者的首选透析疗法。透析时应尽量选用无肝素透析或应用小分子量肝素,以避免和减少血液肝素化导致的出血。在透析治疗中进行超滤时,为避免发生低血压,超滤总量与超滤速度不宜过大过快。

4.多尿期的治疗

移行期和多尿早期的治疗原则同少尿期,多尿后期的治疗原则主要是维持水和电解质平衡、防治继发感染。

(1)维持水和电解质平衡:尽早恢复患者饮食,给予半流质和含钾食物,经口补液或进食确有困难者可静脉注射。补液量可控制在尿量的 2/3,以免延长多尿期。

(2)防治继发感染:患者因免疫力降低,易发生泌尿系统和呼吸系统感染,应及时给予有效治疗,避免应用对肾脏有毒性作用的抗生素。

5.恢复期的治疗

治疗原则为补充营养,注意休息(出院后应休息 1～2 个月),逐渐恢复体力锻炼,避免受凉和过劳。应定期复查血压、血常规、肾功能和垂体功能,如有异常应及时治疗。

6.并发症的治疗

(1)腔道大出血:5～10 g 维生素 C 静脉注射能降低血管脆性及渗透性。胃肠道出血可口服凝血酶,咯血可缓慢静脉滴注垂体后叶素,其他止血剂尚有维生素 K、卡巴克洛、酚磺乙胺等。DIC 消耗性低凝血期宜补充凝血因子和血小板,纤溶亢进期可静脉滴注 6-氨基己酸或氨甲苯酸。对于肝素类物质增高所致出血,可静脉注射鱼精蛋白或甲苯胺蓝。

(2)心肺功能不全:发生心力衰竭肺水肿时,应立即控制或停止输液,患者采取半坐位并给予吸氧,可给予毛花苷 C 强心、地西泮镇静、酚妥拉明扩张血管,利尿、导泻可减轻高血容量,还可进行透析治疗。发生 ARDS 时应及时纠正肺微循环障碍,可每 8 小时一次静脉注射地塞米松 20～30 mg 以

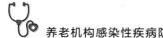

减轻渗出和扩张微循环,应限制入水量并应用利尿剂或导泻疗法治疗肺水肿。此外,应进行高频通气或用呼吸机行人工终末正压呼吸以纠正缺氧。

(3)中枢神经系统并发症:可稍微抬高(15°～30°)床头以减轻患者头部充血,但不能用于深度昏迷患者。严格限制液体入量,可用冷敷或冰帽进行头部降温,颅内高压可应用甘露醇、速效利尿剂、地塞米松等以脱水降压,出现抽搐时应静脉注射地西泮或戊巴比妥钠。应注意维持患者的呼吸功能,防止呼吸衰竭。

(4)自发性肾破裂:多见于右肾,应采取镇痛、补液、输血、抗休克等紧急措施,在维持血压的情况下立即进行手术缝合。

(二)护理

1.一般护理

医护人员和其他工作人员对待患者和家属应态度庄重、亲切,消除患者对疾病的恐惧心理,嘱患者及时如实反映病情并积极配合治疗,帮助患者树立战胜疾病的信心。

房间内应安静、清洁,温度适宜(18～25 ℃),空气清新,陪护人员不宜过多。患者应卧床休息,不应随意搬动,特别是发热末期、低血压休克期及有腔道出血的患者更应注意。多尿期以前的患者血液、尿液及其他排泄物污染的用具均应消毒处理,严格执行无菌诊疗操作,可定期用空气消毒机进行室内空气消毒。应保持床铺干燥、平整,帮助患者定时翻身,预防呼吸道感染和压疮的发生。护理患者时,动作应轻柔。应给予患者清淡可口、易消化的食物,少尿期以糖类为主。

体温、脉搏、血压、呼吸的监测应认真细致,及时发现患者病情变化情况并采取相应措施。准确记录出入水量是进行液体疗法的关键,应随时记录。入量包括饮水、饮食所含的水量、静脉输入量、灌肠的液体量等,出量包括尿量、呕吐量、粪便所含水分和出血量等。

2.重症患者的护理

(1)做好口腔卫生和皮肤清洁护理:应定时帮助患者漱口,预防口腔糜烂及化脓性腮腺炎的发生,昏迷患者可用盐水棉球清洗口腔。患者大汗时应及时用毛巾擦干,潮湿的衣服和被褥要及时更换。应定期用温水洗擦患者躯干、腋下等皮肤,有消化道出血者应在便后用温水清洗肛门部位皮肤。

(2)防止压疮发生:长期卧床的患者因臀部等皮肤长期受压、血液循环不良,容易发生压疮。因此,床铺应平整,应帮助患者定期翻身、按摩受压部位,如有必要可使用气圈或海绵垫以减轻压迫。受压皮肤尚未形成压疮时,可涂擦50%酒或含红花酒精并按摩,以促进皮肤血液循环,防止压疮的发生。

(3)及时清除呼吸道分泌物:为防止肺部继发感染和呼吸道阻塞,应及时清除昏迷或体力虚弱患者咽部和气管的分泌物,对气管切开患者,应定期湿化和吸痰。

八、预防与控制

（一）防鼠灭鼠

携带汉坦病毒的鼠类是流行性出血热的主要传染源。因此,防鼠灭鼠是本病预防与控制的关键。

1.防鼠

防鼠是灭鼠的前提,只有在做好防鼠的条件下,才能取得较好的灭鼠效果。断绝鼠类的食物来源、阻断其活动路径、清除其隐蔽场所,可减少其生存繁殖条件,从而降低鼠类密度。

建筑物的墙基应用石块或砖砌成,深入地面下 1 m,向外建成"L"形更好。墙壁最好有 20～30 cm 高的水泥墙裙和 0.5 m 以上的砖墙,墙角最好抹成弧形,墙与梁、柱的交接处应填平抹实。门与门框、窗与窗框应合缝,门框、窗框与墙壁间应无空隙,天花板的板端应嵌入墙中,穿墙的管道、电线周围应有铁皮圆环,通气孔、排水口应加铁丝网。

粮食、蔬菜、面粉等应存放在鼠类不易接触的地方,粮食、面粉应随时注意密闭。剩余的食物应注意覆盖保存,避免鼠类触及;残羹剩饭不可乱倒。

居住环境应经常打扫清洁,物品摆放整齐。若有饲养家禽家畜的场所,应定期搞好清洁卫生。发现鼠洞应及时堵塞。

2.灭鼠

灭鼠可以从根本上降低鼠类密度,减少其与人群的接触机会,降低其对人群的危害。灭鼠的最佳时机为流行高峰前一个月,对于养老机构来讲,应日常采取灭鼠措施。使用毒饵灭鼠时,应常备鼠药解毒剂和解毒用具。常用的灭鼠方法有器械法、药物法、生物法和生态法,可综合考虑灭鼠的效果、效率、安全性、费用支出等情况,选择合适的灭鼠方法。

器械灭鼠法具有对人畜比较安全、不污染环境、简单易行、便于推广,可减少尸臭发生等优点;其缺点是效率较低,剩余鼠密度高,同种捕鼠器连用时效果迅速下降,灭鼠效果与使用者熟练程度有关。常用的捕鼠、灭鼠器械有鼠夹、鼠笼、三角闸、压板、电子猫、粘鼠板等,具体使用方法可以参照各自的说明书,需要使用诱饵的捕鼠器应选用新鲜诱饵。捕鼠器应放置在鼠类经常活动或觅食的地方,沿墙布放时应将笼口或夹端面向墙根使成直角。连续多天无鼠捕获时,宜将捕鼠器撤走,不应长期空放。在捕到鼠后捕鼠器不应清洗,也不宜用难闻的消毒剂进行消毒,可选用无味的消毒方法,以免影响捕鼠器的灵敏度。

药物灭鼠可使用肠道毒物和熏蒸毒物,但熏蒸法不适用于养老机构灭鼠。肠道毒物常制成毒饵使用,具有效果好、功效高、支出少、使用方便等优点,缺点是污染环境、可能误伤其他动物或人。应使用经国家有关部门批准注册的灭鼠药物,严禁使用禁用或未经批准的药物。常用的灭鼠药物有磷化锌、毒鼠磷、杀鼠灵、敌鼠钠、杀鼠醚、氯敌鼠、溴敌隆、大隆、杀它仗等,使用量需参照各自说明书,应添加在诱饵内使用。使用较多的诱饵包括小麦、玉米等整粒谷物或其碎片,玉米面、面粉等粮食粉或粮食粉加蜡制成蜡块,萝卜、西瓜皮、苹果等瓜果蔬菜等。诱饵应新鲜,还可加入适量植物油、盐、味精、糖、鱼粉、奶粉等以提高诱饵的适口性,增加鼠的摄食量。诱饵应添加警告色,以免误食,但警告色应能被鼠类接受。灭鼠药物和诱饵制成的毒饵应由受过培训的人员投放,具体投放方法需结合鼠类的活动特点因地制宜。有明显鼠洞的,可以将毒饵投入洞内或投在洞外离洞口约 10 cm 处;有鼠迹可寻时,可在鼠类的主要活动场所投放;在室内和建筑物周围,可沿墙根每隔 10~20 m 投放一堆毒饵。推荐使用毒饵盒或投饵站,可以减少及避免人畜误食、延长毒饵的适用期、增加鼠类摄食机会等,宜于长期布放毒饵。

生物灭鼠法可以借助猫、鹰、蛇等鼠类的天敌,但不适用于养老机构。

(二)注意饮食卫生

应做好食物储存工作,避免鼠类或其排泄物污染食品和餐具。餐饮具用后应洗净消毒,剩余饭菜若再次食用必须加热或蒸煮。

(三)患者及其住处的处理

患者的血液、尿液、粪便等应消毒后排放,被患者血液、尿液、粪便等污染的衣物、被褥可煮沸 30 分钟消毒或用含有效氯 500 mg/L 的含氯消毒剂浸泡 30 分钟后洗净晾晒。患者所在房间的物体表面可用含有效氯 1000 mg/L 的含氯消毒剂擦拭消毒,作用 30 分钟后用清水擦拭干净。应在保证室内温度的情况下加强室内通风,但须注意风速对患者的影响。采用紫外线灯对室内空气进行消毒时应确保室内无人,患者无法移动而又确需紫外线消毒时,需采用合适方式对患者裸露部位进行覆盖。建议使用空气消毒机对室内空气进行消毒。

（四）疫苗及预防接种

接种流行性出血热疫苗可以产生保护性抗体,有效降低感染风险。因接种疫苗后一般需 30～50 天才会产生抗体,故被鼠类咬伤或接触传染源后再接种疫苗并不能对本次感染起到保护作用。有研究发现,接种出血热疫苗 7～8 年后抗体保护率会下降 90％以上,因此需在该时期进行一次加强免疫。

我国于 20 世纪 90 年代初研发出流行性出血热疫苗,之后随着科技的发展不断改进,并自 2008 年开始在重点省份的高发地区将其纳入扩大免疫规划,接种的目标人群为 16～60 岁人群。

1.疫苗研究进展

目前,已在使用或处于研发中的疫苗主要有以下几类:

（1）灭活疫苗:主要分为单价和双价两种,病毒经培养、分离、纯化、灭活后加入 $Al(OH)_3$ 佐剂制成。组织培养的单价灭活疫苗主要以沙鼠或地鼠肾细胞为基质制备而成;双价灭活疫苗是目前生产和使用的主要疫苗,以沙鼠肾细胞、地鼠肾细胞或 Vero 细胞为基质制备而成。我国学者在双价灭活疫苗的基础上对生产过程中细胞和亚细胞器的去除、牛血清残留的处理及提高抗原含量等方面做了进一步的改进,研制出双价纯化疫苗,进一步减轻了疫苗接种的不良反应,简化了免疫程序。目前,我国使用的是汉滩病毒和汉城病毒的双价灭活疫苗,共有 0 天、15 天和 1 年 3 剂,完成疫苗接种后 90％的接种者在 33 个月后体内中和抗体仍保持阳性。我国流行性出血热年发病率的显著下降即得益于灭活疫苗的扩大接种。

（2）减毒活疫苗:多项研究发现,汉滩病毒和汉城病毒经多次传代后能使动物产生高滴度抗体但不致病;亦有研究通过空斑克隆在实验室细胞传代的病毒中挑选出毒力低的弱毒克隆株,同样在动物体内产生高滴度抗体而不致病。这些研究为研发减毒活疫苗提供了重要的科学依据,但尚未见有上市产品。

（3）DNA 疫苗:关于汉坦病毒 DNA 疫苗的研究也有许多。众多研究发现,将编码病毒糖蛋白 M 片段的 DNA 疫苗免疫受试动物后可以保护其不受同型病毒的攻击,而将编码病毒壳蛋白的 S 片段的 DNA 疫苗免疫受试动物后不能产生保护作用,但两种 DNA 疫苗均可刺激受试动物产生高滴度抗体,诱导产生很强的体液免疫和细胞免疫反应。虽然 DNA 疫苗的动物实验显示了其可以在体内持续表达、免疫效果好等优点,但其作用机制、安全性还有待进一步明确,距离上市应用还相差甚远。

(4)基因工程疫苗:有研究将汉坦病毒的 M 和 S 片段重组于痘苗病毒后构建出表达汉坦病毒结构蛋白的重组痘苗病毒,并发现 G1、G2 和核蛋白三种结构蛋白表达的种类越多,诱导动物产生的保护力越全面。相关Ⅰ期临床试验研究显示,皮下接种比划痕接种效果好;Ⅱ期临床试验研究显示,此类疫苗在未种痘人群中有较高的抗体阳转率。通过杆状病毒、甲病毒构建的表达汉坦病毒糖蛋白和核蛋白的重组病毒亦可较好地实现表达目的,使受试动物获得保护性免疫。HBV 颗粒核心嵌合表达汉坦病毒核蛋白的相关研究也在进行中,HBV 核心颗粒有可能成为表达汉坦病毒保护性抗原表位的良好载体。

2.预防接种

流行性出血热疫苗的接种对象主要为高发流行地区人群及其他地区的高危人群,年龄 16～60 岁,实际应用中也可扩展到 10～15 岁及 61～70 岁。应选用与当地流行病毒型别相同的疫苗,完成接种总共需要注射 3 针,间隔时间需参照其说明书,一年后应加强免疫 1 针以提高抗体水平、保持免疫力。接种部位为上臂三角肌,肌内注射,不宜做皮下注射。接种后,个别人注射局部会出现短暂肿胀、疼痛或轻微红肿,一般无其他反应。发热及患有严重疾病、慢性心血管疾病、严重过敏者不得接种。疫苗使用前应充分摇匀,安瓿瓶破裂或出现不能混匀的异物或絮状物时不应再使用。沙鼠和地鼠肾细胞疫苗为橘红色,若疫苗出现黄色或紫色等变色,亦不应再使用。

第十一章

老年性腹泻

老年性腹泻可由多种原因引起,如甲亢、糖尿病、药物、消化道肿瘤、病原体感染等。本章只介绍由肠道内各种病原体感染而引起的腹泻,其临床表现除了腹泻以外,还可伴有呕吐、发热、恶心、腹痛、厌食、不适、头痛、肌痛等症状,这些症状可以单独或联合出现。感染性腹泻是一种常见疾病,可以发生在各个年龄组,是老年人因病住院甚至死亡的常见原因。病原体主要包括细菌、病毒、真菌和寄生虫等。其传播途径大致相同,主要通过食物摄入或粪-口传播途径感染,也不排除少数可以由呼吸道飞沫传播。各种腹泻处理原则相似,但不同病原体引起的腹泻,在流行病学、发病机制、临床表现及治疗上又有不同特点。《中华人民共和国传染病防治法》将霍乱定为甲类传染病,将细菌性和阿米巴性痢疾、伤寒和副伤寒定为乙类传染病,除上述以外的感染性腹泻定为丙类传染病。

一、病原学

常见的引起腹泻的病原体分为细菌、病毒、寄生虫、真菌等。其中细菌包括霍乱弧菌、志贺菌、大肠埃希菌、沙门氏菌、副溶血性弧菌、耶尔森菌、弯曲菌、金黄色葡萄球菌、艰难梭菌等,病毒包括轮状病毒、诺如病毒、札如病毒、星状病毒、肠道腺病毒,寄生虫包括溶组织阿米巴、蓝氏贾第鞭毛虫、隐孢子虫、人芽囊原虫等,真菌包括念珠菌、曲菌、毛霉菌等。随着近年来微生物学鉴定技术和分子生物学的发展及应用,临床上又从腹泻粪便标本中发现不少新的肠道病原体,如博卡病毒、爱知病毒、托若病毒、小双节 RNA 病毒、瘟病毒等,但是要建立这些病原与腹泻疾病的联系还需要进行进一步的调查,以研究其是否符合科赫(Koch)氏病原学假说。以下介绍重要的和常

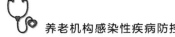

见的几种腹泻病原体。

（一）霍乱弧菌

霍乱弧菌是烈性传染病霍乱的病原体，属于弧菌科弧菌属。根据 O 抗原的不同，其分为 155 个 O 血清型，其中 O1 群和 O139 群引起霍乱。O1 群是霍乱的主要致病菌，根据生物学特性的不同，O1 群霍乱弧菌又分为古典生物型和埃尔托生物型。如根据抗原因子的组合不同又可将 O1 群霍乱弧菌分为小川型（Ogawa，含 A、B 抗原）、稻叶型（Inaba，含 A、C 抗原）和彦岛型（Hikojima，含 A、B、C 抗原）三个血清型。

霍乱弧菌革兰氏染色阴性，是弧形或逗点状的杆菌，有鞭毛，患者粪便涂片可见霍乱弧菌呈"鱼群"样。霍乱弧菌为兼性厌氧菌，在普通培养基中生长良好，在碱性环境中生长更快。霍乱弧菌可产生肠毒素、神经氨酸酶、血凝素，菌体裂解还可以产生内毒素，其中霍乱肠毒素是导致腹泻毒素中最强的毒素，是产生霍乱的关键因子。

霍乱弧菌对干燥、热、酸、日光及消毒剂敏感，55 ℃加热 10 分钟或者 100 ℃煮沸 1～2 分钟即可杀死，在正常胃酸中能存活 4 分钟。使用含氯消毒剂时，浓度 500 mg/L 作用 15 分钟即可杀死。霍乱弧菌在外界环境中生存时间较长，在河水、井水、海水中可存活 1～2 周，阴暗处 1 周，泥土中 3～4 天。

（二）志贺菌

志贺菌俗称"痢疾杆菌"，是引起人类细菌性痢疾的病原体，属于肠杆菌科志贺菌属，为兼性厌氧的革兰氏阴性杆菌，有菌毛，无鞭毛、荚膜及芽孢，不具动力，最适宜于需氧生长。抗原构造上有 O 抗原，无 H 抗原，部分菌种有 K 抗原。

按抗原结构和生化反应不同将志贺菌分为四个群，A 群为痢疾志贺菌，B 群为福氏志贺菌，C 群为鲍氏志贺菌，D 群为宋内志贺菌。目前，我国以福氏和宋内志贺菌占优势，某些地区仍有痢疾志贺菌流行。志贺菌进入机体后引起疾病症状的轻重与细菌数量、致病力和人体抵抗力有关。痢疾志贺菌的毒力最强，可引起严重症状。宋内志贺菌感染多呈不典型发作。福氏志贺菌感染易转为慢性。某些慢性病、过度疲劳、暴饮暴食等因素可导致人体抵抗力下降，有利于志贺菌侵入。

志贺菌侵入肠黏膜上皮细胞和固有层后，引起炎症反应和小血管循环障碍，导致肠黏膜炎症、坏死及溃疡。病变主要累及直肠、乙状结肠，严重时可波及整个结肠和回肠末端。所有志贺菌均能产生内毒素和外毒素。内毒素可引起全身反应如发热、毒血症、感染性休克及重要脏器功能衰竭。外毒素有肠毒素、神经毒素和细胞毒素,分别导致相应的临床症状。志贺菌对理化因素抵抗力较弱,对酸和一般消毒剂敏感。

（三）大肠埃希菌

大肠埃希菌通称"大肠杆菌",是人和动物肠道中的正常菌群,一般对人无害。大肠埃希菌广泛分布于人和动物肠道,属于埃希菌属,革兰氏染色阴性,无芽孢,大多有鞭毛。它有三种抗原结构,即菌体抗原(又叫"O抗原")、包膜抗原(又叫"K抗原")和鞭毛抗原(又叫"H抗原")。可导致人类腹泻的大肠埃希菌有五类:肠产毒性大肠埃希菌(ETEC)、肠致病性大肠埃希菌(EPEC)、肠侵袭性大肠埃希菌(EIEC)、肠出血性大肠埃希菌(EHEC)、肠集聚性大肠埃希菌(EAggEC)。

肠出血性大肠埃希菌又称"产志贺样毒素大肠埃希菌"(STEC),其主要致病菌株O157:H7在外环境中生存能力极强,可引起出血性大肠炎和溶血性尿毒综合征,具有暴发流行趋势、致病性强、重症患者病死率高等特点,已成为全球性公共卫生问题。大肠埃希杆菌O157:H7抵抗力较强,耐酸耐低温,在自然界的水中可存活几周甚至几个月,在冰箱内则可长期生存,在酸性果汁(pH值为2)中甚至可存活几十天;对氯敏感,在余氯为1 mg/L的水中可被杀死。EHEC能产生大量类志贺样毒素(Shiga-Like toxin,SLT),引起组织病变、溶解、死亡。在细菌产生的毒素中,SLT为最强毒素之一,加热98 ℃ 15分钟可被灭活。

（四）沙门氏菌

沙门氏菌属肠杆菌科,革兰氏阴性肠道杆菌。沙门氏菌属分类复杂,有2200多种(或菌株)。按其抗原成分,可分为甲、乙、丙、丁、戊等基本菌组。其中与人体疾病有关的主要有甲组的副伤寒甲杆菌,乙组的副伤寒乙杆菌和鼠伤寒杆菌,丙组的副伤寒丙杆菌和猪霍乱杆菌,丁组的伤寒杆菌和肠炎杆菌等。除伤寒杆菌、副伤寒甲杆菌和副伤寒乙杆菌引起人类的疾病外,大多数仅能引起家畜、鼠类和禽类等动物的疾病,但有时也可污染人类的食物而引起食物中毒。

沙门氏菌通常寄居在人和动物肠道内,主要通过污染的食品、水源或乳类经口感染,引起伤寒和副伤寒、腹泻、菌血症和败血症等疾病。沙门氏菌多数有周身鞭毛,无芽孢,无荚膜,有菌毛,兼性厌氧;营养要求不高,分离培

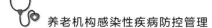

养常采用肠道选择鉴别培养基。生化反应对本属菌的鉴别具有重要参考意义。沙门氏菌不液化明胶，不分解尿素，不产生吲哚，不发酵乳糖和蔗糖，能发酵葡萄糖、甘露醇、麦芽糖和卫芽糖，大多产酸产气，少数只产酸不产气。沙门氏菌抗原结构复杂，一般可分为菌体（O）抗原、鞭毛（H）抗原和表面（Vi）抗原三种。沙门氏菌对理化因素的抵抗力不强，对一般消毒剂敏感，在水中不易繁殖，但可生存 2～3 周，冰箱中可生存 3～4 个月，在粪便中可存活 1～2 个月，在冻土中可越冬。

（五）副溶血性弧菌

副溶血性弧菌又名"致病性嗜盐菌"，常因食用未加工良好的海产品而感染，如墨鱼、海鱼、海虾、海蟹、海蜇，以及含盐分较高的腌制食品如咸菜、腌肉等，感染原因主要是烹调时未烧熟煮透或熟制品被污染。副溶血性弧菌引起的腹泻多在夏秋季发生于沿海地区，常造成集体发病。由于海鲜空运，内地城市病例也逐渐增多。副溶血性弧菌属弧菌科弧菌属，革兰氏染色阴性，兼性厌氧，无荚膜，无芽孢，有鞭毛，不同培养基中生长的菌体形态不同。细菌的致病力跟其产生的溶血素有关。本菌对一般消毒剂敏感，存活能力强，在抹布和砧板上能生存 1 个月以上，在海水中可存活 47 天，但在淡水中生存不超过 2 日。此菌对酸敏感，在普通食醋中 5 分钟即被杀死；对热的抵抗力也较弱，50 ℃ 20 分钟、65 ℃ 5 分钟或 80 ℃ 1 分钟即可被杀死。本菌对常用消毒剂抵抗力很弱，可被低浓度的酚和煤酚皂溶液杀灭。

（六）轮状病毒

轮状病毒属于呼肠孤病毒科轮状病毒属，病毒颗粒呈球形，直径 70 nm，无包膜，有双层衣壳，电子显微镜下病毒颗粒呈车轮状，因此得名。轮状病毒是引起重症病毒性胃肠炎的主要病原，分为 A、B、C、D、E、F、G 共 7 个组，其中 A、B、C 组可导致人类腹泻。A 组是急性胃肠炎最主要病因；B 组可引起成人腹泻；C 组感染遍布全世界，多为散发。其基因组由 11 个双链 RNA 片段组成，编码 6 种结构蛋白（VP1、VP2、VP3、VP4、VP6、VP7）和 6 种非结构蛋白（NSP1、NSP2、NSP3、NSP4、NSP5 和 NSP6）。不同型别的轮状病毒共同感染宿主细胞时，在增殖过程中 11 个基因片段可能会发生重配，病毒重配是自然界中有大量不同病毒株的原因之一。病毒外壳结构蛋白 VP7 和 VP4，可诱导产生中和抗体，对机体免疫起到重要作用。根据 VP7 和 VP4 抗原性不同，病毒可分成不同血清型，VP7 和 VP4 分别决定轮状病毒的基因型 G 型和 P 型，目前 RVA 已经有至少 36 个 G 基因型（G1～G36）和 51 个 P

基因型(P[1]~P[51])。目前使用 G 和 P 双命名系统确定轮状病毒的毒株类型,其中 G9P[8]型是中国大陆近年来主要流行的基因型。目前,轮状病毒无法在传代细胞系中稳定培养。

(七)诺如病毒

诺如病毒呈球形,无包膜,病毒粒子直径为 27~40 nm,基因组是单正链RNA,全长为 7.5~7.7 kb。诺如病毒是病毒性胃肠炎最常见的病因,属于杯状病毒科诺如病毒属,分为 GⅠ~GⅩ 10 个基因群共 49 个基因型。其中GⅡ群和 GⅠ群是最常见的人类致病病原。诺如病毒对各种理化因子有较强的耐受力,耐酸,冷冻数年仍有感染力,60 ℃ 30 分钟不能灭活,但煮沸后病毒失活。诺如病毒感染可导致全球性的流行,并且每隔 2~3 年即可出现新变异株。1995 年至今,已有 6 个 GⅡ.4 基因型变异株与全球急性胃肠炎流行相关,包括 95/96 US 株(1996 年)、Farmington Hills 株(2002 年)、Hunter 株(2004 年)、Den Haag 株(2006 年)、New Orleans 株(2009 年)以及Sydney 2012 株(2012 年)。我国自 2014 年冬季以来,GⅡ.17 变异株呈现优势地位。

二、流行病学

(一)传染源

腹泻患者和隐性感染者是多种腹泻病原的传染源。患者和隐性感染者急性期粪便中有大量的病原,并且病愈后还可以持续数日向外界排出病原。如轮状病毒引起的腹泻患者粪便中的病毒数量可高达 10^{12}/g 以上,腹泻治愈后可继续排毒一周左右,最长可达 40 天。轻症患者和慢性隐匿性患者由于症状轻微而易被忽视,是具有重要流行病学意义的传染源。

除此之外,一些动物是某些腹泻病原的储存宿主,可以导致腹泻的传播。如牛、鸡、羊、狗、猪等是肠出血性大肠埃希菌的储存宿主(其中以牛的带菌率最高,可达 16%),猪、牛等家畜和水禽是小肠耶尔森菌的储存宿主。储存宿主无临床症状,病原菌可以长期存在于储存宿主的肠道中,成为重要的传染源。对某些病原引起的腹泻疾病,动物作为传染源的意义比人类更重要,往往是动物来源的食品污染的根源。如牛肉、奶制品的污染大多来自带菌牛。带菌鸡所产的鸡蛋、鸡肉制品也可造成传播。带菌动物在其活动范围内也可通过排泄的粪便污染当地的食物、草场、水源或其他水体及场所,造成交叉污染和感染,危害极大。

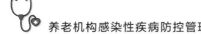

（二）传播途径

粪-口传播途径是腹泻病原最主要的传播途径。不同病原体感染易感者需要的病原数量不同，轮状病毒只需要 10 个病毒颗粒即可感染，肠出血大肠埃希菌只需要 100 个菌体即可以引发感染。腹泻患者、病原携带者、储存宿主的粪便和呕吐物含有大量的病原，可以通过污染的食物、水，接触和蝇媒等途径而感染易感者。暴露风险随着卫生条件的改善与人口密度降低而降低。

1.经食物传播

各种腹泻病原体都可以通过食物来传播。其中对细菌性的病原而言，不同的细菌主要存在的食物种类也不同。如致病性大肠杆菌可从乳酪、汉堡包、海产品、香肠中分离出来。在世界各地报告的肠出血性大肠杆菌感染暴发中，有 70% 以上与进食可疑食物有关。动物来源的食物，如牛肉、鸡肉、牛奶、奶制品等是经食物传播的主要因素，尤其是在动物屠宰过程中，这些食物更易受到寄生在动物肠道中的细菌污染。另外，其他食品，如蔬菜、水果等被污染也可造成暴发。小肠结肠炎耶尔森菌可从肉类、鱼类、牡蛎、淡菜与糕饼中分离出。空肠弯曲菌易通过被污染的牛奶传播。沙门氏菌主要通过被感染动物的肉蛋、内脏及乳制品带菌传播，其次通过水产品传播。副溶血性弧菌媒介食物主要为带菌海鱼与其他海产品。葡萄球菌媒介食物主要为含淀粉或蛋白质的熟食，其次为牛奶。变形杆菌媒介食物主要为熟肉食或凉拌菜。蜡样芽孢杆菌则以存放时间较长的米饭为主要媒介食物，凉鱼、凉肉、甜酒酿等也可成为媒介食物。河弧菌、拟态弧菌、霍利斯弧菌、弗尼斯弧菌媒介食物为海产品。

农业生产和养殖也可以产生污染。草莓等伏地生长的水果、蔬菜被病原体污染的概率较高，主要原因是以粪便施肥或污水灌溉时被污染。近海养殖的贝类及其他海产品由于过滤及富集功能强，易携带诺如病毒，是诺如病毒经食源性传播的重要载体。

2.经水传播

各种水源均可被污染，饮用被污染的水或用被污染的水漱口，洗饮食用具、蔬菜和水果均可引起感染。未充分消毒的游泳池水也会造成腹泻病原体的传播，游泳时咽下被污染的水可引起感染。饮用水水源或城市自来水供水管网如果由于管道的渗漏等原因被病原体污染，会导致管网用户中腹泻疾病暴发。在美国和加拿大都发生过由 O157∶H7 肠出血性大肠杆菌感染饮用水源引起的暴发。

3.密切接触传播

人与人之间的密切接触也可引起病原体的传播。感染者可以通过密切接触、共餐等方式把细菌和病毒传染给其父母、子女、兄弟姐妹或其他与之密切接触的人,如老师、朋友、亲戚等。接触传播也是空肠弯曲菌、致病性大肠埃希菌、蓝氏贾第鞭毛虫、球孢子虫、隐孢子虫、轮状病毒和诺如病毒所致腹泻的重要传播途径。在医院里,也发生过多起由于护士照料患者而感染了 O157:H7 大肠杆菌的事件。诺如病毒暴发感染导致特定环境(如婚宴、游轮、看护机构和医院病房)表面的污染,也可以成为接触传播的一种方式。另外,亲水气单胞菌主要通过与鱼类密切接触或外伤(鱼骨刺伤或被鱼咬伤)、皮肤伤口被水沾湿而感染。

4.蝇媒传播

苍蝇在沙门菌属感染中可有一定传播作用。

除上述粪-口传播途径外,也有极少数病原经非粪-口途径传播,如小肠结肠炎耶尔森菌、轮状病毒可经呼吸道传播而引起流行。或者喷射状呕吐的诺如病毒感染者可以污染局限或者密闭空间的空气或环境而感染其他易感者。

(三)易感人群

接种轮状病毒疫苗是预防轮状病毒感染性腹泻的有效措施。其他腹泻病原尚无针对性预防措施,因此人们对其普遍易感。老年人、有免疫抑制或慢性疾病患者是腹泻的高危人群,容易发生严重的并发症。旅游者易发生细菌性腹泻。诺如病毒基因型众多,感染后产生的抗体无明显保护性作用,因此诺如病毒可反复感染。细菌性痢疾与之类似,不同菌群间及不同血清型痢疾杆菌之间无交叉免疫,故造成重复感染或再感染而反复多次发病。严重的肠出血性大肠杆菌的暴发流行往往容易发生在幼儿园、学校、监狱、敬老院甚至医院等公共场所。肠道腺病毒的易感人群在 2 岁以下,成人很少发病,感染后可获得一定免疫力,但持续时间尚不清楚。

(四)流行特征

1.地区分布

腹泻病原广泛分布于世界各地。发达国家的细菌性腹泻主要由非伤寒沙门氏菌、弯曲菌、志贺菌引起,发展中国家的细菌性腹泻主要以志贺菌、沙门氏菌、大肠埃希菌为主。我国不同地区的腹泻病例病原学构成差异较大,

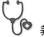

大肠埃希菌、志贺菌等均可能成为当地主要优势腹泻菌。沿海地区以沙门氏菌和副溶血性弧菌为主。

不管在发达国家还是发展中国家,诺如病毒都是引起流行性胃肠炎的主要原因。流行性病毒性胃肠炎通常在家庭或者社区范围内暴发。

2.季节分布

腹泻全年均可发病,一般好发于夏季、秋季。如 EHEC O157:H7 的流行与季节有关,主要发生于夏秋两季,7～8 月是发病高峰期,雨季也是感染高发季节。也有例外的病原,如诺如病毒感染全年都可发生,但腹泻常于冬秋寒冷季节暴发流行,部分细菌性腹泻如耶尔森菌肠炎好发于冬季。细菌性痢疾的流行期为 6～11 月,发病高峰期在 8 月。轮状病毒腹泻流行具有季节性,特别在温带地区的高收入国家,在冬季会出现发病高峰;但在亚洲和非洲的大多数低收入国家,全年均可发病,会出现一个或多个流行高峰。引起此流行特征的原因目前尚未明确。在我国,轮状病毒腹泻呈季节性发病特征,对 26 个省份哨点医院 2011 年 1 月至 2014 年 12 月肠道病原体监测数据显示,轮状病毒以冬季检出率最高,为 39.4%;其次为秋季,为 26.7%;主要流行时间在 10 月到次年 2 月;尽管夏季的检出率相对较低,但夏季的发病数仍占全年发病总数的 10%。

3.人群分布

各年龄组人群均可发生腹泻。医院病房、幼儿园和养老机构是容易发生腹泻的机构,高危人群包括老人、旅行者、免疫缺陷患者(先天性或获得性)、接受化疗患者等。抵抗力弱的老年体衰者更容易发生严重的症状。

4.可地方性感染或暴发流行

腹泻一般为散发感染,但也可以发生腹泻的暴发流行。杯状病毒(包括诺如病毒和札如病毒)是导致流行性胃肠炎最常见的病原体,占所有胃肠炎的 50% 以上。在一些特定机构与幼儿园、养老院,也时有杯状病毒腹泻的暴发。

三、临床表现

腹泻患者都会有粪便次数增多、液体含量或体积增加的表现。除此之外,还可伴有呕吐、发热、恶心、腹痛、厌食、不适、头痛、肌痛等症状,这些症状可以单独或联合出现。不同的病原引起的典型疾病的临床表现可有所不同,但临床症状很难作为感染性腹泻病原诊断的依据,以下介绍几种重要或常见的疾病。

（一）霍乱

霍乱的潜伏期为1～3天，最长可达5天。霍乱发病突然，O1群古典生物型和O139群霍乱弧菌引起的疾病症状较重，而O1群埃尔托生物型常引起隐性感染和轻型霍乱。典型的霍乱病程分为以下三期：

1.泻吐期

泻吐期多以突然发生腹泻开始，继而产生呕吐症状。

（1）腹泻：是霍乱患者的首发症状，其特点为无发热，无里急后重感，一般无明显腹痛。起初粪便是黄色水样便，然后成为米泔水样便，少数患者有肠道出血，排出血性水样便或柏油样便。粪便量多次频，每天2000～4000 mL，严重者8000 mL以上；每天排便可达数十次，甚至排便失禁而难以计数。O139群霍乱常见发热腹痛（达40%～50%），可伴菌血症等肠道外感染。

（2）呕吐：腹泻后出现呕吐症状，多为喷射状，呕吐物初为胃内容物，继而水样，严重者可呕吐米泔水样液体。呕吐多不伴有恶心。另有少部分的患者腹泻时不伴有呕吐。

2.脱水期

频繁的腹泻和呕吐造成患者体液和电解质的大量丢失，使患者迅速出现脱水、电解质紊乱和代谢性酸中毒，严重者出现循环衰竭和急性肾衰竭。脱水期一般持续数小时至2～3天，其病程的长短与治疗的及时性和准确性有关。

（1）脱水：按照脱水量的不同分为轻度脱水、中度脱水和重度脱水，脱水期患者的外观表现非常明显。轻度脱水失水1000 mL左右，此时可见皮肤黏膜开始出现干燥，皮肤弹性略差；中度脱水失水3000～3500 mL，此时可见患者皮肤弹性差，眼窝凹陷，声音轻度嘶哑，血压下降及尿量减少；重度脱水者失水4000 mL左右，患者出现眼窝深陷，两颊深凹，声音嘶哑，皮肤干燥皱缩、弹性消失，唇舌干燥，腹下陷呈舟状，四肢冰凉、体温常降至正常以下，患者极度无力，尿量明显减少，呈现神志淡漠或不清的"霍乱面容"。

（2）肌肉痉挛：由缺钠引起，特别以腓肠肌和腹直肌为最常见，痉挛部位疼痛，肌肉呈强直状态。

（3）低钾综合征：频繁的腹泻使钾盐大量丧失，引起全身肌张力减低、肌腱反射消失、鼓肠、心动过速、心律不齐等。

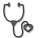

（4）酸中毒和尿毒症：机体内有机酸及氮素产物排泄受障碍以及碳酸氢根离子的大量丢失所致，临床表现为呼吸增快，严重患者由于脑供血不足出现意识障碍、嗜睡，甚至昏迷。

（5）循环衰竭：此为严重失水所致的低血容量性休克，表现为血压下降、四肢厥冷、脉搏细速微弱。

3.恢复期

腹泻停止，脱水纠正后，以上症状逐渐消失，体温、脉搏、血压恢复正常。少数患者可有发热性反应，体温升高至 38～39 ℃，一般持续 1～3 天后自行消退，故此期又称为"反应期"。其产生原因可能是循环改善后肠毒素吸收增加。

除了以上典型病程和症状外，临床上尚有一种罕见的中毒型霍乱，又称"干性霍乱"。其起病急骤，发展迅速，患者尚未出现明显的吐泻和脱水症状即进入中毒性循环衰竭和休克而死亡。

（二）细菌性痢疾

细菌性痢疾的潜伏期一般为 1～4 天（数小时至 7 天），根据病程长短可以分为急性菌痢和慢性菌痢。

1.急性菌痢

根据全身中毒症状及消化道症状的轻重，急性菌痢可以分为四型：

（1）普通型（典型）：起病急，有中度毒血症表现，畏寒，发热可达 39 ℃以上，伴乏力、食欲减退、恶心、呕吐、腹痛、腹泻、里急后重；先为稀水样便，1～2 天后转为黏液脓血便，每天排便 10 余次至数十次，便量少；常伴肠鸣音亢进和左下腹压痛。自然病程为 10～14 天，多数患者自行恢复，少数转为慢性。

（2）轻型（非典型）：全身中毒症状、腹痛、左下腹压痛、里急后重等症状均不明显；可无发热或仅低热；表现为急性腹泻，每日排便 10 次以下，糊状或水样便，混有少量黏液，无脓血。粪便镜检有红细胞、白细胞，培养有痢疾杆菌生长，可以此与急性肠炎相鉴别。一般病程为 3～6 天，少数转为慢性。

（3）重型：多见于老年体弱或者营养不良的患者，病情进展快，高热，有严重的全身中毒症状及肠道症状；脓血便，便次频繁，甚至失禁，偶尔排出片状假膜；剧烈腹痛及腹部（尤为左下腹）压痛，里急后重明显。后期可出现严重腹胀及中毒性肠麻痹，常伴恶心、呕吐。严重失水可引起外周循环衰竭。部分病例以中毒性休克为突出表现，四肢发冷，体温不升，常有酸中毒和水、电解质平衡失调,少数患者可出现心、肾功能不全。

(4)中毒性菌痢:成人偶尔发生。该型起病急骤,患者有严重的全身中毒症状,高热可达 40 ℃,病势凶险,可有嗜睡、昏迷及抽搐,迅速发生循环和呼吸衰竭。临床以严重毒血症状、休克和(或)中毒性脑病为主,危及生命,但肠道的症状不明显,开始时可无腹痛及腹泻症状。中毒性菌痢按临床表现可分为以下三型:

1)休克型(周围循环衰竭型):以感染性休克为主要表现。表现为面色苍白、四肢厥冷、皮肤花斑、发绀、心率加快、脉搏微弱,血压下降甚至测不出,可出现心、肾功能不全及意识障碍等症状。

2)脑型(呼吸衰竭型):以中枢神经系统症状为主要临床表现。由于脑血管痉挛引起脑缺血、缺氧,从而导致脑水肿、颅内压增高甚至脑疝。患者可出现剧烈头痛、频繁呕吐、烦躁、惊厥、昏迷、瞳孔不等大和对光反射消失等。严重者可出现中枢性呼吸衰竭,该型比休克型病死率高。

3)混合型:兼有休克型和脑型的表现,病情最为凶险,包括循环系统、呼吸系统及中枢神经系统等多脏器功能损害与衰竭,病死率高达 90% 以上。

2.慢性菌痢

菌痢反复发作或迁延不愈达 2 个月以上者,即为慢性菌痢。慢性菌痢可能与急性期治疗不当或致病菌种类(福氏菌感染易转为慢性)有关,也可能与全身情况差或胃肠道局部有慢性疾患有关。慢性菌痢的主要病理变化为结肠溃疡性病变,溃疡边缘可有息肉形成,溃疡愈合后瘢痕导致肠道狭窄。慢性菌痢根据临床表现可以分为三型:

(1)慢性隐匿型:患者有急性菌痢史,无明显临床症状,大便培养显示志贺菌阳性,做结肠镜检可发现黏膜炎症或溃疡等病变。

(2)慢性迁延型:急性菌痢发作后长期迁延不愈,病情时轻时重。患者长期腹泻,黏液脓血便,可有营养不良、贫血、乏力等。

(3)慢性型急性发作:患者有急性菌痢史,间隔一段时间后由于受凉等诱因又出现急性菌痢的症状,但症状较轻。

(三)其他细菌感染性腹泻

其他细菌感染性腹泻的潜伏期一般在数小时至数天,一般急性起病,少数起病较缓慢。临床表现轻重不一,以胃肠道症状最为突出,患者出现食欲减退、恶心、呕吐、腹胀、腹痛、腹泻、里急后重等临床表现。腹泻次数可多至十几、二十多次,甚至大便失禁。粪便可呈水样便、黏液便、脓血便。腹痛一般出现在侵袭性腹泻。腹泻患者一般伴有发热、乏力、头晕等表现。腹泻病情严重者会因脱水引起电解质紊乱甚至休克。细菌感染性腹泻病程为1～2周,常为自限性。超过2周的腹泻称为"迁延性腹泻"。现将常见的细菌感染性腹泻的症状分述如下。

1.产志贺毒素大肠埃希菌(STEC)感染

潜伏期为1～14天,常见为4～8天。轻者可不出现任何症状和体征,或仅出现轻度腹泻。重者则可引起出血性肠炎,尤其是老人可出现溶血性尿毒综合征或血栓性血小板减少性紫癜等并发症。

(1)出血性肠炎:较常见。典型症状为右下腹剧烈疼痛、腹泻,早期可为水样便,随后转为鲜血样便,量中等。常伴低热或不发热。极易被误诊为痢疾。病程7～10天,有时可延长达12天。乙状结肠镜检查见肠黏膜充血、水肿,肠壁张力低下。钡灌肠X线检查可见升结肠、横结肠黏膜下水肿。

(2)肾溶血性尿毒综合征(hemolytic-uremic syndrome,HUS):感染一周后可出现。除肠出血性大肠杆菌O157:H7外,许多细菌和病毒都可引起肾溶血性尿毒综合征,如痢疾杆菌、伤寒杆菌、肺炎链球菌、立克次体样微生物、EB病毒、柯萨奇病毒等。肾溶血性尿毒综合征的主要表现为急性肾衰、血小板减少症和微血管异常溶血性贫血。主要临床症状和体征为血尿、少尿、无尿、皮下黏膜出血等。在O157:H7大肠杆菌感染的人群中,老人最易患肾溶血性尿毒综合征,病死率高达10%～30%。

(3)血栓性血小板减少性紫癜:病情发展迅速,症状包括发热、血小板减少症、微血管异常溶血性贫血、肾功能异常(血尿、蛋白尿、急性肾衰)和神经系统症状(头痛、轻瘫、昏迷、间歇性谵妄)。

2.小肠结肠炎耶尔森菌感染

潜伏期为摄食后3～7天,也有报道11天才发病。病程一般为1～3天,但有些重症病例持续7～14天或更长。由于本菌易在低温下生长,所以本病在一些寒冷的国家和地区或在寒冷的季节较为常见,故被称为"冰箱病"。暴发较为少见,以散发为主。主要症状表现为发热、腹痛、腹泻、呕吐、关节炎、败血症等,粪便多呈水样,带黏液,可有脓血便。腹痛可局限在右下腹,并伴肌紧张和反跳痛,容易误诊为阑尾炎,尤其是幼儿患者。其感染属于自限性疾病,但会引发结节性红斑、关节炎、耶尔森肝炎等肠外疾病。

3.变形杆菌感染

变形杆菌属于腐败菌,在自然界分布广泛,在一般情况下,被污染的食物感官、性状无明显改变,很容易被人误食。有文章报道,在夏秋季,该菌的食品带菌率为 11.3%～60.0%;又因该属细菌生长繁殖的营养要求不苛刻,一般条件即可在食物上繁殖,在细菌性食物中毒中,因变形杆菌引起的中毒次数仅少于沙门氏菌属。在人和动物的肠道中,变形杆菌也常常存在。动物带菌率为 0.9%～62.7%,其中以犬的带菌率最高。其引起的急性胃肠炎、食物中毒潜伏期最短为 2 小时,最长为 30 小时,一般为 10～12 小时,症状包括发热、头痛、头晕、恶心、呕吐、阵发性剧烈腹痛、腹泻、水样便、全身无力。腹泻物为稀便和水样便,有特殊臭味,一日可多达 10 余次。病程一般为 1～2 天,多者 3～4 天。变形杆菌是一种较常见的条件致病菌,是医院感染的常见机会致病菌,可诱发尿道炎、尿道结石、肾盂肾炎、中耳炎、败血症等。

4.沙门氏菌感染

沙门氏菌感染为人畜共患感染性疾病,主要由食用遭受污染的食物导致,典型症状包括发热、恶心、呕吐、腹泻及腹部绞痛等,通常在发热后 72 小时内会好转。婴儿、老年人、免疫功能低下的患者则可能因沙门氏菌进入血液而出现严重且危及生命的菌血症,少数还会合并脑膜炎或骨髓炎。

5.副溶血性弧菌感染

副溶血性弧菌感染潜伏期自 1 小时至 1 天不等,多数为 10 小时左右。起病急骤,主要的症状为腹痛,多呈阵发性绞痛,常位于上腹部和脐周。伴有腹痛、腹泻、呕吐、失水、畏寒及发热。大便性状多样,多数为黄水样或黄糊便,也有部分患者粪便呈洗肉水样、脓血样或黏液血样,但很少有里急后重。重症患者由于吐泻造成脱水,皮肤干燥、血压下降甚至发生休克,出现痉挛、面色苍白或发绀、意识不清等现象,若抢救不及时,呈虚脱状态,可导致死亡。本病病程1～6 天不等,可自限,一般恢复较快。

6.艰难梭菌相关性腹泻

艰难梭菌对氧敏感,分离培养困难,因此得名。艰难梭菌是人类肠道正常菌群成员,长期大量应用抗生素时,尤其是使用作用于肠道细菌的广谱抗生素时,可杀灭或抑制肠道内乳酸杆菌和双歧杆菌等正常菌群的细菌,失去或减弱对艰难梭菌的拮抗作用;而对这些抗生素耐药的艰难梭菌则大量生长繁殖,导致抗生素相关性腹泻和伪膜性肠炎等疾病,其发生率近年来不断升高,是医院感染性腹泻的主要病因。大多数患者表现为轻到中度水样腹泻、发热、腹胀、下腹或全腹散在痉挛性疼痛,伴有全身中毒症状。严重者可见黏液便,血便少见,严重的并发症有脱水、低蛋白血症、电解质紊乱、肠麻

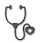

痹和肠穿孔,病死率为 2％～5％,但老年人和衰弱患者病死率高达 30％。

7.旅游者腹泻

旅游者腹泻是旅游者去其他国家和地区发生的腹泻,是出国旅行者中报告的最主要的感染性疾病。由于国际往来频繁,发生本病者也日益增加,尤其赴非洲、拉丁美洲、亚洲地区者发病率可高达 60％。旅游者腹泻可由多种病原引起,主要是细菌,如沙门氏菌、弧菌、产肠毒素大肠杆菌、志贺氏菌等。有些腹泻未能培养出病原体,可能为功能性。旅游者腹泻的临床表现取决于所感染病原体的种类。腹泻发生的时间大多为抵达旅游地 3～7 天后。腹泻发生与否与患者本人身体情况和旅游生活等因素有关。除细菌性痢疾外,其他几种腹泻表现以水样便为主,患者可有食欲缺乏、呕吐和脱水,重者出现腹部绞痛和发热等症状。

(四)病毒性腹泻

不同病毒引起腹泻的临床表现十分相似,无明显的特征性,临床上难以从症状区分所感染的病毒。以下仅对轮状病毒、诺如病毒和肠道腺病毒引起的腹泻的临床表现加以介绍。

1.轮状病毒腹泻

轮状病毒胃肠炎的潜伏期为 2～3 天。成人多为轻型或亚临床感染。该病起病急,症状主要从呕吐开始,然后开始腹泻,排黄色水样便,无黏液,无脓血,无里急后重,一般每天 10 余次,重者超过 20 次。一般伴有发热,其他伴发症状有恶心、呕吐、厌食、腹痛、肌痛、头痛等。接近一半的患儿在腹泻之前出现咳嗽、流涕等上呼吸道症状,严重者有支气管炎或肺炎表现,成人少见。严重病例可发生脱水、代谢性酸中毒和电解质紊乱。普通患者的临床症状轻微,多数腹泻持续 3～5 天,有自限性,但也有少数患者会持续1～2周,个别长达数月。体弱者、老年人及接受免疫抑制剂治疗的患者症状较重。少数患者可出现肠套叠、直肠出血、溶血性尿毒综合征。严重脱水患者未得到及时治疗导致循环衰竭和多器官功能衰竭是本病的主要死因。

2.诺如病毒腹泻

诺如病毒腹泻的潜伏期为 12～48 小时,不同基因群的潜伏期没有显著差异。诺如病毒感染发病以轻症为主,最主要的症状是腹泻和呕吐,其次为恶心、发热、腹痛、头痛、畏寒、食欲减退、乏力和肌肉酸痛等。腹泻为黄色稀水便或水样便,每天 10 多次,一般持续 1～3 天自愈,死亡罕见。成人中腹泻常见,重症或死亡通常发生于高龄老人。诺如病毒感染的病程通常较短,症状持续时间平均为 2～3 天,但高龄人群和伴有基础性疾病患者恢复较慢。

诺如病毒感染者的病毒谱差异很大。如有的感染者反复呕吐 20 次,而另外的感染者没有呕吐而只是腹泻。在一项实验研究中,人为感染了 50 位志愿者,其中 68％的志愿者产生了临床症状,其他的 32％无症状。临床症状中最常见的是恶心、乏力不适及腹痛。腹泻水样便,无黏液、血液或白细胞。症状持续 12～48 小时。

3.肠道腺病毒腹泻

肠道腺病毒型别众多,其中 40 型和 41 型可引起腹泻。该病潜伏期为 3～10 天,平均 7 天。临床表现与轮状病毒胃肠炎相似,但病情较轻,病程较长。腹泻每天 10 多次,粪便呈稀水样,伴有呕吐,偶有低热等症状。部分患者同时可有鼻炎、咽炎、气管炎等呼吸道感染症状。发热通常持续 2～3 天而恢复正常。少数患者腹泻延至 3～4 周,极少数患儿成为慢性腹泻,以致引起营养不良,影响正常发育。

四、实验室检查

(一)霍乱

1.一般检查

(1)血常规及生化检查:失水可引起血液浓缩,红细胞计数、血红蛋白和白细胞计数升高,血清钾、钠、氯化物和碳酸盐降低,血 pH 值下降,尿素氮、肌酐升高,而碳酸氢离子下降。治疗前由于细胞内钾离子外移,血清钾可在正常范围。当酸中毒纠正后,钾离子移入细胞内出现低钾血症。

(2)尿常规:少数患者尿中可有蛋白,镜检有少许红细胞、白细胞和管型。

(3)粪便常规:镜检可见黏液和少许红细胞、白细胞。

2.病原菌检查

(1)粪便涂片染色:取粪便或早期培养物涂片并进行革兰氏染色,显微镜下可见革兰氏染色阴性的弯曲弧菌,呈鱼群样排列。

(2)动力试验和制动试验:将新鲜粪便做悬滴或增菌培养 6 小时的表层培养物做暗视野显微镜检,见运动活泼呈穿梭状的弧菌,则为动力试验阳性。

随后加上 O1 群抗血清 1 滴,如细菌停止运动,说明由于抗原抗体作用凝集成块,提示标本中有 O1 群霍乱弧菌。如细菌仍活动,再加 1 滴 O139 群

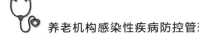

抗血清,如细菌活动消失则提示为 O139 霍乱弧菌。

(3)增菌后分离培养:所有怀疑霍乱患者的粪便,除做显微镜检外,均应做增菌后分离培养。应在使用抗菌药物之前留取粪便,取后尽快送到实验室做培养。一般用 pH 值为 8.6 的碱性蛋白胨水作为增菌培养基,置37 ℃培养 6～8 小时后表面能形成菌膜。此时应再转种到选择性培养基做进一步的分离培养,并进行动力观察和制动试验。

(4)霍乱弧菌胶体金快速检测法:该方法主要检测 O1 群和 O139 群霍乱弧菌抗原成分。该方法的检出下限为每毫升 10^5 个菌,在轻型病例及带菌者调查中存在一定的漏检可能,为提高检出率需要同时进行增菌培养后检测。

(5)霍乱毒素基因 PCR 检测:通过 PCR 方法特异性扩增霍乱弧菌毒素基因来快速诊断霍乱,特异性和灵敏度均较高。其中,通过霍乱弧菌毒素基因亚单位 CtxA 和毒素协同菌毛基因 TcpA 来区别霍乱菌株和非霍乱弧菌,然后基因测序后根据 TcpA 基因的不同 DNA 序列来区分古典生物型和埃尔托生物型霍乱弧菌。

(6)血清免疫学检查:主要用于流行病学的追溯诊断和粪便培养阴性的可疑患者的诊断。霍乱弧菌感染后,患者体内能产生抗菌抗体和抗肠毒素抗体。抗菌抗体中的抗凝集素抗体一般在发病第 5 天出现,病程 8～21 天达高峰。通过血清凝集试验,在发病第 1～3 日及第 10～15 日各取一份血清,若第二份血清的抗体效价比第一份增高 4 倍或 4 倍以上,有诊断参考价值。

(二)细菌性痢疾

1.一般检查

(1)血常规:急性菌痢患者白细胞总数和中性粒细胞比例可轻至中度增多,可达$(10～20)×10^9/L$,慢性患者可有血红蛋白低等贫血表现。

(2)粪便常规:粪便外观多为鲜红的黏液脓血便,镜检可见白细胞(每高倍镜视野白细胞或脓细胞≥15 个)和少数红细胞,并有巨噬细胞。

2.病原学检查

(1)细菌培养:粪便培养出痢疾志贺菌杆菌可以确诊。标本需要在抗菌药物使用前采集,取脓血部分及时送检和早期多次送检均有助于提高阳性率。

(2)核酸检测:采用 PCR 或核酸杂交可直接检查粪便中痢疾杆菌的基因组核酸,具有灵敏度高、特异性强、快速简便、对标本要求低等优点,有助于早期诊断。

3.免疫学检查

采用免疫学方法来检测抗原,优点是早期、快速,对早期诊断有一定帮助,但缺点是由于粪便中抗原成分复杂而易出现假阳性。

4.肠镜检查

急性菌痢患者肠镜检查可见肠黏膜弥漫性充血、水肿,有大量渗出液和浅表溃疡。慢性患者肠黏膜呈颗粒状,可见溃疡或息肉,并可取病变部位分泌物做细菌培养。

5.X线钡餐检查

该检查适用于慢性菌痢患者,可见肠道痉挛、动力改变、袋形消失、肠道狭窄、黏膜增厚或呈阶段状。

（三）其他细菌感染性腹泻

1.血常规

细菌感染性腹泻一般血常规表现为白细胞总数升高或正常,中性粒细胞增多或伴核左移。沙门氏菌感染者血白细胞计数多在正常范围;副溶血弧菌感染者白细胞数可高达 $10 \times 10^9 / L$ 以上,中性粒细胞比例增高。

2.大便常规

可肉眼观察患者粪便的外形,量,稠度,以及有无食物残渣、黏液、脓血等特征。不同细菌感染后粪便可呈脓血便、血便、黏液便、稀水样便、洗肉水样便等性状。弯曲菌感染时,应用粪便悬滴检查,在显微镜下可见突进性运动的螺旋形细菌。粪便呈稀水样,镜检可见少量白细胞,血水样便镜检可见较多红细胞和少量白细胞,血性黏液便镜检可见到多数红细胞及白细胞。

3.细菌培养

呕吐物和粪便培养发现病原菌为确诊依据,但一般培养阳性率低,需要采取多种方法提高阳性率:①需要在患者应用抗菌药物治疗之前进行采样。②取新鲜粪便的黏液脓血部分。③标本要做到保温和及时送检。④可以通过连续多次培养来提高检出率。⑤在结肠镜检时取材。⑥粪便培养仅检出常规病原菌(如志贺菌和沙门氏菌)已远远不够,除采用双硫与血液琼脂培养基外,应根据可疑致病菌选择相应的培养条件与选择性培养基,如厌氧培养基(可分离难辨梭菌、产气荚膜梭菌等)、含有抗生素的选择性培养基(可分离弯曲菌)、碱性或含盐培养基(可分离霍乱弧菌及其他弧菌)等。挑取多个菌落做各种鉴定是提高阳性率的关键。

4.免疫学检查

常用的免疫学检查方法有乳胶凝集试验、酶联免疫吸附试验(ELISA)、被动血凝集试验(PHA)、免疫荧光法(IFA)等,用来检测粪便中的细菌、特异性毒素和血清中的特异性抗原抗体。自单克隆抗体作为诊断试剂应用以来,免疫学检查的灵敏性与准确性得到极大提高,目前已用于痢疾杆菌、大肠杆菌不耐热肠毒素(heat-labile enterotoxin,LT)抗原、抗体等的检测。

5.核酸检测

通过 PCR 技术和基因探针技术检测病原菌特异性核酸片段是一种简便、迅速、灵敏的方法。其他核酸检测方法包括 DNA 指纹图谱、脉冲凝胶电泳等。

6.生化反应和血清学反应

生化反应可采用山梨醇发酵试验、葡萄糖醛酸酶试验、棉子糖发酵试验、卫矛醇发酵试验、鸟氨酸和赖氨酸试验进行初筛,然后用病原菌血清学反应如抗血清玻片凝集试验等进行鉴定。

7.气相色谱

在对厌氧菌的鉴定中,气相色谱仪的使用已较普及,如用于难辨梭菌的快速诊断等。

8.肠毒素检测

(1)生物学鉴定:用乳鼠灌胃法鉴定耐热肠毒素(heat-stable enterotoxin,ST)、亲水气单胞菌肠毒素等,也可用家兔肠祥分泌试验检测 ST 和 LT。

(2)组织培养法:用 Y1 肾上腺细胞、中国田鼠卵细胞等组织培养细胞进行细胞毒素和 LT 的分类。

(四)病毒性腹泻

1.血常规和血生化检查

外周血白细胞总数多为正常,少数可稍升高。常有淋巴细胞及单核巨噬细胞升高,严重者有电解质的紊乱,如低钠、低氯血症,低白蛋白血症等。

2.便常规

粪便外观多为黄色水样,无脓细胞及红细胞,有时可有少量白细胞。

3.病原学检查

(1)抗原检测:使用酶免疫实验(EIA)检测粪便中的特异性病毒抗原是轮状病毒最常用的实验室诊断方法。商品化的 ELISA 试剂盒检测大便标本中的轮状病毒比乳胶凝集试验更加灵敏,敏感性和特异性分别高达 98% 和 100%。该方法快速简便,准确性高。在诺如病毒方面,第一个开发的用于检测抗原的免疫学分析方法是放射免疫测定(RIA),随后诞生了 EIA 技术。诺如病毒的 EIA 技术尚不如轮状病毒有效,批准的诺如病毒 EIA 商品试剂敏感性相对较差,限制了在诊断中的应用。

(2)PCR 检测:使用 PCR 或反转录 PCR(RT-PCR)可以特异性地检测出粪便标本中的病毒 DNA 或 RNA,用时短,具有很高的敏感性和特异性。尤其是近年来轮状病毒 A 组、诺如病毒、札如病毒、星状病毒、肠道腺病毒均已有成熟的荧光定量 PCR 诊断方法。PCR 可以检测出数量较低的核酸,现已确定低至 10~40 个基因组拷贝的诺如病毒即可被检出。PCR 技术已成为诊断病毒性腹泻备受青睐的方法,也正在越来越多地被应用于检测与病毒性胃肠炎暴发相关的食品、水样、污染和其他环境样品中的病毒。

(3)电镜或免疫电镜:电子显微镜检查是最早用于病毒感染诊断的方法,但现在电镜检查属于科研实验室的研究手段,不适宜用于临床。电镜检查可直接观察病毒形态及检测特异性抗原颗粒,但诺如病毒常因病毒量少而难以发现。

(4)凝胶电泳分析:对于轮状病毒而言,从粪便提取液中提取病毒 RNA 进行聚丙烯酰胺凝胶电泳(PAGE),可根据轮状病毒 11 个基因片段的电泳图谱进行分析和判断,来诊断轮状病毒感染。对于肠道腺病毒,将从粪便提取液中提取的病毒 DNA 进行限制性内切酶消化和凝胶电泳,进行肠腺病毒型鉴定。该方法比较繁琐,已不用于临床实验室,而是在科研实验室中使用。

4.血清抗体的检测

应用病毒特异性抗原检测患者发病初期和恢复期双份血清的特异性抗体,抗体效价呈 4 倍以上增高有诊断意义。血清特异性抗体通常在感染后第 3 周达峰值,延续至第 6 周,随后抗体水平下降,通常用 ELISA 进行检测,轮状病毒感染以 IgA 抗体检测价值大。当只能采集到患者的单份血清,或者初份血清样品采集于疾病发生的 10 天之内时,应检测血清中的 IgM 抗体。

5.病毒分离

培养轮状病毒 A 组是直接的检测方法,75% 的轮状病毒可以在体外合适的细胞中增殖,原代猴肾细胞和肠衍生细胞系(如人结肠腺癌细胞系 Caco-2)适用于轮状病毒的初次分离。但其缺点是费时耗力,临床上不将

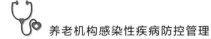

其作为常规检测手段。

五、诊断程序

腹泻患者的临床诊断程序如下：

1.准确收集流行病学资料

（1）询问患者腹泻前饮食、饮水、起居与用药情况。

（2）了解患者既往疾病、大便习惯、工作及生活环境。

（3）查明患者所在地和同饮同食者腹泻流行病学史。

（4）了解当地循环的致病菌谱、流行菌（毒）株和群体免疫状况。

2.客观认识临床征象

（1）腹泻的起病方式与病程经过。

（2）腹泻的频率、性状及时间规律。

（3）腹泻的伴随症状与体征。

（4）腹部体检情况（包括压痛、反跳痛、肠鸣音等）。

（5）患者全身状况，包括神志意识、血压、脉搏与皮肤弹性。

3.合理进行辅助检查

医生必须亲自用肉眼仔细观察，以了解腹泻患者的粪便性状与变化，作出正确的判断。

（1）粪便性状可判断病变部位：水样便，无里急后重，病变多在小肠；黏液便，病变多在结肠；黏液带果酱色血便，病变多在上段结肠；桃花红样脓血便，病变多在下段结肠；粪便表面带血或伴明显里急后重，病变多在直肠或末端结肠。

（2）粪便性状也可判断病变性质：水样便，无炎性细胞，病变多为非侵袭性；黏液脓血便，炎性细胞甚多，病变多为侵袭性。

（3）粪便性状更可提示可能的病原：水样便，见于病毒性、弧菌性、毒素性、大肠杆菌及多数细菌性食物中毒；洗肉水样便、淘米水样便，量多，不伴发烧与腹痛，以霍乱类疾病多见；黏液无脓血便，属刺激性，见于蓝氏贾第鞭毛虫感染或过敏；黏液脓血便，伴发热、腹痛，以志贺菌、空肠弯曲菌、沙门氏菌感染多见；粪便呈不消化颗粒状，见于念珠菌感染或大肠杆菌感染；伴有明显呕吐的水样或血样便，多见于各种细菌性食物中毒等；假膜性腹泻见于抗生素相关性或金黄色葡萄球菌肠炎等。

六、诊断与鉴别诊断

(一)霍乱

1.诊断

(1)疑似病例:具有下列项目之一者。

1)凡有典型临床症状,如剧烈腹泻,水样便(黄水样、清水样、米泔样或血水样),伴有呕吐,迅速出现严重脱水、循环衰竭及肌肉(特别是腓肠肌)痉挛的首发病例,在病原学检查尚未肯定前为疑似病例。

2)霍乱流行期间有明确接触史(如同餐、同住或护理者等),并发生泻吐症状,而无其他原因可查者,为疑似病例。

(2)确诊病例

1)有腹泻症状,粪便培养霍乱弧菌阳性。

2)霍乱流行期间的疫区内,凡有霍乱典型症状(见疑似病例项目之一),粪便培养霍乱弧菌阴性,但无其他原因可查者。

3)在流行期间的疫区内有腹泻症状,做双份血清抗体效价测定,血清凝集试验呈 4 倍以上增长或杀弧菌抗体测定呈 8 倍以上增长者。

4)在疫源检查中,首次粪便培养阳性前后各 5 天内,有腹泻症状者可诊断为轻型患者。

临床诊断:具备 2)。

实验确诊:具备 1)或 3)或 4)。

(3)带菌者:无霍乱临床表现,但粪便、呕吐物或肛拭子细菌培养分离到 O1 群和(或)O139 群霍乱弧菌者。

2.鉴别诊断

本病应与其他腹泻类疾病相鉴别,主要包括以下几种。

(1)急性细菌性痢疾:急性菌痢的临床表现主要有发热、腹痛、腹泻、里急后重、黏液脓血便,并且有全身中毒症状。初期肠道症状不明显,成人患者主要表现为脓血便频繁、循环系统症状明显。从粪便或肛拭子等标本中检出志贺菌可确诊。

(2)细菌性食物中毒:主要由沙门氏菌、葡萄球菌、变形杆菌、副溶血性弧菌、蜡样芽孢杆菌等引起。起病急骤,患者有食用海水产品或不洁食物史,排便前往往有肠鸣、阵发性腹部剧痛,粪便为黄色水样便,偶带脓血。收集患者粪便、呕吐物或可疑食物可检出相应的病原菌。

（3）大肠埃希菌性肠炎：主要表现为产肠毒素性大肠埃希菌（ETEC）性腹泻，患者有发热、恶心、呕吐及腹部绞痛，黄水样便或清水样便，无脓血便，严重腹泻者亦可产生重度脱水，婴幼患儿常因此而危及生命。通过粪便培养检测到相应的大肠埃希菌可确诊。

（4）病毒性腹泻：常见病原体为人轮状病毒和诺如病毒，侵犯各年龄组，多见于婴幼儿，好发于秋、冬季。诺如病毒腹泻可呈流行性，部分患者可同时伴有上呼吸道感染症状及发热。病毒性腹泻患者的中毒症状轻，常为自限性，粪便稀软或黄水样，临床表现与轻型霍乱相似。粪便核酸检测相应的病原体即可确诊。

轻型不典型的霍乱病例诊断鉴别较难，一般仅有轻度腹泻，不伴有呕吐，血压、脉搏正常，神志清楚，病程短，于三两天内自行痊愈。暴发型霍乱或干性霍乱比较少见，患者起病后未见吐泻或脱水，却迅速转入休克状态和严重的中毒性循环衰竭，病死率极高。

（二）细菌性痢疾

1. 诊断

该病通常根据流行病学史、症状、体征及实验室检查可初步作出诊断，确诊依赖于病原学的检查，可分为疑似病例、临床诊断病例、确诊病例三类。

（1）疑似病例：具有腹泻、脓血便或黏液便或水样便或稀便，伴有里急后重症状，难以确定其他原因腹泻者。

（2）临床诊断病例：有不洁饮食或与菌痢患者接触史，出现腹泻、腹痛、里急后重、发热、脓血便等临床症状，粪便常规检查白细胞或脓细胞≥15 个/高倍视野，并排除其他原因引起的腹泻者。

（3）确诊病例：临床诊断病例的粪便培养志贺菌属阳性。

2. 鉴别诊断

菌痢应与下列疾病相鉴别：

（1）急性阿米巴痢疾：阿米巴痢疾潜伏期较长，为数周至数月，临床表现多不发热，少有毒血症状，腹痛轻，无里急后重，便量多，暗红色果酱样便，腥臭味浓，镜检可查到溶组织内阿米巴滋养体。

（2）其他细菌性腹泻病或食物中毒：如肠侵袭性大肠埃希菌、空肠弯曲菌、产气单胞菌等细菌引起的肠道感染也可出现痢疾样症状，鉴别有赖于粪便培养检出不同的病原菌。进食沙门氏菌、副溶血弧菌、金黄色葡萄球菌等病原菌及其产生的毒素可致食物中毒，患者有进食同一食物的集体发病史，粪便镜检通常白细胞不超过 5 个/高倍视野。确诊有赖于从可疑食物及患者呕吐物、粪便中检出同一细菌或毒素。

（3）急性菌痢还需与急性肠套叠及急性出血坏死性小肠炎相鉴别。

（4）慢性菌痢需与慢性血吸虫病、消化道肿瘤、非特异性溃疡性结肠炎等疾病相鉴别,确诊依赖于特异性病原学检查、病理和结肠镜检。

（5）中毒性菌痢应与夏、秋季急性中枢神经系统感染或其他病因所致的感染性休克相鉴别。

（三）其他细菌感染性腹泻

1.诊断

（1）流行病学资料:包括发病季节、地区、年龄,有无不洁饮食史、集体发病史、动物接触史、疫水接触史、抗生素使用史及手术史。食物中毒患者有进食变质食物、海产品、腌制食品、未煮熟的肉类和蛋制品等病史,共餐者在短期内集体发病,有重要的参考价值。

（2）临床表现:结合发病症状、体征、病程以及腹泻次数、性状等考虑可能的病原菌。食物中毒患者主要为急性胃肠炎症状,病程较短,恢复较快。

（3）实验室检查:确诊有赖于吐泻物病原菌的分离培养基特异性检查。食物中毒患者还需要收集可疑的残存食物进行细菌培养。重症患者做血培养,留取早期及病后两周的双份血清与培养分离所得可疑细菌进行血清凝集试验,双份血清凝集效价递增者有诊断价值。怀疑细菌毒素中毒者,可做动物实验,以检测细菌毒素的存在。

2.鉴别诊断

（1）其他感染性腹泻:如病毒性胃肠炎、霍乱、痢疾等,粪便标本中检出病原菌即可确诊。

（2）非感染性腹泻:如溃疡性结肠炎、克罗恩病、肿瘤性腹泻及功能性腹泻。

（3）非细菌性食物中毒:食用发芽马铃薯、苍耳子、苦杏仁、河豚或毒蕈等中毒者,潜伏期仅数分钟至数小时,一般不发热,以多次呕吐为主,腹痛、腹泻较少,但神经症状较明显,病死率较高。汞砷中毒者有咽痛、充血,吐泻物中含血,经化学分析可确定病因。

（四）病毒性腹泻

1.诊断

根据流行病学特点、临床表现及实验室检查可诊断该病。在流行季节,

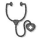

特别是在我国秋、冬季节,患者突然出现呕吐、腹泻、腹痛等临床症状或住院患者中突然发生原因不明的腹泻,病程短暂。该病往往有集体发病的特征,而末梢血白细胞无明显变化,便常规检查仅发现少量白细胞时应怀疑本病。但确诊需经在粪便和呕吐物中检测到病毒特异性核酸,或检出粪便中特异性抗原,或血清中检出特异性抗体。抗体效价量 4 倍以上增高有诊断意义。

2.鉴别诊断

本病必须与大肠埃希菌、沙门氏菌引起的细菌感染性腹泻以及隐孢子虫等寄生虫性腹泻相鉴别,与其他病毒性腹泻的鉴别依赖于特异性检查。实验室的特异性病原学检测对鉴别不同病因及确定诊断有重要意义。

七、治疗原则

(一)霍乱

霍乱的处理原则是严格隔离,及时补液和补充水、电解质,纠正酸中毒,辅以抗菌和对症治疗。

1.严格隔离

患者应按甲类传染病进行严格隔离,及时上报疫情。确诊患者和疑似病例应分别隔离,病区工作人员须严格遵守消毒隔离制度,以防交叉感染。患者用物及排泄物需严格消毒。患者症状消失后,隔天粪便培养一次,连续 3 次粪便培养阴性方可解除隔离。

2.一般治疗与护理

(1)休息:重型患者绝对卧床休息至症状好转。

(2)饮食:剧烈吐泻时暂停饮食,待呕吐停止、腹泻缓解可给流质饮食,在患者可耐受的情况下缓慢增加饮食。

(3)标本采集:患者入院后立即采集呕吐物和粪便标本送常规检查及细菌培养。

(4)密切观察病情变化:每 4 小时测生命体征一次,记录大小便次数、量和性状。

3.补液治疗

补充液体和电解质是治疗霍乱的关键。补液疗法分为口服补液和静脉补液。

(1)口服补液:轻度脱水患者以口服补液为主。世界卫生组织(WHO)推荐的口服补液盐(oral rehydration salts,ORS)配方为无水葡萄糖 20 g、氯化钠 3.5 g、碳酸氢钠 2.5 g、氧化钾 1.5 g,溶于 1 L 饮用水中。口服补液不仅适用于轻、中度脱水患者,而且适用于重度脱水患者,能减少重度脱水患者的静脉补液量,从而减少静脉输液导致的不良反应及医源性电解质紊乱,这对年老体弱、心肺功能不全和需要补钾的患者尤为重要。在发病最初 6 小时,ORS 的成人用量为每小时 750 mL,6 小时后的用量约为腹泻量的 1.5 倍。

(2)静脉补液:适合于重度脱水、呕吐剧烈、不能口服补液的中度脱水及极少数轻度脱水的患者。输液治疗原则:早期、迅速、适量,先盐后糖,先快后慢,纠酸补钙,见尿补钾。对老人、婴幼儿及心肺功能不全的患者补液不可过快,边补液边观察治疗反应。静脉补液种类的选择应以维持人体正常电解质与酸碱平衡为目的,国内常选择与患者丧失电解质浓度相似的 541 溶液(每升含氯化钠 5 g、碳酸氢钠 4 g、氯化钾 1 g,用时另加 50% 葡萄糖 20 mL)。幼儿由于肾脏排钠功能较差,为避免高血钠,补液成分调整为每升含氯化钠 2.65 g,碳酸氢钠 3.75 g,氯化钾 1 g,葡萄糖 10 g。

补液量宜根据失水程度决定。轻、中、重型脱水者每天补液量分别为 3000～4000 mL、4000～8000 mL 和 8000～12 000 mL。补液速度在最初宜快速滴入,中、重型者开始按每分钟 40～80 mL 的速度快速输入,半小时后按每分钟 20～30 mL 的速度滴入。患者脱水情况改善后可减慢输液速度。在患者脱水纠正且有排尿时,应注意补充氯化钾,剂量按 0.1～0.3 g/kg 计算,浓度不超过 0.3%。

4.抗菌治疗

应用抗菌药物的目的是缩短病程、减轻腹泻和缩短粪便排菌时间,但仅作为辅助治疗。目前常用药物有环丙沙星、诺氟沙星、多西环素、复方磺胺甲噁唑片、四环素、复方磺胺甲唑、吡哌酸等。

5.对症治疗

(1)频繁呕吐可给阿托品。

(2)重症患者补足液体后,血压仍较低者,可加用肾上腺皮质激素及血管活性药物。

(3)肌肉痉挛可静脉缓注 10% 葡萄糖酸钙,热敷、按摩。

(4)出现急性肺水肿及心力衰竭时应暂停输液,给予镇静剂、利尿剂及强心剂。

(5)如出现高血容量、高血钾、严重酸中毒,应严格控制液体入量,禁止

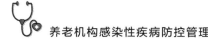

蛋白质饮食,必要时可采用透析治疗。

(6)对急性肾衰竭者,应纠正酸中毒及电解质紊乱。

(二)细菌性痢疾

1.急性菌痢

(1)一般治疗:消化道隔离至临床症状消失,粪便培养连续两次阴性。毒血症状重者必须卧床休息。给予流质或半流质饮食,忌食生冷、油腻和刺激性食物。

(2)抗菌治疗:轻型菌痢患者可不用抗菌药物,严重病例则需应用抗生素。因志贺菌对抗生素的耐药性逐年增长,并呈多重耐药性,故应根据当地流行菌株的药敏试验或患者大便培养的药敏结果选择敏感抗生素。常用药物包括以下几种:

1)喹诺酮类药物,如诺氟沙星、培氟沙星、氧氟沙星、环丙沙星,抗菌谱广,口服吸收好,不良反应小,耐药菌株相对较少,可作为首选药物。不能口服者也可静脉滴注。

2)匹美西林和头孢曲松可应用于任何年龄组,同时对多重耐药菌株有效。阿奇霉素也可用于成人治疗。

3)中药小檗碱(黄连素)有减少肠道分泌的作用,故在使用抗生素时可同时使用。

(3)对症治疗:保持水、电解质和酸碱平衡,有失水者,无论有无脱水表现,均应口服补液(ORS),配方同前。严重脱水或有呕吐不能由口摄入时,采取静脉补液,好转后尽快改为口服补液。痉挛性腹痛时给予阿托品或进行腹部热敷。发热者以物理降温为主,高热时可给予退热药。毒血症状严重者可给予小剂量肾上腺皮质激素。

2.中毒性菌痢

中毒性菌痢来势凶猛,应及时针对病情采取综合急救措施,力争早期治疗。

(1)抗菌治疗:选择敏感抗菌药物,基本与急性菌痢相同,先采用静脉给药,待病情好转后改口服。

(2)对症治疗

1)控制高热与惊厥:高热者给予物理降温和退热药。伴惊厥者可采用亚冬眠疗法。

2)循环衰竭的治疗:基本同感染性休克的治疗。①扩充有效血容量;

②纠正酸中毒;③强心治疗;④解除血管痉挛,改善重要脏器血流灌注;⑤维持酸碱平衡;⑥应用肾上腺皮质激素,有早期 DIC 表现者可给予肝素抗凝等治疗。

3)防治脑水肿与呼吸衰竭:保持呼吸道通畅,吸氧,严格控制入液量,应用甘露醇或山梨醇进行脱水,减轻脑水肿。防治呼吸衰竭需保持呼吸道通畅吸氧,如出现呼吸衰竭可使用洛贝林等药物,必要时可应用呼吸机。

3.慢性菌痢

由于慢性菌痢病因复杂,可采用全身与局部治疗相结合的原则。

(1)寻找诱因,对症处置,避免过度劳累,勿使腹部受凉,勿食生冷饮食。体质虚弱者可适当使用免疫增强剂。有肠道功能紊乱者可酌情给予镇静、解痉药物。当出现肠道菌群失衡时,切忌滥用抗菌药物,立即停止耐药抗菌药物使用。改用乳酸杆菌等益生菌,以利肠道正常菌群恢复。

(2)抗菌治疗通常需联用两种不同类型的抗菌药物,足剂量、长疗程。对于肠道黏膜病变经久不愈者,可采用保留灌肠疗法。灌肠液中添加小剂量肾上腺皮质激素可提高疗效。抗菌药物使用后,菌群失调引起的慢性腹泻可给予微生态制剂,包括益生菌和益生元。

(三)细菌感染性腹泻和食物中毒

多数细菌性腹泻和食物中毒的病程较短,应以对症治疗为主。暴发流行时应做好组织工作,将患者进行分类,轻者在原单位集中治疗,重症患者送往医院治疗,及时收集资料,进行流行病学调查及细菌学的检验工作,以明确病因。

1.一般治疗

嘱患者卧床休息,早期饮食应为易消化的流质或半流质饮食,病情好转后可恢复正常饮食。沙门氏菌食物中毒者应床边隔离。腹泻时一般不禁食,可进流食或半流食食物,忌多渣、油腻和刺激性食物,暂时停饮牛奶及其他乳制品,避免引起高渗性腹泻。腹泻频繁、伴有呕吐和高热等严重感染中毒症状者应卧床休息、禁食,并鼓励多饮水。

2.对症治疗

腹泻伴有呕吐或腹痛剧烈者,可予阿托品类药物,但慎用或禁用阿片制剂,因其能强烈抑制肠蠕动,使肠毒素易被吸收而加重中毒或诱发中毒性巨结肠;也有主张使用肠黏膜保护制剂如蒙脱石散等,可吸附病原菌和毒素,并能通过与肠道黏液分子间的相互作用,增强黏液屏障,以防御病原菌的侵入。另外,中药小檗碱具有良好的收敛作用和轻微的抑菌作用,对于控制腹泻症状有一定作用。呕吐、腹痛明显者口服溴丙胺太林或皮下注射阿托品,亦可注射山莨菪碱。

3.补液治疗

(1)补液疗法分为口服补液和静脉补液,具体治疗方法见前部分霍乱的补液治疗。

(2)补锌:WHO建议发生腹泻立即补锌,可以缩短腹泻的病程,减轻严重程度,减少脱水的危险。连续补锌10～14天可以完全补足腹泻期间丢失的锌。

4.抗菌治疗

不同病原菌所使用的抗菌药物不同。轻症食物中毒患者多为自限性,不必应用抗菌药物治疗,伴有高热、重症或并发败血症者根据药物敏感试验选用抗生素,耶尔森菌一般对氨基糖苷类抗生素、氯霉素、磺胺类和氟喹诺酮类等药物敏感。侵袭性、致病性或产肠毒素性大肠埃希菌引起的腹泻一般可选用氟喹诺酮类或磺胺类药物口服。沙门氏菌、副溶血弧菌选用喹诺酮类抗菌药物。值得重视的是,肠出血性大肠埃希菌感染所致腹泻治疗中,抗生素可促使O157菌释放VT毒素,从而使患者并发HUS的危险性增加。因此,肠出血性大肠埃希菌O157患者和疑似患者禁止使用抗生素,疫区内的其他一般腹泻患者应慎用抗生素。

5.微生态疗法

由于引起细菌性腹泻的原因在于外源细菌的侵入或正常细菌的易位比例失调等,均导致肠道正常菌群的破坏和肠道微生态的失衡,故近年来,在细菌感染性腹泻的治疗中推广微生态疗法,目的是恢复肠道正常菌群,重建肠道生物屏障,拮抗病原菌定植侵袭,有利于腹泻的控制。常用制剂有益生菌和益生元。益生菌包括双歧杆菌、乳酸菌、粪球菌等,益生元包括乳果糖、果寡糖、菊糖等。注意口服活菌制剂应该与抗生素隔2小时左右,以免活菌被杀灭,影响疗效。

(四)病毒感染性腹泻

病毒感染性腹泻无特异性治疗,主要是针对腹泻和脱水的对症和支持治疗。不需要使用抗生素。重症患者需纠正酸中毒和电解质紊乱。由于该病多数病情轻,病程较短而自限,故绝大多数患者可在门诊接受治疗。3%～10%的婴幼儿腹泻患者因脱水严重而需住院治疗。

脱水是病毒感染性腹泻的主要死因,对严重病例,尤其是幼儿及体弱者应及时输液或口服补液,以纠正脱水、酸中毒及电解质紊乱。轻度脱水及电解质平衡失调可以口服补液(ORS),对有意识障碍的婴幼儿不宜口服液体,以防止液体吸入气道,应静脉补液。慢性病毒性腹泻,尤其是轮状病毒引起婴儿腹泻时,可喂以含轮状病毒抗体的牛奶或母乳。缺钾时应补给钾离子,酸中毒时加碳酸氢钠予以纠正。

WHO推荐蒙脱石散剂用作腹泻的辅助治疗,主要用于病毒性腹泻、分泌性腹泻,尤其在治疗轮状病毒腹泻时疗效显著,不良反应小。吐泻较重者可予以止吐剂及镇静剂。有明显的痉挛性腹痛者,可口服山莨菪碱(654-2)或次水杨酸铋制剂以减轻症状。

八、预防与控制

(一)管理传染源

建立、健全腹泻病门诊,早期发现患者并对部分感染性腹泻患者进行隔离与积极治疗,对密切接触者及疑似患者实行严密的观察。对腹泻患者进行登记和采便培养是发现霍乱患者的重要方法。对霍乱患者隔离治疗,并做好疫源检索,对接触者应严密检疫5天、留粪便培养并服药预防。急慢性细菌性痢疾患者和带菌者应隔离或定期进行访视管理,并给予彻底治疗,直至粪便培养阴性。

对从事饮食业保育员和给水人员定期体检,以检出慢性患者带菌者;对吐泻物及饮食用具要严格消毒,受感染动物就地处理。对于多发或暴发疫情,要立即隔离治疗患者,采样做病原学和(或)血清学检查,尽快查明病原菌,确定传染来源。

一旦发生可疑食物中毒,应立即报告当地卫生防疫部门,及时进行调查、分析,制定防疫措施,及早控制疫情。

(二)切断传播途径

切断传播途径是预防和控制大部分腹泻的最重要和有效的措施,主要包括以下几个方面。

(1)养成良好的个人卫生习惯:注意手的卫生,不吃不洁、腐败、变质食物或未煮熟的肉类食物。

(2)加强粪便管理和水源保护:处理好患者吐泻物污染的污物、污水,对患者的粪便等排泄物加入含氯石灰等进行彻底消毒,然后再倒入便池。加强对苍蝇等媒介昆虫的控制。对于重点人群、集体单位、临时大型工地,要积极采取综合性预防措施,预防腹泻的暴发和流行。

(3)加强食品卫生管理:加强对罐头食品、火腿、腌制食品的卫生检查,禁止出售变质食品。加强对海产品的卫生监督及海关检疫,保证海鲜食品的加工、食用符合卫生要求。

(三)保护易感人群

采用预防接种的方法能使相关腹泻的暴发和流行得到控制,目前轮状病毒、霍乱和细菌性痢疾疫苗已获批临床应用。

1.轮状病毒疫苗

2013 年 1 月,WHO 在其发布的口服轮状病毒疫苗立场文件中明确建议,所有国家应尽早将其纳入国家免疫规划,特别是相关死亡率较高的国家更应优先纳入。为了使轮状病毒疫苗效果最大化,必须在轮状病毒腹泻发生前,并在许多目标人群自然感染轮状病毒前接种疫苗,WHO 一直建议在 6 周龄后尽早接种首剂轮状病毒疫苗,在婴儿期完成免疫接种程序最为理想。

目前,国内外共有三种轮状病毒疫苗上市,中国目前使用的有国产的罗特威和进口的口服五价重配乐儿德(RotaTeq)两种疫苗,国外其他国家也有使用 RotaRix 疫苗。三种疫苗均为口服减毒活疫苗,其详细信息如表 11-1 所示。

表 11-1　国内外三种轮状病毒疫苗概况

商品名	罗特威	乐儿德©(RotaTeq©)	RotaRix™
通用名	口服轮状病毒活疫苗	口服五价重配轮状病毒减毒活疫苗(Vero 细胞)	—
生产厂家	兰州生物制品研究所	美国默沙东	葛兰素史克
上市时间	2001 年(中国)	2006 年(美国),2018 年(中国)	2008 年(美国),在中国大陆未获批上市
主要成分	轮状病毒 LLR 弱毒株	5 种人-牛轮状病毒重配株	G1P[8]株减毒培养

续表

商品名	罗特威	乐儿德©（RotaTeq©）	RotaRix™
毒株型别	G10P[15]	G1P7［5］、G2P7［5］、G3P7［5］、G4P7［5］、G6P1A[8]	G1P[8]
接种对象	2个月至3岁婴幼儿	6～32周龄婴儿	6～24周龄婴儿
免疫程序和剂量	一次口服3 mL，每年应服一次	全程免疫共3剂：6～12周龄时开始口服第1剂，每剂接种间隔4～10周；第3剂接种不应晚于32周龄。每剂为2 mL	每剂1 mL口服，首剂在6周龄，间隔至少4周并在24周龄前服用第2剂
作用与用途	可刺激机体产生对A群轮状病毒的免疫力，用于预防婴幼儿A群轮状病毒引起的腹泻	用于预防血清型G1、G2、G3、G4、G9导致的婴幼儿轮状病毒胃肠炎	预防G1和非G1（G3、G4和G9）导致的轮状病毒胃肠炎

2.霍乱疫苗

目前，口服霍乱疫苗主要有两种：一种是由纯化的重组霍乱类毒素B亚单位和灭活O1群霍乱全菌体组成的疫苗rBS/WC，已在孟加拉国、秘鲁和瑞典进行临床试验。效力试验已显示该疫苗安全性好，并且在服用2剂（间隔一周）后在所有年龄组6个月期间给予85％～90％的保护。另一种是利用基因工程技术使霍乱弧菌缺失主要毒力基因，保留有效抗原基因构建成高效的口服减毒活疫苗CVD103-HgR。在若干国家开展的安慰剂对照试验已证明了该疫苗的安全性和免疫原性。在美国的成人志愿者中开展的效力调查发现，服用该疫苗后3个月对霍乱弧菌古典型产生极高保护作用（95％），对霍乱弧菌爱尔托型产生65％的保护作用。

霍乱疫苗的接种对象包括2岁以上儿童及成人，尤其是霍乱发病与流行以及发生自然灾害地区的高危人群，出入境和旅行者以及从事餐饮业和野外作业的重点人员等。

3.细菌性痢疾疫苗

口服痢疾活疫苗是目前世界上唯一一株获准生产的基因工程口服痢疾活疫苗。全程为口服福氏、宋内氏痢疾双价活疫苗，疫苗的主要成分为福氏、宋内氏痢疾菌株(FS),蔗糖,并以明胶作为保护剂。口服该菌苗后能诱导肠黏膜产生特异性抗福氏 2a 和宋氏痢疾菌 sIgA 免疫应答,从而获得特异性免疫保护效果。

细菌性痢疾分四群,有四十多个血清型,型间交叉保护较弱,但在我国主要流行群型是福氏和宋内氏菌,两者发病数占整个细菌性痢疾发病数的90%以上。使用口服福氏、宋内氏痢疾双价活疫苗对人群进行免疫接种是预防这两种病原在人群中发病、降低发病率的重要措施。人体研究显示,服苗三次后特异性 sIgA 抗体阳转率,福氏为 71.0%,宋内氏为 77.9%;流行病保护效果,福氏为 65.50%,宋内氏为 82.35%;对其他群型的痢疾菌也有交叉保护作用,保护率大于 50%。

(四)其他预防措施

对于医源性的细菌性腹泻的预防,由于艰难梭菌最主要的来源为医院环境,因此预防的重点在于正确使用抗菌药尤其是林可霉素、克林霉素、第三代头孢菌素及其他广谱抗菌药等易引起艰难梭菌相关性腹泻的药物;应加强管内感染控制措施,保持医院环境清洁;隔离患者,严格执行消毒隔离措施,如医务人员严格洗手,接触患者时戴手套,使用一次性医疗器械,以防止交叉感染;对内镜等反复使用的设备及易于被粪便污染的场所,采用有效的消毒剂,充分消毒。

第十二章

社区获得性肺炎

社区获得性肺炎(community acquired pneumonia,CAP)是最常见的呼吸道感染性疾病之一,具有较高的发病率。约有 20％的 CAP 患者需要住院治疗,严重 CAP 患者死亡率可达 23％以上。

肺炎球菌性疾病是由肺炎球菌引起的急性细菌性感染疾病。这种细菌也被称为"肺炎链球菌",于 1881 年由巴斯德(Pasteur)首次从狂犬病患者的唾液中发现。1883 年,弗里德兰德(Friedlander)和塔拉蒙(Talamon)第一次描述了肺炎球菌和大叶性肺炎之间的联系。直到 1884 年发明革兰氏染色后才明确肺炎球菌性肺炎和其他类型肺炎的区别。1915～1945 年,人们已清楚了肺炎球菌荚膜多糖的化学结构与抗原性及其毒力的关系,也解释了细菌的多糖在人类疾病中的作用。到 1940 年已经描述超过 80 种血清型肺炎球菌。

一、肺炎球菌

肺炎球菌是柳叶刀形的,革兰氏染色阳性,为兼性厌氧球菌。观察到的典型细菌是呈双排列(双球菌)的,但是也可能见到单个或短链状排列。一些肺炎球菌形成荚膜,荚膜的表面由复合多糖组成。形成荚膜的肺炎球菌对人和实验动物有致病性,反之,没有荚膜多糖的肺炎球菌不致病。荚膜多糖是肺炎球菌致病的主要基础。荚膜多糖具有致病性,是肺炎球菌血清分型的基础。根据它们对特定型别的血清抗体的反应,已识别出 90 种血清型。特定型别荚膜多糖抗体具有保护作用。这些抗体和补体互相作用对肺炎球菌起调理作用,促进机体对肺炎球菌的吞噬和清除活动。某些肺炎球菌荚膜多糖抗体可能对其他相关型别细菌有交叉反应,为其他血清型的细菌预

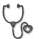

防提供保护。

大多数血清型的肺炎球菌可以引起严重的疾病,但是大多数的肺炎球菌感染只由少数血清型引起。据估计,全世界大约 62% 的侵袭性疾病由 10 种最常见的血清型引起。流行的血清型和排序由于年龄组和地理区域的不同而不同。肺炎球菌是呼吸道的常见菌群,可以从 5%～70% 正常成人的鼻咽部分离出来。无症状携带者随着年龄、环境和上呼吸道感染状况而变化。只有 5%～10% 没有孩子的成人是携带者。在学校和孤儿院中,27%～58% 的学生和职员可能是携带者。在军队中,多达 50%～60% 的服役人员可能是携带者。携带者的带菌持续时间变化很大,除此之外,对携带者与自然免疫的关系知之甚少。

二、临床特征

肺炎球菌引起疾病的主要临床症候群包括肺炎、菌血症和脑膜炎。病菌携带者发生疾病的免疫机制还不清楚。然而,疾病经常发生在诱发因素存在时,特别是肺部疾病。

肺炎球菌肺炎是成人中肺炎球菌引起疾病最常见的临床表现,虽然单独的肺炎不被认为是"侵袭性"疾病。肺炎球菌肺炎的潜伏期很短,为 1～3 天。症状通常包括突然发作的发热、寒战。典型表现为单一的寒战,而反复的寒战不常见。其他常见的症状包括胸膜炎引起的胸部疼痛,咳出黏液性或脓性分泌物、铁锈色痰,呼吸困难,缺氧,心跳过速,全身不适和虚弱。恶心、呕吐和头痛较少发生。

肺炎球菌肺炎的并发症包括积脓症(即胸膜间隙感染)、心包炎(心包囊炎症)以及由于肺不张和肺脓肿引起的末端支气管阻塞。25%～30% 的肺炎球菌肺炎患者发生菌血症。菌血症的平均死亡率约为 20%,但在老年患者中可能高达 60%。无脾患者发展为菌血症可能出现暴发的临床过程。

三、实验室诊断

肺炎球菌感染的最终诊断一般依靠血液或其他正常无菌的身体部位分离出病原体,也可以检测体液中荚膜多糖抗原。

革兰氏染色细菌外形呈柳叶刀状双球菌提示是肺炎球菌感染。但由于正常鼻咽细菌的存在,痰液标本染色判断是困难的。应用痰液标本革兰氏染色诊断肺炎球菌肺炎,推荐的标准包括每 100 个视野 25 个白细胞以上和少于 10 个上皮细胞,革兰氏阳性双球菌占优势。

肺炎球菌荚膜膨胀试验(荚膜膨胀、荚膜沉淀反应)是一种能用临床标本如脑脊液、痰、分泌物快速鉴定肺炎球菌的试验。检测程序:先在载玻片上将细菌悬浮液与抗肺炎双球菌血清、亚甲基蓝混合,然后在油镜下观察。如果肺炎球菌的荚膜显著增大,则反应呈阳性。

还有几种检测脑脊液和其他体液肺炎球菌多糖抗体的快速试验可以应用。由于这些试验缺乏足够的敏感性和特异性,对诊断侵袭性肺炎球菌仅有参考价值。

四、医学处理

肺炎球菌对青霉素和其他抗菌药物的抗药性普遍存在。在美国的一些地区,分离到的侵袭性肺炎球菌对青霉素抗药高达 40% 以上。在抗生素药敏结果出来前,侵袭性肺炎球菌疾病的治疗一般使用广谱抗生素如头孢菌素(cephalosporin)和万古霉素(vancomycin)等。

五、流行病学

(一)地区分布

肺炎球菌性疾病在世界各地都有发生。

(二)宿主

人类是肺炎球菌唯一的宿主,肺炎球菌可能存在于无症状携带者的鼻咽腔中,没有动物或昆虫带菌者。

(三)传播

肺炎球菌经飞沫通过人与人之间直接接触而传播,并通过上呼吸道带菌自体接种。引发感染通常决定于肺炎球菌的血清型,这些血清型细菌通常在携带者体内可查到。在家庭内病原体的传播有许多影响因素,如拥挤、季节变化、上呼吸道感染、肺炎球菌疾病如肺炎或中耳炎等。肺炎球菌疾病的传播通常与携带率增加联系在一起。然而,较高的携带率似乎不会在家庭中增加疾病传播的危险。

(四)时间分布

在冬天和初春呼吸道疾病流行时,肺炎球菌感染更常见。

(五)传染性

肺炎球菌的传染期现在仍不清楚,但据推测只要呼吸道分泌物中有病

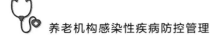

原体就能传播。

六、肺炎疫苗

（一）特点

1.肺炎多糖疫苗

肺炎多糖疫苗由肺炎球菌荚膜多糖纯化后制备。1977年,美国许可使用第一个肺炎球菌荚膜多糖疫苗。它是由14种不同血清型肺炎球菌荚膜多糖抗原纯化制成。1983年,一种23价荚膜多糖疫苗(PPV23)得到许可,并取代了14价疫苗。PPV23包含了23个型别肺炎球菌多糖抗原,这些型别肺炎球菌引起88%的肺炎球菌性疾病。除此之外,几种荚膜型别之间也发生交叉反应,这些荚膜型别占8%其他的细菌疾病。

2.肺炎结合疫苗

2000年,美国许可使用第一个肺炎结合疫苗(PCV7)。它由7个血清型的肺炎球菌(4、9V、14、19F、23F、18C和6B)纯化荚膜多糖结合到白喉类毒素的一种无毒的变异体CRM197制成。2010年,一种13价肺炎结合疫苗(PCV13)在美国被批准使用,这种疫苗除含有PCV7疫苗的7个肺炎球菌血清型外,还有1、3、5、6A、7F和19A肺炎球菌血清型多糖抗原,这些多糖都被结合在CRM197上。0.5 mL剂型的PCV13疫苗含有12个血清型中每个大约2.2 μg多糖以及6B血清型4.4 μg的多糖,CRM197总含量大约34 μg。疫苗含有0.02%聚山梨醇酯80(P80),0.125 mg磷酸铝(ALPO4)佐剂,0.5 mL丁二酸盐缓冲剂,没有硫柳汞做防腐剂。除了增加的6个血清型、P80和丁二酸盐缓冲剂外,PCV13的其他形式和成分与PCV7相同。

（二）免疫原性和疫苗效果

超过80%的接受PPV23的健康成人在免疫接种后2～3周内产生针对疫苗所含血清型的抗体。中老年人以及某些慢性疾病或免疫缺陷疾病的患者也许不产生应答,就算有应答抗体水平也不高。在健康成人中,高水平抗体至少持续5年,但有某些潜在疾病时,抗体下降得很快。

PPV23疫苗效果研究得出不同的临床效果评价。总体来说,疫苗在预防侵袭性疾病方面有效率达60%～70%。疫苗似乎在预防非肺炎球菌肺炎方面不太有效。对某些人群,特别是那些严重潜在疾病患者,疫苗预防肺炎球菌感染可能效果不佳。虽然疫苗对某些人没有效果,特别是那些对感染没有正常抵抗力的人,但仍然推荐这些人接种疫苗,因为他们发展为严重疾病的危险性高。没有证明 PPV23 疫苗对肺炎球菌性肺炎提供保护。因此，疫苗提供者应避免将 PPV23 解释为"肺炎疫苗"。

PPV23 免疫接种前后肺炎球菌携带状况比较的研究结果显示，免疫接种者的携带率客观上没有显著降低。除此之外，观察免疫接种结果显示，在疫苗型和非疫苗型病原体的分布上没有变化。

肺炎结合疫苗在一个大型临床试验中，显示 PCV7 可减少 97％的疫苗血清型细菌引起的侵袭性疾病，而且也减少 89％的全部血清型细菌引起的侵袭性疾病，包括疫苗中不含的血清型。有证据表明，PCV7 疫苗可减少鼻咽携带肺炎球菌，包括疫苗血清型在内的肺炎球菌。一些研究显示，PCV13 产生的抗体水平和 PVC7 相似，可以预防侵袭性疾病。

七、免疫程序及应用

肺炎多糖疫苗通常应常规用于所有 65 岁及以上老人。2 岁以上免疫系统正常但患有慢性疾病，包括心血管疾病、肺病、糖尿病、酒精中毒、肝硬化或脑脊液漏等患者需要接种此疫苗。

2 岁以上免疫力减退或肺炎球菌疾病和并发症风险增高者也应该接种此疫苗。这类人群包括脾功能障碍或缺乏（疾病或外科脾摘除）、何杰金氏病、淋巴瘤、多发性骨髓瘤、慢性肾衰竭、肾病综合征（肾脏疾病的一种类型）患者，或伴随器官移植的免疫抑制反应者。接受化疗或大剂量皮质类固醇治疗（至少 14 天）而产生免疫抑制反应的患者也应该预防接种。2 岁以上无症状或有症状的艾滋病病毒感染的人群应该接种肺炎疫苗。应考虑为生活在特殊环境或社区中可能感染肺炎球菌疾病或并发症危险性增加的人群接种疫苗。

2008 年，美国免疫工作咨询委员会对 19 岁以上人群增加了 2 个新的肺炎疫苗适用证，这两个适用证是哮喘和吸烟。增加这些人群是由于有证据表明，他们的侵袭性肺炎的发病风险增加。如果正在考虑选择性脾切除术，应该在脾切除术前至少 2 周接种疫苗。如果不能在脾切除前免疫接种，应在手术后立即接种疫苗。同样，癌症化疗或其他免疫抑制治疗开始之前进行免疫接种也应该有两周的间隔。

肺炎多糖疫苗和流感疫苗的目标人群是重叠的。如果需要，这些疫苗应该同时在不同的部位接种。

因为缺乏多剂次肺炎疫苗增加保护的证据，不常规推荐以前接种过 23

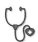

价肺炎多糖疫苗的人再接种疫苗。然而,下列情形推荐再接种疫苗:2岁以上有高风险严重肺炎球菌感染者,抗体水平快速下降的人。仅推荐有高风险的人再接种1剂次的PPV23。第2剂次应该在第1剂疫苗免疫接种后5年或更长时间再接种。高风险的人包括:2岁以上功能性或解剖学上无脾的人(如镰状细胞疾病或脾切除术者),艾滋病病毒感染、白血病、淋巴瘤、何杰金氏病、多发性骨髓瘤、恶病质、慢性肾衰竭、肾病综合征以及其他与免疫抑制有关的情况(如器官或骨髓移植)和那些接受免疫抑制剂治疗,包括长期类固醇皮质激素治疗的患者。如果65岁以上的老人先前接种的疫苗超过5年,或接种第1剂疫苗时不到65岁,应该接种第2剂次的疫苗。

八、免疫接种禁忌证

对于肺炎多糖疫苗和结合疫苗,前一剂次的肺炎疫苗或疫苗成分严重过敏反应是再次接种该疫苗的禁忌证。这样的过敏性反应是罕见的。在患中重度急性疾病时应该推迟免疫接种,直到病情改善。然而,较轻的疾病,如上呼吸道感染,不是免疫接种的禁忌证。

九、控制目标和覆盖水平

国民健康目标是65岁以上的老年人肺炎多糖疫苗的覆盖率达到90%以上。

在患者出院和在临床医生诊室就诊时有时会错过对高风险人群预防接种的机会。因此,需要有效的疫苗接种计划,包括在出院时、临床医学诊室、疗养院和其他慢性病护理机构提供疫苗接种。

在过去3~5年内,已确认超过65%患严重肺炎球菌疾病的人去医院就诊,这些人仅少数接种了肺炎疫苗。除此之外,经常就医的人和有慢性疾病的人比不经常就医的人肺炎球菌感染的风险更高。筛查和发现高风险就医者并进行免疫,可以明显减少肺炎球菌疾病伴随的并发症和死亡。

第十三章

结核病

一、结核病概述

结核病是一种慢性感染性疾病,是导致健康损害的主要原因,位列全球十大死因之一,与艾滋病、疟疾共同成为世界性的、不容小觑的三大传染病。结核病具有感染人数多、患病人数多、新发患者多、农村患者多和耐药患者多等特征,一直是一项严重的公共卫生问题,被列为需要重点控制的传染病之一。对人类骨化石的研究表明,结核病已经存在数千年,在古代被称为"痨病",但其病因一直无人知晓,人们往往"谈痨色变"。直到1882年3月24日,罗伯特·科赫博士才宣布发现了结核病的致病菌——结核分枝杆菌,才为结核病的研究拉开了序幕。结核分枝杆菌是人类历史上最古老的细菌之一,经过与人类数千年的共同进化,变得愈加"狡猾",可以在人体内实现免疫逃逸,躲避免疫系统的杀伤、清除作用,实现长久的存活、繁殖、转运与传播。

根据结核分枝杆菌在人体内的增殖情况和人体的免疫应答能力差异,可将结核病分为潜伏性结核和活动性结核。据WHO统计,全球约有三分之一的人口感染了结核分枝杆菌,但绝大多数人不会发病,而是成为潜伏性结核感染者。

自结核分枝杆菌被发现以来,随着各项流行病学和病原学研究的深入,卡介苗的研制与普及,以及多种抗结核药物的发现与联合应用,在很长一段时间内结核病的发病率和死亡率已持续下降,结核病的预防控制取得了显著成效。对于大多数结核病患者,可遵循"早期、联合、适量、规范、全程用药"五大原则,连续服用6~9个月的抗结核药物来治愈,治疗方案包括2个月的强化阶段和随后 4 或 7 个月的持续阶段,具体治疗周期应结合患者身体情况进行判定。但当药物使用不合理,出现滥用、少用、药品质量较差或过早中断治疗等情况时,患者体内残留的结核分枝杆菌就有可能趁机对抗结核药物产生耐药性,增加治愈难度和患者的死亡率,对结核病防治工作提出了新的挑战。

伴随着结核病耐药性的发展与耐药结核菌的传播、艾滋病病毒与结核分枝杆菌合并感染的出现以及日益便捷的人口流动,结核病又一次出现在公众的视野中,呈现了"死灰复燃"的趋势,许多国家都出现了结核病疫情严重反弹的局面。面对日趋严重的结核病疫情,WHO 将结核病认定为全球性的重大公共卫生事件,列为重点控制的传染病之一,并强调遏制结核病行动已刻不容缓。

二、结核病的流行现状

2018 年,全球范围内约有 1000 万结核病新发病例,相当于每 10 万人口中有大约 132 例新发病例,与近几年来的发病情况相一致。我国约有86.6 万结核病新发病例,相当于每 10 万人口中有大约 61 例新发病例,一直居结核病高负担国家的第二位。在全球的新发结核病例中,约有 50 万为利福平耐药病例,大部分同时为耐多药结核病例或极有可能发展为耐多药结核病。中国的新发利福平耐药/耐多药结核病例数高达 6.6 万,仅次于印度与俄罗斯,为全球耐药结核病负担最大的三个国家之一。在所有新发结核病例中,8.6% 为艾滋病病毒感染者,提示我们应加强对免疫缺陷人群的关注;还有 1.43% 是由牛分枝杆菌诱发的人兽共患结核病,要求我们提高对人畜共患病的认识与警惕。

从地理分布上来看,大多数结核病病例发生在东南亚地区(44%)、非洲地区(24%)和西太平洋地区(18%),东地中海地区(8%)、美洲地区(3%)和欧洲地区(3%)所占比例较小。印度、中国、印度尼西亚、菲律宾、巴基斯坦、尼日利亚、孟加拉国和南非 8 个国家的结核病新发病例达到了全球范围的三分之二,与另外 22 个国家共同构成世界卫生组织列出的结核高负担、高危险性国家,这 30 个国家的结核病例数占全球总数的 87%。

从人群分布上来看,结核病可以发生在各个年龄组的不同性别中,但成年男性(年龄≥15 岁)的新发病例数占所有病例数的 57%,成年女性和 15 岁以下儿童分别占新发病例的 32% 和 11%。

自 2007 年以来,结核病一直是单一病原体传染病致死的主要原因,其死亡率甚至高于艾滋病。2018 年,全球有 145.1 万患者死于结核病;其中 120 万患者为非艾滋病病毒感染者,大多集中于非洲地区和东南亚地区;另外 25.1 万患者为艾滋病病毒感染者,达到所有艾滋病患者死亡人数的 33%。在非艾滋病患者中,成年男性(年龄≥15 岁)的死亡率约为 55%,成年女性和 15 岁以下儿童的死亡率分别为 31% 和 14%;在艾滋病患者中,成年男性(年龄≥15 岁)的死亡率约为 49%,成年女性和 15 岁以下儿童的死亡率分别为 38% 和 13%。

鉴于结核病的高发病率、高死亡率和极大的财政负担,WHO 提出了到 2035 年"终止结核病"的策略,拟实现"一个没有结核的世界,结核病不再导致死亡、疾病和痛苦"的美好愿景,达成"遏制全球结核病流行"的总目标。我国作为结核病高负担国家之一,虽然推行了现代结核病控制策略,近十余年来取得了显著成效,但由于耐多药结核的出现与流行,结核病仍然威胁我国人民的健康与生命,也对全球的结核病形势产生重要影响。结核病的防控工作任重而道远,必须坚持不懈地加强结核病防控工作,向健康中国迈进。

三、结核病的传播

活动期肺结核患者排出的带菌痰液和患病动物(主要是牛)都具有传染性,是结核病的主要传染源,并且其传染能力与病情严重程度呈明显的正相关。在活动期结核病患者的肺部病灶内,存在着大量的结核分枝杆菌,这些结核分枝杆菌隐匿在吞噬细胞中,躲避机体其他免疫反应的杀伤作用,利用人体的营养物质,实现周而复始的大量繁殖与释放。当肺结核患者咳嗽、唱歌、打喷嚏、用力呼气和排出痰液时,这些结核分枝杆菌便可通过细支气管、支气管、大气管排出体外,在这些排菌方式中,咳嗽最容易产生具有有效传染性的气溶胶。这些较小的带菌飞沫悬浮于空气中,可以在外界环境中存活很久,并且始终保持传染性,伺机寻找新的宿主。肺结核患者排出痰液中包含的结核分枝杆菌,大部分在阳光的照射下可以被紫外线杀死,但也有一小部分可以形成尘埃传染,成为结核病的次要传播方式。而一些患病动物,主要是牛,可以通过带菌的牛奶将结核分枝杆菌传递给人类,使人类经消化道感染牛型结核分枝杆菌,进而诱发结核病。

结核分枝杆菌存在于空气中的飞沫和气溶胶中,可以直接经呼吸道传播。当健康人吸入空气中悬浮的带菌飞沫后，结核分枝杆菌就有可能趁机到达一个崭新肺部，在新宿主免疫系统稍有松懈的时候，就可以实行一次肆无忌惮的"侵略"，诱发新的感染与病变。结核病传染性的大小与传染源患者病情的轻重，排菌量的频率、数量，通风情况，被传染者与传染源患者的接触程度，被传染者的抵抗力等都有密切关系。在居住环境拥挤的室内、装有空调设备的封闭工作场所、公共交通设施内、医疗卫生保健场所和监狱等人口聚集、通风不畅的区域内，结核分枝杆菌可随室内空气流动而循环，更易引起结核病的传播与流行。

结核分枝杆菌具有普遍易感性，几乎所有人都有可能感染结核病。结核病患者的家庭内部传播较为显著，尤其当患者密切接触小于 15 岁的家庭成员时，其发病风险会显著增加。对于肺结核患者家庭成员来说，婴幼儿和青春后期青少年发病率更高。这些人群的免疫系统处于发育不完善的状态，细胞免疫和体液免疫功能都较弱，常常不足以抵抗结核分枝杆菌的入侵。暴露于高浓度二氧化硅环境中的矿工和其他长期在粉尘密集环境中工作的人也易患结核病，因其肺部长期受到损伤，更加脆弱，有利于结核分枝杆菌的定植。吸烟、患有其他慢性呼吸道疾病、糖尿病、恶性肿瘤、过度劳累、妊娠期以及进行了器官移植的免疫抑制状态的人群免疫功能也会降低，增加了结核病发病风险。结核病已经成为艾滋病患者的头号杀手，在免疫功能严重受损的艾滋病患者体内，结核分枝杆菌可迅速活跃并大量繁殖，促使病情急剧恶化，同时激发艾滋病病毒的大量繁殖，两者相互促进，增加患者的死亡率。

近年来，随着人口老龄化的发展，老年人口增多，寿命延长，老年病也逐渐增多，老年结核病所占比例也呈现逐渐增高的趋势。老年人的免疫器官逐渐萎缩，免疫功能逐渐衰退，各类免疫细胞数量减少、活性降低，细胞之间的响应配合机制明显减弱，细胞因子和细胞网络间的平衡调节作用显著下降，为结核分枝杆菌的存活和繁殖创造了绝佳的条件。老年人常常伴有各种慢性疾病，如糖尿病、恶性肿瘤等，而且老年男性的吸烟和酗酒情况都格外严重，均可以引起免疫能力的衰退，诱发结核病。除新发结核病外，老年人还可能因免疫力下降，导致早期感染过的内源性结核病复发和反复发作久治不愈的慢性结核病。老年人对结核病的认识不到位，经济条件有限，社会和家庭的关怀不够，医疗设施服务不完善等多种因素也是老年结核病患者增多的原因。

四、结核分枝杆菌病原学特征

结核分枝杆菌属放线菌目、分枝杆菌科、分枝杆菌属,包括人型结核分枝杆菌、牛型结核分枝杆菌、鸟型结核分枝杆菌和鼠型结核分枝杆菌等类型。在漫长的进化过程中,结核分枝杆菌产生了纷杂的分子分型,包括H37Rv、H37Ra、CCDC5079、RGTB423、CDC1551、CTRI-2、F11等很多类型,其中H37Rv是在1905年从一名男性慢性肺结核患者肺部分离得到的,因其具有稳定的动物模型侵染毒力,被作为结核分枝杆菌的模式菌株。而老化的H37Rv菌株进行多次分离培养后获得的H37Ra成为结核分枝杆菌减毒株,因为减毒株与标准株的生物特性具有极大的相似性,H37Ra也常被用来研究结核病的基础性致病机制。90%以上人肺结核的致病菌为人型(标准株H37Rv),其余为牛型。

结核分枝杆菌细长而弯曲,两端钝圆,呈单个或分枝状排列,无鞭毛,无芽孢,运动性很差,细胞壁外仅有一层较厚的透明区,称为"微荚膜"。在陈旧病灶和培养物中,结核分枝杆菌可呈现为"T""V""Y"字形和颗粒状、串珠状、丝状、棒状等形态。维齐尔-尼尔森(Ziehl-Neelsen)抗酸染色后,结核分枝杆菌在苯酚复红的作用下呈红色,能够抵抗盐酸酒精的脱色作用,在碱性亚甲蓝染液复染后,在油镜下分枝杆菌仍为红色,其他物质则呈现蓝色,这是结核分枝杆菌的典型鉴别特征,故也被称为"抗酸杆菌"。

结核分枝杆菌为专性需氧菌,营养条件要求高,需在含有蛋黄、马铃薯、甘油、天门冬酰胺等物质的培养基上才能生长,在固体培养基中呈皱缩颗粒状,多为乳白色和淡黄色,形似菜花样。

结核分枝杆菌不产生侵袭性物质,也不产生神经毒素或细胞毒素类的外毒素以及内毒素,而是靠菌体自身成分产生致病作用,主要致病成分即胞壁中所含有的大量脂质。结核分枝杆菌的脂质占菌体干重的20%~40%,占胞壁干重的60%,主要包括磷脂、分枝菌酸、蜡质D、硫酸脑苷脂和硫酸多酰基化海藻糖。它们大多与蛋白质或多糖结合,以复合物的形式存在。结核分枝杆菌的蛋白质、多糖、核酸、微荚膜等成分也具有一定的致病性,并对结核分枝杆菌起到保护作用。

结核分枝杆菌胞壁中的脂质也赋予其较强的抗酸、抗碱、耐冷、抗干燥特性,在干燥的痰液中甚至可以存活数月至数年,黏附于尘埃上仍可形成尘埃传染。但其对紫外线的抵抗力弱,在阳光直射下几小时或紫外灯

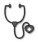

0.5～1 m内照射30分钟后即可死亡,在75％乙醇内数分钟或加热煮沸的条件下也可死亡。在一定的条件下,结核分枝杆菌的形态、毒力、免疫原性、药物敏感性等都有可能出现变异。在一些抗生素、溶菌酶的作用下,结核分枝杆菌细胞壁的肽聚糖结构被破坏或者合成受抑制时,结核分枝杆菌可以转变为细菌细胞壁缺陷型,仍可在高渗环境下存活,并且具有一定的致病力,常常引起慢性感染,延缓病程;也有可能对异烟肼、链霉素、利福平等抗结核药物产生耐药性而产生耐药菌株,极大地增加了结核病的防控难度。卡介苗就是有毒的牛分枝杆菌经上百次传代培养,出现毒力变异后产生的仅有免疫原性,但不具有致病性的疫苗株。

五、临床表现

(一)临床类型

根据结核病的发病过程和临床特点,中华结核病学会将结核病分为以下五种临床类型。

1.原发型肺结核(Ⅰ型)

原发型肺结核是初次感染结核分枝杆菌后发病的肺结核,也称"初染结核",主要包括原发复合征及胸内淋巴结结核。肺结核、引流淋巴管炎及肺门淋巴炎症,三者合称"原发复合征"。结核菌可侵入淋巴管到达淋巴结,经X线检查可仅显示支气管肺门淋巴结或纵隔淋巴结肿大,称为"支气管淋巴结结核"。此型多见于儿童,多发生于肺上叶底部、肺下叶上部和肺中叶,临床症状轻微,大多数患者可以自愈,仅在患处留下钙化灶,部分患者病情恶化后可出现病变扩大、干酪样坏死、支气管或淋巴道播散情况。

2.血行播散型肺结核(Ⅱ型)

血行播散型肺结核包括急性、亚急性及慢性三种类型。原发感染后潜伏于病灶中的结核分枝杆菌进入血液循环或因肺及其他脏器活动性结核病灶侵袭淋巴道,而形成"早期菌血症"。结核分枝杆菌迅速大量入血时,能够引起急性血行播散型肺结核,患者有严重的急性全身中毒症状,持续高热,胸部X线检查可见细小粟粒状肺内病灶形态,常伴有结核性胸膜炎等肺外结核。少量结核分枝杆菌入侵或机体免疫力较好时,仅诱发亚急性及慢性血行播散型肺结核,临床症状不明显,病情缓慢,且病变局限于肺部,胸部X线检查可见粟粒状阴影。

3.继发型肺结核(Ⅲ型)

继发型肺结核是指发生在原发性结核病以后的结核病。部分患者启动内源性"复燃"发病机制,体内潜伏在病灶中的结核分枝杆菌重新增殖释放而发病,极少数患者为外源性再感染所致。继发型肺结核是老年人肺结核的最常见类型,可呈现浸润型肺结核、空洞性肺结核、干酪性肺炎、结核球或纤维空洞性肺结核等表现。

4.结核性胸膜炎(Ⅳ型)

结核性胸膜炎是结核分枝杆菌及其代谢产物直接进入处于高度过敏状态的胸膜,或经淋巴管-血行播散至胸膜上引起的炎症,常发生于原发感染后数月,多见于3岁以上的儿童,为播散型结核病的一部分。临床上有干性胸膜炎、渗出性胸膜炎及结核性脓胸等表现,以结核性渗出性胸膜炎最常见,可表现为全身中毒症状、胸痛、呼吸困难等症状。

5.肺外结核(Ⅴ型)

肺外结核是结核分枝杆菌感染了肺部以外的脏器而引起的结核病,多由肺部病灶经淋巴或血行途径播散至肺外某个或多个脏器。但其中大多不会直接发病,而是当机体发生其他疾病或免疫机制受损时,才会出现活动性病变,引起其他组织器官的结核病,如结核性胸膜炎、结核性腹膜炎、骨结核、肠结核、肾结核以及关节结核等。

(二)症状

结核病的临床表现多种多样,与病灶类型、性质和范围以及机体反应性有关。

1.呼吸系统症状

肺结核的常见可疑症状是咳嗽、咳痰两周以上或痰中带血。早期症状多为轻微咳嗽、干咳或伴有少量黏液痰,当病变进展时,咳嗽会加重,合并其他细菌感染或继发细菌感染时可产生脓性痰。合并支气管结核时,可表现为刺激性咳嗽、局限性哮鸣。肺结核患者可有不同程度的咯血,多数为小量咯血,少数为大量咯血。结核病灶累及胸膜时可表现为胸痛,为胸膜性胸痛。干酪样肺炎和大量胸腔积液患者可出现呼吸困难。影像学检查中病变多出现在一侧或双侧肺尖、锁骨下及下叶背段,有渗出、浸润、空洞和钙化等病变特征。

2.全身症状

发热为结核病最常见的全身性症状,起初多为长期午后潮热,即下午或傍晚体温开始升高,但一般表现为保持在 38 ℃以下的低热,清晨又可恢复到正常体温,可伴有疲倦、盗汗、食欲下降和体重减轻等,但是老年患者的表现不典型,常出现老年结核病的误诊与漏诊。在病情进展恶化时,发热明显,可高达 39～40 ℃。在机体抵抗力低下的情况下,结核分枝杆菌可能向全身播散,出现持续的寒战、高热现象。这是由于结核分枝杆菌的毒素及代谢产物可刺激中枢神经系统,致使大脑皮层功能失调,引起自主神经功能紊乱,从而出现午后潮热、手脚发热、面颊发红等症状。也可有多关节肿痛、四肢结节性红斑及环形红斑等结核性风湿症表现。

3.其他系统表现

肺外结核病发病位置不一,临床表现也有很大差异。

淋巴结结核常出现无痛性淋巴结肿大,可出现坏死液化、破溃、瘘管形成等。结核性胸膜炎多为头痛、呕吐、意识障碍等。结核性腹膜炎常有腹腔积液或腹膜粘连,表现为发热、腹痛、腹胀、腹壁揉面感等。肠结核以回盲部多见,表现为消瘦、腹泻与便秘交替、腹部肿块等。肾、输尿管及膀胱结核表现为膀胱刺激征、血尿及脓尿等。肝、脾结核表现为发热、消瘦、贫血、肝脾大等。

六、结核病的诊断方法

（一）病史和症状体征诊断

明确患者病史、肺结核接触史、患者症状发展过程和既往用药情况对结核病诊断具有参考意义,也对将来确定治疗方案有重要价值。但老年人常伴有其他慢性疾病,结核病起病轻微,症状表现不明显,且难以详细准确阐述既往病史和接触史,需谨慎观察询问,综合分析病情,提高检出率与准确性。

（二）影像学诊断

常规胸部 X 线检查用于肺结核影像学诊断已有 100 多年的历史,是公认的肺结核早期发现与诊断的重要方法。胸部 X 线检查可以发现早期轻微的结核病变,确定病变范围、部位、形态、密度以及与周围组织的关系,判断病变性质、有无活动性、有无空洞和空洞大小等特点。诊断中最常用的摄影方法是正、侧位胸片,常能将心影、肺门、血管、纵隔等被遮掩的病变均显示清晰。一般情况下,胸片结果结合临床表现和痰液含菌量综合分析,即可作为肺结核病的诊断依据。

胸部 CT 能提高分辨率,对病变的细微特征进行评价,清晰显示各型肺结核病变的特点和性质,可以发现普通胸片的隐蔽区域,准确显示纵隔淋巴结有无肿大,可用于对肺结核的诊断以及与其他胸部疾病的鉴别诊断。

磁共振成像、数字减影血管造影、发射型计算机断层、超声断层显像、彩色多普勒血流显像也能实现一定的结核病诊断功能,但大多因为费用较高,未能推广应用。

(三)病原学诊断

1.涂片染色镜检法

涂片染色镜检法是必不可少的一个诊断方法。可将患者的咳痰直接涂片后,用抗酸染色法进行染色,抗酸性分枝杆菌可被染成红色,而其他非抗酸性细菌及细胞等呈蓝色。但是,若镜检时发现散在分布的红色分枝状杆菌,仅证明痰液内含有抗酸性杆菌,尚不能确定是否为结核分枝杆菌,也不能确定细菌的活性,还需要进一步分离培养进行鉴定。

2.分离培养

目前,痰标本结核分枝杆菌培养是诊断肺结核最准确的方法,其敏感性高于涂片法,是临床和科研中诊断活动性肺结核的"金标准"。结核分枝杆菌生长缓慢,培养周期长,在改良罗氏培养基,需培养 4～6 周时间,在接种后第 3 天、第 7 天以及两周后的每周都观察一次菌落生长情况,根据菌落的生长特性,是否有典型的"菜花样"形态以及菌落的抗酸染色等特点,即可判定是否为结核分枝杆菌。近期,使用液体培养基和测定细菌代谢产物的BACTEC-TB 960 法并采用放射技术快速培养,仅需 10 天就可获得分离培养结果并提高 10％的分离率,还可以进行药敏试验和细菌分型鉴定。

3.结核分枝杆菌核酸检测

目前,一些分子生物学技术和免疫学技术已应用到临床实验室检查中。PCR 检测结核分枝杆菌 DNA 可用于结核病的早期和快速诊断,该方法无须培养即可在 1～2 天内获得检测结果,更有实用价值。实时定量 PCR、基因芯片、色谱技术等方法的广泛应用,也使结核病的快速诊断取得了显著进展。

(四)免疫学诊断

1.结核菌素皮肤试验

结核菌素是结核分枝杆菌的特异性代谢产物,可作为鉴定人体是否感染结核分枝杆菌和感染反应程度的衡量标准。目前,WHO 推荐使用的结核

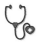

菌素为结核分枝杆菌纯蛋白衍化物（purified protein derivative，PPD）和 PPD-RT23。将 PPD 5 IU(0.1 mL)注射于前臂皮内，72 小时后通过观察注射部位皮肤硬结直径来判断检测结果，直径达到 10 mm 以上提示可能有结核分枝杆菌感染。但由于许多国家和地区广泛推行卡介苗接种，结核菌素试验阳性不能区分是结核分枝杆菌感染还是卡介苗接种的免疫反应。因此，在卡介苗普遍接种地区，结核菌素皮肤试验受到了限制。

2.血清学诊断

近年来，可采用酶联免疫吸附/酶联免疫斑点（ELISA/ELISPOT）方法定量检测全血或外周血单核细胞在结核菌特异性抗原刺激下释放 γ-干扰素的水平，来诊断潜伏性结核分枝杆菌感染以及结核病。γ-干扰素释放试验可以区分结核分枝杆菌感染与卡介苗接种反应，因此诊断特异性明显高于PPD 试验。

(五)纤维支气管镜检诊断

纤维支气管镜检常应用于支气管结核的诊断，支气管结核表现为黏膜充血、溃疡、糜烂、组织增生和支气管狭窄等，可以在病灶部位钳取活体组织进行病理学检查和结核分枝杆菌培养，检查项目主要包括细菌学、细胞学、免疫学和酶学等。对于肺内结核病灶，可以采集分泌物或灌洗液标本进行病原菌检查，也可经支气管肺活检获取标本进行检查，但活检都是创伤性检查，需在医疗条件较好的医院由有经验的医师进行操作。

七、鉴别诊断

1.肺炎

支原体、细菌性肺炎的胸部 X 线表现与肺结核类似，主要与继发型肺结核鉴别。各种肺炎的临床特点不尽相同，但大都起病急，伴有发热、咳嗽、咳痰明显，白细胞和中性粒细胞增高。胸片表现为密度较淡且较均匀，抗菌治疗后体温迅速下降，1～2 周左右胸片阴影有明显吸收。因此，与肺炎的鉴别一般不先采用抗结核治疗而是应用普通抗生素进行抗炎疗法，可较快进行区分，避免抗结核病滥用而造成耐药。

2.慢性阻塞性肺疾病

慢性阻塞性肺疾病多表现为慢性咳嗽、咳痰，少有咯血，冬季多发，急性加重期可以有发热。肺功能检查为阻塞性通气功能障碍。胸部影像学检查可有助于鉴别诊断。

3.肺脓肿

肺脓肿常需与有空洞的浸润型肺结核相鉴别。主要鉴别点在于,结核患者痰液内呈现结核分枝杆菌阳性,而肺脓肿患者痰液中不含有结核分枝杆菌,但当结核空洞出现继发细菌感染时,痰液中的结核分枝杆菌不易被检出,需要结合肺脓肿的临床症状来进行判断。肺脓肿起病较急,患者发热温度高,脓痰更多,白细胞和中性粒细胞增多,胸片表现为带有液平面的空洞伴周围浓密的炎性阴影,且抗生素治疗效果明显。

4.支气管扩张

支气管扩张的症状为咳嗽、咳脓痰、反复咯血,易与慢性纤维型空洞肺结核相混,但 X 线胸片无异常或仅有肺纹理增粗,或出现典型的卷发样改变;胸部 CT 能发现支气管腔扩大,可鉴别诊断。

5.肺癌

中心型肺癌在肺门处有结节影或有肺门纵隔淋巴结转移,需要与淋巴结核相鉴别;周围型肺癌有小片浸润、结节,需要与结核球或结核浸润性病灶相鉴别。肺癌多见于 40 岁以上男性,且有长期吸烟史,表现为刺激性咳嗽、痰中带血、胸痛、消瘦等症状,胸部影像学检查、脱落细胞检查、支气管镜检和活检都有助于鉴别。

6.其他伴有发热的疾病

伤寒、败血症、白血病等疾病的发热症状与结核病都有诸多相似之处,应注意鉴别。伤寒多呈稽留热,皮肤玫瑰疹,血、尿、便的培养检查和肥达试验即可确诊;败血症起病急,白细胞和中性粒细胞增多,患者常有近期感染史,血培养可发现致病菌;白血病多有明显的出血倾向,骨髓涂片及动态 X 线胸片检查可有助于诊断。

八、结核病的预防与控制

(一)结核病的全球控制策略

2014 年 5 月,WHO 在日内瓦举行的世界卫生大会上通过了一项决议,达成了"遏制结核病战略"。该战略旨在终结全球结核病流行,其目标是在 2015～2035 年将结核病死亡率降低 95%,将新发病例减少 90%,同时确保患者家庭不会因结核病造成的巨额开支而负债累累。其主要内容如下:

(1)愿景:一个没有结核病的世界,结核病不再导致死亡、疾病和痛苦。

(2)总目标:遏制全球结核病流行。

（3）具体目标：到 2025 年，结核病死亡数比 2015 年降低 75％，结核病发病率要降低 50％（每 10 万人口中结核病例少于 55 例）；到 2035 年，结核病死亡数比 2015 年降低 95％，结核病发病率降低 90％（每 10 万人口中结核病例少于 10 例）。

（4）策略要点：扩大结核病治疗和预防干预措施的范围和覆盖面，将重点放在影响力大、得到整合且以患者为中心的方法方面；通过政府、社区和私立部门更为广泛的合作方的参与，实现卫生和发展政策、系统带来的最大益处；积极寻求能够明显改变结核病预防和治疗现状的科学研究和创新活动。

（二）结核病的预防控制措施

1.控制传染源

结核病的主要传染源就是活动期肺结核患者排出的带菌痰液，结核病传染性的大小与传染源患者病情的轻重，排菌的频率、数量，通风情况，被传染者与传染源患者的接触程度以及被传染者的抵抗力有密切关系。大量的结核病患者因发病症状轻微，对结核病的认识薄弱，错过了最佳诊断与治疗时间，不仅延误自身病情，增加疾病治疗的经济负担，而且也增加了在工作和生活中将结核病传染给更多健康人的风险。实现结核病患者的早发现、早治疗、早康复，就可以从源头上控制结核病的传播，才可以减轻患者个人负担并加快对全社会结核病的控制。

世界卫生组织提倡的结核病早期诊断主要有两种途径。首先是患者自发途径，它始于结核病患者在出现早期症状时就主动寻求救治。要实现这一途径需要患者掌握一定的结核病相关知识，熟悉结核病的早期症状表现，明确向医疗机构寻求救治的正规流程以及就医过程中对自己、陪同者和医护人员的基本保护措施；患者的经济条件也直接影响其主动就医的积极性，除结核治疗费用外，还需要考虑旷工、待业所带来的经济损失；同时也需要医疗机构具有充足的结核病检测人员和快速有效的诊断方法，向患者提供高质量的诊断服务。第二种途径，即筛查途径，是由社会保障部门和医疗机构发起的对疑似结核病患者的筛查。在患者的自我保护意识淡薄或条件受限时，不会积极主动地寻求救治，便需要医疗机构对有结核病类似症状或体征的人、结核病患者的亲属及其他高危人群开展广泛的结核病筛查。如果采取正确的方法并确定适合的待筛查人群，系统筛查可以极大地减少患者的发病痛苦和死亡率，降低患者的家庭负担，有利于实现对结核病的控制。

但是，大规模的系统筛查往往成本较高，需要政府部门和医疗机构合理地评估筛查风险与收益之间的关系。应结合当地的结核病流行病学情况和医疗机构检测能力来确定高危待检人群的范围及筛查顺序，以获得最优的系统筛查结果。在患者自身与医疗机构的共同努力和双重保证下，可以有效实现结核病的早期诊断，从源头上控制结核菌的传播。

结核病患者一经确诊，应严格按照"早期、联合、适量、规范、全程用药"原则，积极开展化学治疗，减轻患者的痛苦并从源头上控制结核病的流行。"早期"原则是指对于活动性肺结核患者，必须尽早开展治疗，一般来说，患者接受 2～4 周的正规药物治疗后就不再具有传染性，可以降低其向周围人群的传播能力。"联合"用药原则是指临床上多选择两种以上抗结核药物联合应用，尽量达到最佳治疗效果。"适量"原则要求主治医师应控制药物剂量，剂量过低则不能达到治疗效果并有可能诱发结核分枝杆菌的耐药性突变，若剂量过高则会产生严重的不良反应，尤其是对于老年人来说，不良反应的发生频率明显高于青年人，应谨慎用药。"规范"原则要求患者严格按照化疗方案规定的用药次数与时间间隔按时服药，但老年人记忆力减退，规律服药也成为老年结核病治疗中的一项困难，需要医护人员及家属在治疗过程中加强督导，以达到理想的治疗效果。"全程"用药要求严格按照 6 个月或 9 个月的治疗期限完成规定疗程的治疗方案，若疗程不足不仅不能达到治疗效果，还易诱发耐药性，若疗程过长则容易产生不良反应并且增加患者的经济负担。

老年人肺结核多为继发性感染，且大多数为敏感株，常常能够取得较好的治疗效果。一般使用异烟肼、利福平、吡嗪酰胺和乙胺丁醇为主要治疗方案，坚持 6～9 个月疗程，即可治愈。需要特意关注的是老年人的药物不良反应问题，老年人的多种器官功能都有显著下降，肾脏的药物清除作用、肝脏的代谢能力、血浆中白蛋白的水平明显下降，故在抗结核治疗过程中应注意稍微减少用药剂量或延长用药间隔，最好根据患者的身体情况实现个体化用药，以达到高疗效、低不良反应的目的。老年人常并发许多慢性疾病，可能本身就接受着多种药物治疗，在实施抗结核治疗的同时还要警惕药物间的相互作用。总之，老年结核病的治疗需因人而异，应综合考虑患者的身体情况、既往病史、用药情况，严密观察治疗过程中的不良反应，及时对治疗方案做出调整，同时保证疗效。

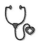

2.切断传播途径

结核病主要通过呼吸道传播,减少结核病患者与健康人的接触频率和接触时间对于控制结核病的流行至关重要。从社会层面来说,结核病好发于人口密集的中低等收入国家,与社会经济发展程度有极大的关系,要实现对结核病的控制离不开社会经济的发展。随着社会经济的发展,人们的居住、工作、生活环境会有明显的改善,住所、工作场所、学校、公共交通设施、医院、诊所的人群密度下降,通风系统得以完善,能够显著减少一些未知的结核患者与健康人的接触频率和接触时间。经济的发展也将带来教育的进步和社会文明的发展,更多的人群可以接收到结核病相关知识的普及与教育,自觉养成文明的生活习惯,不再随地吐痰,注意保持环境卫生,也能有效控制结核病的传播。就个人而言,尤其是结核病患者,应当注意与家人保持隔离,尽量不要同居一室,使用独立的就餐工具并且定期煮沸消毒,遵守呼吸礼仪,妥善处理排出的痰液,切断向家人传播的途径;就医问诊期间也要规范佩戴口罩,减少向陪同人员和医护人员的传播。

3.保护易感人群

(1)接种卡介苗:早在1921年,人们就根据活的减毒牛型结核分枝杆菌研制出了卡介苗,接种卡介苗成为世界范围内广泛应用的结核病预防手段,也是我国免疫工作规划内的疫苗之一。卡介苗接种是使用人工方法使未被感染的儿童产生一次轻微的原发感染,产生特异性的免疫能力。

(2)结核病的预防性治疗:开展结核病的预防性治疗,可以预防和减少新感染者发生原发结核病,也可以减少已感染者潜伏性结核向活动期转变。

以预防性治疗为目的的检测对象包括以下几类受结核感染后容易发生结核病的高危人群:第一类人群为儿童、青少年。第二类人群为老年人。据资料显示,肺结核的发病率有随年龄的增高而上升的趋势,高峰期在60～69岁。这是因为老年人体质弱,免疫功能下降,且常有其他基础性疾病,一旦吸入结核分枝杆菌就很容易发病,或原来潜伏的结核病灶很容易出现继发性感染。第三类为糖尿病患者。据统计,糖尿病患者患肺结核的概率比正常人高3～5倍,占糖尿病患者的10%～15%。因为糖尿病患者的高糖环境有利于结核菌的生长繁殖;且糖尿病患者常伴有维生素A缺乏,削弱了呼吸道的抵抗力;糖尿病晚期患者大多消瘦、营养不良、抵抗力降低,故易发结核病。第四类为艾滋病患者,结核病已经成为艾滋病患者的头号杀手。由于艾滋病患者处于免疫缺陷状态,机体免疫能力极低,结核分枝杆菌可以很容易地在患者体内存活、繁殖、诱发感染。其他人群如患有慢性呼吸道疾病的人、进行器官移植的免疫抑制人群、长期应用激素类药物的人以及家中有肺结核患者的人群,都有高于常人的结核病发病风险。

针对以上高危人群开展结核菌素试验和 γ-干扰素释放试验可进行结核分枝杆菌的判定。结核菌素试验结果常受当地结核分枝杆菌感染或卡介苗接种情况的影响,需要通过结核菌素反应大小的组合分布模型来确定结核感染的标准,结核菌素反应大小与结核病危险性之间存在着正相关的关系。目前,一般以结核菌素反应≥15 mm 作为预防治疗的标准,艾滋病患者、免疫抑制患者和胸部 X 线异常者的诊断标准为≥5 mm。γ-干扰素释放试验的特异性要高于结核菌素试验,且不受卡介苗接种史的影响,也可用来进行结核病的预防性诊断。

对于药物敏感性结核病的预防性治疗可大致分为两种类型:为期 6 个月的异烟肼单药治疗和利福平治疗方案。异烟肼单药疗法是最广泛使用的结核病预防治疗方法,但是利福平治疗方案持续时间较短,也具有明显的优势。对于耐多药结核病的预防性治疗需要使用氟喹诺酮或其他二线药物。

异烟肼预防性治疗的效果显著,单用异烟肼可将结核病的发病率降低25%～93%,停药后一般仍有 4～5 年的有效保护期,但在结核病疫情严重地区,感染率较高,且存在大量新发结核病例时,保护时间可能较短。异烟肼疗法较为安全,不良反应较少,是最常用的预防性治疗方法。但异烟肼用于治疗结核病已达数十年之久,有可能出现耐药性;所需治疗时间较长,需患者长期坚持服药。随着短程治疗方案的发展,利福平在结核病预防性治疗中得以推广,服用 3 个月利福平即可取得较好的治疗效果。利福平和异烟肼联合用药、利福喷汀和异烟肼联合用药等也被推荐用于结核病的预防性治疗,需根据患者身体状况及当地结核病疫情来确定。

（3）做好个人防护:在个人防护方面,主要将人群分成三大类,即活动性结核病患者、活动性结核病患者家属和没有已知接触风险的健康人。

对于已经确诊的活动性结核患者,在积极完成治疗的同时,也要注意对健康人群的保护,应做到以下几点:遵从医嘱,按时按量服药,定期复查,注意观察药物的不良反应,及时与医生沟通反馈;注意丰富精神生活,保持乐观的心态,树立治愈疾病的信心;保持正常充足的睡眠;加强营养补充,多吃蔬菜、水果和高蛋白的饮食;严格戒烟,减少饮酒;适当运动,增加体育锻炼,提高自身抵抗力;自觉佩戴口罩,注意呼吸礼仪,养成咳嗽或打喷嚏时用手帕或手肘遮掩口鼻的习惯,将痰液用纸巾包裹后焚烧或用消毒液浸泡后倒掉;与家属保持一定距离,并关注家人的健康情况,督促其定期进行体检。

对于活动性结核病患者家属而言,不仅要充分理解、关爱、照顾患者,监督其听从医嘱、积极治疗,更要同时注意做好自身的保护。尽量与活动性结核患者保持隔离,不要同居一室。及时将患者的餐具煮沸消毒、衣物床品等在太阳下暴晒,对患者居住的房间进行定期消毒。

在严格的结核患者管理、治疗措施和环境控制下,健康人也需做好个人防护,主要做法如下:积极锻炼身体,科学饮食,充分休息,增强机体免疫能力,将结核分枝杆菌消灭在感染初期;定期进行体检,以便尽早发现,尽早治疗;注意佩戴口罩,养成良好的卫生习惯,保持居住、工作环境的整洁与通风。

第十四章

慢性阻塞性肺疾病

一、概述

(一)基本概念

慢性阻塞性肺疾病(简称"慢阻肺")是一类常见、可预防、可治疗的疾病,以持续的气流受限和呼吸道症状为特征,通常由明显暴露于有毒颗粒和气体引起的气道和(或)肺泡异常所致。

慢性气流受限是由小气道病变(如阻塞性细支气管炎)和肺泡薄壁组织破坏(肺气肿)综合所致。

(二)慢阻肺与慢性支气管炎、肺气肿、哮喘等疾病的关系

慢性支气管炎(简称"慢支"):除外慢性咳嗽的其他各种原因后,患者每年慢性咳嗽、咳痰三个月以上,并连续两年,不一定伴有气流受限。

肺气肿:远端的气室到末端的细支气管出现异常持久的扩张,并伴有肺泡壁和细支气管破坏,而无明显的纤维化。

当慢支或肺气肿患者肺功能检查出现气流受限,并且不完全可逆时,就能诊断为慢阻肺。若患者只有咳嗽、咳痰的症状而没有出现不完全可逆的气流受限,则不能诊断为慢阻肺。

支气管哮喘(哮喘)与慢阻肺都是慢性气道炎症性疾病,但二者的发病机制不同,临床表现及对治疗的反应性也有明显差别。大多数哮喘患者的气流受限具有显著的可逆性,这是其不同于慢阻肺的一个关键特征。但是,部分哮喘患者随着病程延长,可出现较明显的气道重塑,导致气流受限的可逆性明显减小,临床很难与慢阻肺相鉴别。慢阻肺和哮喘可以发生于同一

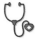

患者,且由于两者都是常见病、多发病,这种概率并不低。

(三)慢阻肺的排除诊断

一些已知病因或具有特征病理表现的疾病也可导致持续气流受限,但不属于慢阻肺,如支气管扩张症、肺结核纤维化病变、严重的间质性肺疾病、弥漫性泛细支气管炎、闭塞性细支气管炎等。

(四)临床表现

1.症状

慢阻肺起病隐匿,早期常无明显症状,或症状轻微而易被忽略。典型症状到了病程中晚期才出现。慢阻肺的常见症状均为呼吸系统疾病常见症状,无特异性。

(1)呼吸困难是慢阻肺的标志性症状,提示肺功能出现明显损伤。早期在较剧烈的活动后明显,随着时间推移进行性加重,甚至在日常活动或休息时也感到气短。

(2)慢性咳嗽通常为首发症状,可能是间歇性的,可能不咳痰,早晨较重,夜间咳嗽不显著,随病程发展可终生不愈。

(3)慢性咳痰,一般为白色黏液或者浆液泡沫性痰,部分患者清晨较多。合并感染时痰量增多,常有黄色脓性痰。任何表现的慢性咳痰都提示慢阻肺。

(4)病情严重时会出现喘息和胸闷。

(5)疾病晚期出现全身性症状,如体重下降、食欲减退、外周肌肉萎缩和功能障碍、精神抑郁和(或)焦虑等。

2.体征

(1)视诊:胸廓前后径增大,肋间隙增宽,剑突下胸骨下角增宽,桶状胸。部分患者呼吸变浅,频率增快,严重者可有缩唇呼吸等。

(2)触诊:双侧语颤减弱。

(3)叩诊:肺部过清音,心浊音界缩小,肺下界和肝浊音界下降。

(4)听诊:两肺呼吸音减弱,呼气期延长,部分患者可闻及湿啰音和(或)干啰音。

(5)肺外体征:低氧血症者可出现黏膜和皮肤发绀,伴二氧化碳潴留者可见球结膜水肿,伴有右心衰竭者可见下肢水肿和肝脏增大。

（五）实验室检查和其他辅助检查

1.肺功能检查

肺功能检查是判断气流受限的客观指标，重复性较好，对慢阻肺的诊断、严重程度评估、疾病进展和预后的判断及治疗均有重要意义。吸入支气管扩张剂后，第1秒用力呼气容积与用力肺活量的比值小于70%可确定存在持续气流受限。肺总量（TLC）、功能残气量（FRC）和残气量（RV）增高，肺活量（VC）降低，表明肺过度通气。

2.胸部 X 线检查

慢阻肺早期胸片无异常变化，后期可出现过度通气膨胀、血流量减少、支气管壁增厚、线样肺纹理增粗等非特异性改变。X 线胸片对于慢阻肺的诊断特异性不高，但对于与其他肺部疾病进行鉴别诊断具有重要价值，对于明确自发性气胸、肺炎等常见并发症也十分有用。

3.胸部 CT 检查

胸部 CT 检查能提供详细的解剖结构信息，定量评估肺气肿和小气道壁增厚，早期发现慢阻肺相关并发症。肺部 CT 能直观显示慢阻肺患者的肺气肿和气道病变的分布及其严重程度，对于较严重的慢阻肺患者，肺部 CT 检查能有效评价患者是否适合支气管肺减容手术治疗，可在术前鉴定进行肺减容术的肺段。根据胸部高分辨率 CT 发现病变肺组织密度是否存在区域性的差异。

4.血气检查

血气检查对确定发生低氧血症、高碳酸血症、酸碱平衡失调以及判断呼吸衰竭的类型有重要价值。

5.其他

低氧血症（$PaO_2 < 55$ mmHg）时血红蛋白和红细胞可以增高，血细胞比容 >0.55 可诊断为红细胞增多症。有的患者也可表现为贫血。慢阻肺合并细菌感染时，外周血白细胞增高，核左移，痰培养可能查出病原菌。

二、慢阻肺的流行特征

慢性阻塞性肺疾病是一种常见的疾病，病情长期迁延、不断加重，严重影响患者的劳动能力和生活质量，给家庭和社会造成巨大经济损失，目前已成为全球的重大公共卫生问题。慢阻肺在全球死因顺位中排第4位，随着发展中国家吸烟率的升高和高收入国家老龄化加剧，预计慢阻肺患病率将持

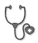

续上升,到 2030 年可能每年有超过 450 万人死于慢阻肺及其相关疾病。据全球阻塞性肺病负担研究评估,2015 年全球慢阻肺成年患者多达 1.75 亿人左右,死亡患者约 320 万人,40 岁以上人群的患病率约为 11.7%;从 1990 年至 2015 年,患病率增长了 44.2%,病死率增长了 11.6%。在我国,慢阻肺亦是居民主要死因,据统计,2013 年中国慢阻肺死亡人数约为 91.1 万人,占全世界慢阻肺死亡人数的 1/3,远高于中国肺癌年死亡人数。2015 年,非感染性呼吸系统疾病是我国居民第 4 位死因,其中慢阻肺死亡占 90% 以上。

三、慢阻肺的病因和发病机制

本病可能是多种环境因素与机体自身因素长期共同作用的结果。

(一)环境因素

1.吸烟

吸烟是慢阻肺最常见的病因,影响其发生、发展、治疗、转归、预后等全部过程。烟草烟雾中有数百种致癌物质,吸烟者呼吸道症状、肺功能受损程度及患病后死亡率均高于非吸烟者。吸烟量越大、吸烟年限越长、开始吸烟年龄越小,慢阻肺的发生风险就越高。吸烟者的肺功能异常率较高,第 1 秒用力呼气容积(forced expiratory volume in one second,FEV_1)年下降率更快,吸烟者死于慢阻肺的人数多于非吸烟者。

被动吸烟同吸烟危害相当,二手烟暴露没有安全水平,应避免吸入二手烟。

2.职业粉尘和化学物质

职业暴露因素是慢阻肺重要的、可预防的病因。既往研究显示,在非吸烟者中,26%~53% 的慢阻肺是由工作场所暴露所致。工作环境中粉尘如灰尘、烟尘、烟雾、矿尘、沙尘、粉末、金属及化合物粉尘;化学物质如汽油、农药、油烟、氨、二氧化硫、一氧化碳、汞、苯、硫化氢等。接触上述职业粉尘和化学物质浓度过大或接触时间过长,导致气道反应性增加,均可引起慢阻肺的发生。这些与吸烟无关。有些工种接触有害物质较多,如采石工人常接触大量的可吸入的二氧化硅粉尘,电焊工大量接触电焊烟尘,铸造车间有二氧化硅尘、煤尘等多种粉尘以及多种有害气体烟雾,炼钢熔炉车间有多种金属氧化物、碳化物、硫化物和氮化物,谷仓含有大量的无机粉尘、有机粉尘、霉菌孢子等微生物及过敏物质等。

3.室内空气污染

在通风欠佳的居住环境中采用生物燃料(如木头、柴草、农作物秸秆等)和燃煤来烹饪和取暖所致的室内空气污染也是慢阻肺发生发展的重要原因。烹调时产生的油烟和生物燃料燃烧时产生的烟尘与慢阻肺发病相关。

4.室外空气污染

近年来大气污染已经严重影响人们的身心健康,室外空气污染增加了呼吸系统疾病死亡的风险,与肺功能下降和慢阻肺患病率增加有关。研究表明,大气中直径为 $2.5 \sim 10~\mu m$ 的颗粒物(particulate matter,PM),即 $PM_{2.5}$、PM_{10} 水平的升高与慢阻肺的发生显著增加相关。PM_{10} 能够进入鼻腔,$PM_{2.5}$ 则能够进入肺泡并被巨噬细胞吞噬,可以永远停留在肺泡中,造成慢性损害,降低肺通气功能,增加慢阻肺的发病风险。空气中颗粒物明显增加时,慢阻肺急性发作显著增加。另外,颗粒物可携带重金属和多环芳烃等具有遗传毒性的有害物质,诱发肺癌等疾病。雾霾天气可遮挡部分紫外线,使空气传播的病原体活性增强,增加传染病的传播。

5.感染因素

呼吸道感染会诱发慢阻肺急性加重,铜绿假单胞菌定植可增加慢阻肺急性加重和死亡的风险。肺炎链球菌、流感嗜血杆菌是慢阻肺急性发作的主要病原菌。病毒对慢阻肺的发生和发展也起到一定作用。既往肺结核病史与40岁以上成人慢阻肺发生相关。

6.其他

免疫功能紊乱、气道高反应性、自主神经功能失调、年龄增大等机体因素和气候等环境因素均与慢阻肺的发生发展相关。

(二)宿主因素

1.遗传因素

某些遗传因素也会增加慢阻肺的发病风险,目前已知的慢阻肺遗传因素为 α-1 抗胰蛋白酶的缺乏。α-1 抗胰蛋白酶缺乏症是一种常染色体共显性遗传(autosomal codominat inheritance)疾病,因为 α-1 抗胰蛋白酶缺乏,无法抑制弹性蛋白酶活性,导致肺组织破坏。基因多态性在慢阻肺发病中也有一定作用。

2.其他

其他因素包括呼吸系统先天或发育异常,胎儿时期肺部发育不良;婴幼儿时期反复的下呼吸道感染史,使肺脏发育异常。

（三）发病机制

1.慢性炎症反应

慢阻肺主要以外周气道、肺实质和肺血管中增加的巨噬细胞为特征，同时还伴有活化的中性粒细胞和淋巴细胞，后者包括细胞毒性 T 细胞（Tc）1、辅助性 T 细胞（Th）1、Th17、固有淋巴细胞（ILC）3。急性加重期较稳定期炎症反应更为明显。一些患者也可能出现嗜酸粒细胞、Th2 或 ILC2 增加，尤其是临床上和哮喘有重叠时。所有这些炎症细胞和上皮细胞及其他结构细胞一起释放多种炎症介质。炎症介质水平增高，吸引循环中的炎症细胞，放大炎症过程，诱导结构改变。

2.氧化应激

氧化应激可能是慢阻肺重要的炎症放大机制。氧化应激的生物标志物（如过氧化氢、8-异前列腺素）在慢阻肺患者呼出气冷凝液、痰、体循环中浓度升高。慢阻肺急性加重时，氧化应激进一步加重。氧化剂由香烟及其他吸入颗粒刺激产生，并通过巨噬细胞和中性粒细胞等活化的炎症细胞释放出来。慢阻肺患者也可能会存在内源性抗氧化剂的减少，这源于核因子 2（Nrf2）转录因子的减少，它参与调节多种抗氧化基因。

3.蛋白酶-抗蛋白酶失衡

已有证据表明，慢阻肺患者肺组织中蛋白酶与抗蛋白酶表达失衡，前者可降解结缔组织，后者与之相反。蛋白酶介导弹性蛋白的破坏，后者是肺实质中重要的结缔组织成分，这种破坏是肺气肿的重要特征。

4.细支气管周围和间质纤维化

慢阻肺患者或无症状吸烟者中存在细支气管周围纤维化和间质改变。吸烟者或有气道炎症的慢阻肺患者中发现有过量的生长因子产生，炎症可先于纤维化发生，或气道壁反复损伤本身导致肌纤维组织过度产生，从而促进小气道气流受限的发生，最终导致气道闭塞，继发肺气肿。

四、慢阻肺的诊断与鉴别诊断

（一）诊断

存在呼吸困难、慢性咳嗽或咳痰，有复发性下呼吸道感染史和（或）有接触相关危险因素史的患者均应考虑慢阻肺。

医生应仔细询问病史：危险因素接触史，如吸烟、职业或环境情况；既往病史，包括哮喘、过敏、鼻窦炎或鼻息肉、童年时下呼吸道感染；其他慢性呼吸道疾病的家族史;目前症状;急性加重或既往因呼吸系统疾病住院史;并发症,如心脏疾病、骨质疏松症、肌肉骨骼疾病、胃食管反流和恶性肿瘤;疾病对生活的影响,包括活动受限、抑郁或焦虑。体格检查包括是否存在口唇或甲床发绀、颈静脉怒张、桶状胸、双下肢水肿、杵状指(趾)等,并检查呼吸次数、呼吸音、心率、心律。

最终确诊依靠肺功能检查,肺功能检查确定持续气流受限是慢阻肺诊断的必备条件。若能同时排除其他已知疾病,或具有特征病理表现的气流受限疾病,则可明确诊断为慢阻肺。

(二)鉴别诊断

1.哮喘

哮喘和慢阻肺可能存在某些相似的临床特征(嗜酸性粒细胞增高的炎症,支气管舒张试验阳性),同一个体可能同时存在这两种疾病。对于一些患者,目前的影像技术和呼吸生理技术较难区别。如果怀疑哮喘和慢阻肺合并存在,药物治疗应首先遵循哮喘指南,但针对患者慢阻肺病情,药物和非药物治疗也是必要的。具体鉴别如表 14-1 所示。

表 14-1 慢阻肺与哮喘鉴别要点

	慢阻肺	哮喘
发病年龄	中年后起病	青少年发病(常在儿童期)
症状	症状缓慢进展 活动后呼吸困难	每日症状变化大 常在夜间或者清晨出现症状 可同时并发过敏性鼻炎和(或)荨麻疹
病史	长期吸烟史	哮喘家族史
气流受限方式	持续气流受限	气流受限,大部分可逆

2.充血性心力衰竭

充血性心力衰竭表现为劳力性呼吸困难、夜间阵发性呼吸困难,胸部 X 片提示心脏扩大、肺水肿,多见于有器质性心脏病者。肺功能检查提示有限制性通气障碍而非气流受限。

3.支气管扩张症

支气管扩张症典型的症状有慢性咳嗽、咳大量脓痰和反复咯血,常伴有细菌感染,有粗湿啰音等。高分辨率螺旋 CT 可确诊。

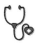

4.肺结核

肺结核所有年龄均可发病,患者常有发热、乏力、盗汗及消瘦等症状。X线胸片显示肺浸润性病灶或结节状、孔洞样改变。痰液查找抗酸杆菌及胸部X线检查可确诊。

5.闭塞性细支气管炎

闭塞性细支气管炎患者发病年龄较轻,不吸烟,可能有类风湿关节炎病史或烟雾接触史,呼气相CT显示低密度影。

6.弥漫性泛细支气管炎

该病主要发生在亚洲人群中,多为男性非吸烟者,几乎均有慢性鼻窦炎,X线胸片和高分辨率CT提示弥漫性小叶中央结节影和过度充气征。

7.其他疾病

肺炎、气胸、胸腔积液、肺栓塞等,也需与慢阻肺相鉴别。

五、慢阻肺病情综合评估

确诊慢阻肺后对慢阻肺进行评估的目的是确定疾病的严重程度,及其对患者健康状况和将来危险事件(急性加重、住院或死亡)发生的影响,并最终对治疗进行指导。

(一)稳定期

1.肺功能评估

可以使用GOLD分级,慢阻肺患者吸入支气管扩张剂后FEV_1/用力肺活量(FVC)<70%,再依据其下降幅度进行气流受限的严重程度分级(见表14-2)。

表14-2　慢阻肺患者气流受限严重程度的肺功能分级

GOLD 分级	分级标准
GOLD 1 级:轻度	$FEV_1 \geqslant 80\%$ 预计值
GOLD 2 级:中度	$50\% \leqslant FEV_1 < 80\%$ 预计值
GOLD 3 级:重度	$30\% \leqslant FEV_1 < 50\%$ 预计值
GOLD 4 级:极重度	$FEV_1 < 30\%$ 预计值

2.症状评估

采用改良版英国医学研究委员会呼吸困难问卷(mMRC 问卷)评估呼吸

困难程度(见表 14-3),采用慢阻肺评估测试(COPD assessment test,CAT)问卷评估慢阻肺患者的健康损害程度(见表 14-4)。

表 14-3　mMRC 问卷

评分/分	呼吸困难严重程度
0	我仅在费力运动时出现呼吸困难
1	我平地快步行走或步行爬小坡时出现气短
2	我由于气短,平地行走时比同龄人慢或者需要停下来休息
3	我平地行走 100 米左右或数分钟后需停下喘气
4	我因严重呼吸困难以至于不能离开家,或穿衣、脱衣时出现呼吸困难

填写说明:请患者根据自身实际情况选择最符合目前状况的选项,≥2 分说明症状多。

表 14-4　CAT 问卷

症状	评分/分						症状
从不咳嗽	0	1	2	3	4	5	总是在咳嗽
一点痰也没有	0	1	2	3	4	5	有很多很多痰
没有任何胸闷的感觉	0	1	2	3	4	5	有很严重的胸闷感觉
爬坡或上 1 层楼梯没有气喘感觉	0	1	2	3	4	5	爬坡或上 1 层楼梯感觉严重喘不过气来
在家里能够做任何事情	0	1	2	3	4	5	在家里做任何事情都很受影响
有肺部疾病,但对外出很有信心	0	1	2	3	4	5	有肺部疾病,对离开家没有一点信心
睡眠非常好	0	1	2	3	4	5	由于有肺部疾病,睡眠相当差
精力旺盛	0	1	2	3	4	5	一点精力都没有

填写说明:每道题分数为 0~5 分,随分数的升高症状依次加重,请患者根据自己的自身情况选择相应的分数。总分为 0~40 分,分数越高则疾病越重。评分≤10 分病情轻微,10 分<评分≤20 分为中等,20 分<评分≤30 分为严重,评分>30 分为非常严重。

(二)急性加重期

慢阻肺急性加重是指咳嗽、咳痰、呼吸困难等呼吸道症状加重,变化超过正常的每日变异率,需要调整药物治疗的急性发作。频繁急性加重的最佳预测指标为既往急性加重病史(每年 2 次或更多)。急性加重风险会随着气流受限严重程度的升高而增加,需要入院治疗的慢阻肺急性加重患者预后不良,死亡风险增加。

(三)慢阻肺的并发症

大多数慢阻肺患者存在重大的共患慢性病,如高血压、缺血性心脏病、糖尿病、脑卒中、骨质疏松症等,可增加慢阻肺的致残率和死亡率。并发症的存在不应改变慢阻肺的治疗方案,并且并发症应按照常规标准进行治疗,而与慢阻肺的存在无关。

1.心血管疾病

心血管疾病包括冠心病、高血压、心律失常、心力衰竭等,是慢阻肺患者最常见和最重要的并发症,显著增加老年患者的住院和死亡风险。合并心血管疾病时,慢阻肺康复锻炼尤应注重心肺运动功能检测,个体化制定运动处方,密切关注康复锻炼对心血管系统的影响。

2.内分泌及代谢疾病

老年慢阻肺患者合并糖尿病较为常见,对慢阻肺进程有一定影响。一般而言,吸入性糖皮质激素(ICS)治疗对慢阻肺新发糖尿病或高血糖的风险增加影响较小。但应注意倍氯米松与胰岛素有拮抗作用。骨质疏松症是慢阻肺常见的重要合并症,常被漏诊,且与不良的健康状况和预后相关。全身应用激素显著增加骨质疏松风险,慢阻肺急性加重应尽可能避免反复使用全身激素。慢阻肺患者应注重血脂异常和动脉粥样硬化,他汀类药物可改善合并心血管疾病和代谢综合征慢阻肺患者的预后(包括降低急性加重率和病死率)。

3.神经精神疾病

脑卒中、焦虑和抑郁及认知功能障碍为老年慢阻肺患者神经精神疾病中常见并发症,对治疗预后有影响,但临床中常被忽视。尽早识别评估并进行临床干预,有助于制订全面的管理计划,帮助慢阻肺患者回归家庭和社会。慢阻肺患者经常被漏诊漏治,与自杀相关的精神疾病也经常被漏诊漏治,慢阻肺患者确诊后应采取有效的干预措施预防自杀,包括心理治疗、调整日常活动等。

4.呼吸系统疾病

呼吸系统并发症主要包括支气管扩张、阻塞性睡眠呼吸障碍、肺结核、肺癌。其中,慢阻肺是肺癌的危险因素,支气管扩张是慢阻肺患者全因病死率升高的独立危险因素。吸烟是慢阻肺和肺癌的共同危险因素，对于慢阻肺患者而言，预防肺癌的最佳方法是戒烟。

5.其他合并症

其他合并症包括一些消化系统疾病（如胃食管反流病）、营养不良/肌少症、急慢性肾病等，治疗时都应遵循各自疾病的诊断治疗原则，但也要适时考虑相互之间的影响。其中，胃食管反流与慢阻肺急性加重风险增加和健康状况差有关。

六、慢阻肺稳定期管理

慢阻肺不能完全治愈，但是可以通过坚持治疗控制症状和病情的发展，避免急性发作。稳定期时，患者几乎没有咳嗽、咳痰和气短等症状或症状轻微。当出现咳嗽、咳痰次数增多且剧烈，不能顺畅呼吸，需要增加药物剂量治疗才能缓解症状，甚至需要住院治疗等情况时，提示慢阻肺可能发生了急性加重。中国慢阻肺患者中平均每年急性加重 2 次以上者与每年急性加重 1～2 次者相比，每年急性加重 2 次以上的患者每年肺功能下降高达 25%，给患者肺功能造成不可逆的损伤。

（一）健康教育

通过健康宣教普及慢阻肺的基础知识，使患者了解相关危险因素、症状、诊断以及相应的治疗原则，增加其依从性，密切配合医生治疗。

（二）戒烟

慢阻肺患者戒烟可以有效减缓肺功能损伤，可以显著降低慢阻肺的发病和死亡风险，是最经济有效的预防和治疗措施。戒烟越早越好，任何年龄的戒烟均可获益。药物治疗和尼古丁替代疗法确实提高了长期戒烟率。戒烟者在戒烟过程中可能出现不适症状，必要时可依靠专业化的戒烟治疗，求助戒烟门诊和专科医生。不吸烟者避免吸入二手烟。

虽然有研究证明电子烟的使用对戒烟具有成本效益，但应考虑电子烟造成的肺损伤。目前，电子烟作为戒烟辅助手段的有效性和安全性尚不确定。

（三）职业防护

日常生活中，要远离空气污染较重的人群密集场所；在工作中接触有害物质时要注意个人防护，从事相关职业的人员应按照相关要求做好防护工作。慢阻肺患者应脱离有害工作环境。

（四）室内空气污染防护

（1）减少生物燃料的使用，尽量避免在通风不好的地方使用生物燃料，有条件的使用清洁能源。

（2）改善室内进气装置，安装换气设备。必要时更换炊具。

（3）烹饪时避免大量油烟，可改变烹饪方式，以蒸煮为主。

（4）提倡家庭中进行湿式清扫，购买和使用符合有害物质限量标准的家用化学品。

（五）室外空气污染防护

（1）雾霾天尽量不去室外活动，或者减少外出时间。出行最好选择私家车或地铁等相对封闭且有空气净化系统的交通工具。

（2）外出时佩戴防雾霾口罩，选择尺寸大小合适的口罩。佩戴口罩之前和脱下口罩之后都要洗手，脱下口罩时尽量避免触摸口罩外面部分。

（3）雾霾天气尽量不开窗，雾霾天气消散时应当适当开启门窗，将室内通气。雾霾天气严重时，需开启室内空气净化系统。

（六）稳定期患者自我管理

自我管理是以健康教育为主要手段的综合措施，慢阻肺患者的自我管理活动能够有效提高患者的自我管理能力，激发患者自身的责任和潜能，促使其改变不健康的行为生活方式。

（1）坚持慢阻肺稳定期的药物治疗。

（2）戒烟。

（3）定期随诊。

（七）肺康复治疗

在慢阻肺稳定期实施肺康复治疗，可以减少住院次数和医疗费用支出，延长患者存活时间，提高运动和劳动能力，降低患者的抑郁和焦虑程度，提高认知功能和自我的效能感，对提升患者的生命健康和生活质量有重要意义。

1.肺康复定义

肺康复是一套全面的多学科干预措施，基于详细的患者评估和个性化治疗。其包括多个治疗过程，如运动治疗、氧气治疗、作业治疗、中医传统治疗、心理治疗、营养支持等。

2.肺康复目的

肺康复的目的是缓解或控制呼吸疾病急性症状及并发症;消除疾病遗留的功能障碍和心理影响,开展积极的呼吸和运动锻炼,挖掘呼吸功能潜力;教育患者如何争取日常生活中最大活动量,并提高其运动和活动耐力,增加日常生活自理能力,减少住院风险。

3.肺康复的评估

(1)肺部功能评估:肺功能检查包括肺容积、肺通气、弥散功能测定、气道激发试验、气道舒张试验,重症患者肺功能结果需结合临床评估。

(2)呼吸肌评估:呼吸肌肌力、耐力、疲劳程度评估以及膈肌肌电图等。

(3)呼吸困难评估:劳力性呼吸困难程度、日常生活总体呼吸困难等。

(4)运动功能评估:心肺耐力评估、肌力评估、柔性评估、活动度评估、平衡功能评定。

(5)心理状态及睡眠评估:抑郁自评量表(SDS)、焦虑自评量表(SAS)、睡眠障碍评定量表(SDRS)等。

4.运动治疗

运动训练是肺康复训练的基石,是肺康复的重要组成部分,尤其是下肢运动训练,对患者肺功能、运动功能、生存质量等起到至关重要的作用。运动训练包括呼吸肌运动训练、中国传统运动疗法、全身运动训练等,其生理指标主要包括肺通气功能指标、血气分析指标及细胞因子指标,很多临床试验已证实运动训练能够改善这些生理指标。肺通气功能的改变是患者病情发展和演变的基础病理生理变化,在评估患者的严重程度及判断病情的发生发展方面有重要的指导意义。

标准的肺康复方案为每周进行两次至少30分钟的有氧运动训练和阻抗或力量训练,持续6~8周,可改善慢阻肺患者的呼吸困难和健康状况,提高运动耐力。

(1)全身运动训练:除急性心衰者需绝对卧床外,应鼓励患者尽量多活动。病情较重者可在床上活动四肢、翻身等,其他患者可采用散步、打太极拳和骑健身车等方式进行运动。可以经常变换运动的方式和项目。有氧运动训练可以改善气促、乏力等症状,增强活动能力,提高生活质量。

(2)呼吸肌运动训练:经治疗处于康复期的患者主要进行呼吸肌功能锻炼,包括缩唇呼吸、腹式呼吸和呼吸操等。

1)缩唇呼吸:方法是患者用鼻吸气,然后通过半闭的口唇慢慢呼出,类

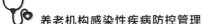

似于吹口哨,尽量将气全部呼出,呼吸时间比为 1∶3～1∶2。每天练习数次,渐趋自然。

2)腹式呼吸(膈肌呼吸):患者处于舒适放松姿势,斜躺坐姿位,将手放置于肋骨下方的腹直肌上,用鼻缓慢地深吸气,肩部及胸廓保持平静,只有腹部鼓起,然后用口呼气,将空气缓慢地排出体外。重复上述动作 3～4 次后休息,注意不要换气过度。将手指放置于腹直肌上,体会腹部的运动,吸气时手上升,呼气时手下降。在学会膈肌呼吸后,让患者用鼻吸气,用口呼气。在各种体位及活动下练习膈肌呼吸,每天 2 次,每次 10～20 分钟,每分钟呼吸 7～8 次。

练习时要注意放松全身肌群,特别是紧张的辅助呼吸肌群,包括肩带肌和颈肌。消除紧张情绪,减少不必要的氧消耗。呼气时要使腹部下陷,吸气时要鼓腹,不能在吸气时收缩腹肌。将缩唇呼吸和腹式呼吸方法结合起来,通过锻炼使呼吸变得深慢,而深慢的呼吸可相对减少生理无效腔量,增加潮气量和肺泡通气量,提高血气交换率,可使气促症状较快地消除或减轻。在雾化吸入后再行腹式呼吸练习,可使黏附于管壁上的分泌物脱落,易于咳出,效果更好。在腹式呼吸练习的基础上,也可以进行全身性的呼吸体操锻炼,可进一步改善肺功能,增强体力。

3)呼吸操:可分为卧、立、坐三种姿势进行。卧式呼吸操:患者仰卧于床,双手握拳,肘关节屈伸 4～8 次,屈肘时吸气,伸肘时呼气;平静深呼吸 4～8 次;两臂交替平伸 4～8 次,伸举时吸气,复原时呼气;双腿屈膝,双臂上举外展并深吸气,复原时呼气,4～8 次;缩唇深呼吸 4～8 次或腹式呼吸 4～8 次。坐式呼吸操:患者坐于椅上或床边,双手握拳,肘关节屈伸 4～8 次,屈吸伸呼;平静深呼吸 4～8 次;展臂吸气,抱胸呼气 4～8 次;双膝交替屈伸 4～8 次,伸吸屈呼;双手抱单膝时吸气,压胸时呼气,左右交替 4～8 次;双手分别搭同侧肩,上身左右旋转 4～8 次,旋吸复呼。立式呼吸操:患者站立位,两脚分开与肩同宽,双手叉腰呼吸 4～8 次;一手搭同肩,一手平伸旋转上身,左右交替 4～8 次,旋呼复吸;双手放于肋缘吸气,压胸时呼气 4～8 次;双手叉腰,交替单腿抬高 4～8 次,抬吸复呼;缩唇腹式呼吸 4～8 次;双手搭肩,旋转上身 4～8 次,旋呼复吸;展臂吸气,抱胸呼气 4～8 次;双腿交替外展 4～8 次,展吸复呼;隆腹深吸气,弯腰缩腹呼气 4～8 次。

(3)咳嗽指导:正确的咳嗽方法是患者取坐位(卧位时为屈膝侧卧位),双肩稍内收,头稍低,双手置于上腹部,先做 2～4 次深呼吸,吸气时稍微舒展身体,呼气时双手施压于上腹部,用嘴慢慢呼气,然后上身前屈,用力做强咳嗽2～3声,咳嗽时稍伸舌,并张口使得声门张开以利痰液咳出,然后恢复原体位。平静呼吸数分钟后,可重复以上过程。正确有效的咳嗽可减轻疲劳,减少诱发支气管痉挛,提高咳嗽咳痰的有效性。

(4)呼吸方式训练:呼吸方式训练的目的是帮助慢性肺部疾病、肌无力和术后疼痛患者增加呼吸肌力,减少呼吸做功,改善咳嗽的有效性,预防肺不张的发生和改善通气功能。常用的呼吸方式训练有腹式呼吸训练和肺扩张训练。①等长收缩:闭住气,进行最大吸气和最大呼气动作,保持3～5秒,每日数次,每周5日,5周就可获得效果。②腹肌训练:训练时患者取仰卧位,腹部放置沙袋做挺腹练习(腹部吸气时隆起,呼气时下陷),开始为1.5～2.5 kg,以后可以逐步增加至5～10 kg,每次腹肌练习5分钟。③吹蜡烛法:将点燃的蜡烛放在口前10 cm处,吸气后用力吹蜡烛,使蜡烛火焰飘动。每次训练3～5分钟,休息数分钟,再反复进行。每1～2天将蜡烛与口的距离加大,直到距离增加到80～90 cm。

(5)力量训练:肺康复的力量训练以简单、可行并实用为最佳。

增加肌力和肌肉耐力可以提高肺部疾病患者进行功能活动的执行能力,减少肌肉疲劳并增强体格。力量训练计划应该从让患者感觉"既不是太轻松也不会太困难"的重量开始。从一组动作重复10次开始,逐渐过渡到重复20次。在患者能按要求连续两天都可以完成20个重复动作后,就小幅增加重量(0.45～2.28 kg)并将数量重新降为每组重复10次。这样的方法适用于所有的肌肉群训练。必须注意的是患者在进行任何力量训练时的力量值都不能超过患者体重。等速肌力测试训练用等速测试仪来完成,可以记录不同运动速度下,不同关节活动范围内某个关节周围拮抗肌的肌肉峰力矩、爆发力、耐力、功率,肌肉达到峰力矩的时间、角度,肌肉标准位置和标准时间下的力矩、屈/伸比值,双侧对应肌肉的力量差值、肌力/体重百分比等一系列数据。等速肌力测试的优点是能提供肌力、肌肉做功量和功率输出、肌肉爆发力和耐力等多种数据,通过股四头肌训练配合腹式呼吸来增加肺活量。

(6)四肢联动训练:四肢联动训练是集有氧训练、阻力运动、耐力运动、力量运动、灵活性运动和协调性运动于一体的综合性运动疗法,它能够使患者的骨骼肌得到拉伸,肌力增强,提高肺功能水平,增加患者的运动能力,适用于慢性阻塞性肺疾病、支气管哮喘、间质性肺病、支气管扩张、冠心病等心

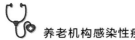

肺功能不全的患者。

(7)中国传统运动疗法:采用太极拳、八段锦、五禽戏等传统运动健身术来进行锻炼,以活动筋骨,疏通气血,调节气息,畅通经络,调和脏腑,增强体质,达到治病强身的方法,称为"传统运动疗法"。中医将精、气、神称为"三宝",与人体生命息息相关。传统运动疗法通过以意领气,调意识以养神;神能御气,以气导形,调呼吸以练气,以"气行则血行"来推动气血运通,畅流全身;通过形体锻炼、活动筋骨,使周身经脉畅通,营养整个机体。

5.长期家庭氧疗

氧疗是慢阻肺康复的另一个重要内容,对于严重慢阻肺患者,进行长期的家庭氧疗,其目的是改善患者的生理指标,提高生活质量,降低死亡率。

(1)进行长期氧疗的指征:① 静息时 $PaO_2 < 55$ mmHg,$PaCO_2 > 45$ mmHg,血氧饱和度(SO_2)<88%。②$FEV_1 < 1.5$ L,或 $FVC < 2$ L。③觉醒时 $PaO_2 > 50$ mmHg,但睡眠中氧饱和度降低。

对于稳定期慢阻肺患者和静息或运动引起的中度去饱和,不应常规进行长期氧疗。但是,在评估患者对补充氧气的需求时,必须考虑患者的个体因素。在严重静息慢性低氧血症患者中,长期氧疗可提高其生存率。对于有严重慢性高碳酸血症和急性呼吸衰竭住院史的患者,长期无创通气可降低死亡率并防止再次住院。

(2)注意事项:长期氧疗氧浓度不能过高,以小于30%为宜,间歇低流量吸入,每天吸氧时间大于15小时。慢阻肺患者在进行呼吸肌康复训练时,最好能同时或训练后进行氧疗,这不但因为呼吸肌康复训练是一种耗氧运动,更因为慢阻肺患者平静呼吸时呼吸肌的氧耗量是正常人的 $10 \sim 20$ 倍,运动时可增至 80 倍。

(3)长期氧疗有效的指标:①呼吸困难减轻。②呼吸频率减慢。③发绀减轻。④心率减慢,活动耐力增强。

(八)免疫治疗

为了避免反复感染,提高免疫力,必要时可注射流感疫苗、肺炎球菌疫苗、细菌溶解物、卡介菌多糖核酸等,对预防感冒和继发细菌感染有一定效果。流感疫苗可降低下呼吸道感染的发生率。慢阻肺患者最好每年冬天注射一次流感疫苗,每 5 年注射一次肺炎球菌疫苗。这两种疫苗虽然不是针对慢阻肺的,但可以有效减少急性加重。

（九）饮食指导

1.慢阻肺导致营养不良

慢阻肺患者常常由于缺氧或伴高碳酸血症,引起胃肠道淤血等原因,导致消化吸收功能障碍,加上饮食摄入不足,热量供应减少和慢性气道炎症使得机体能量消耗增加,常常伴有营养不良。营养不良常使呼吸肌结构和功能受损,导致肺通气功能严重障碍,其营养状态直接影响预后,是慢阻肺不依赖于肺功能的重要预后因子之一。

营养不良对呼吸系统的不利影响:

（1）对通气功能的影响:减少维持正常通气的动力,主要影响呼吸中枢和呼吸肌。营养不良使呼吸肌群的储备能力下降。慢阻肺伴营养不良的患者最大吸气压、最大呼气压、最大通气量和肺活量均明显降低。营养不良还影响通气驱动力,降低呼吸中枢对缺氧的反应,对于那些依靠缺氧刺激而维持通气的慢阻肺患者,营养不良可使机体对缺氧的反应能力下降。

（2）对肺防御和免疫功能的影响:营养不良可严重损害肺的防御和免疫功能,原因包括:①机体抗氧化剂保护机制受到损害。②肺泡表面活性物质减少。③肺泡上皮细胞再生和修复能力减弱。④损害细胞免疫功能及体液免疫功能等。

2.慢阻肺患者营养不良评估

使用营养不良通用筛查工具（MUST）（见表 14-5）对所用慢阻肺患者进行营养筛查,至少每年一次。

表 14-5　营养不良通用筛查工具

评定内容	评分方式	得分
身体质量指数（BMI）测定	0 分:$BMI>20.0\ kg/m^2$ 1 分:$18.5\ kg/m^2 \leqslant BMI \leqslant 20.0\ kg/m^2$ 2 分:$BMI<18.5\ kg/m^2$	
最近体重丢失情况	0 分:最近 3～6 个月体重丢失在 5％或以内 1 分:最近 3～6 个月体重丢失 5％～10％ 2 分:最近 3～6 个月体重丢失 10％或以上	
疾病导致进食或摄入不足超过 5 天	0 分:否 1 分:是	

总分 0 分:"低"营养风险状态,需定期进行重复筛查。总分 1 分:"中等"营养风险状态,需记录 3 天膳食摄入状况并重复筛查。总分为 2 分或以上:"高"营养风险状态,需接受营养干预。

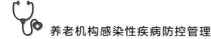

3.营养干预

营养状况的恢复能改善肺功能,提高治疗效果,利于患者康复。营养干预也是慢阻肺患者干预中重要的组成部分。

(1)营养原则:保持良好的饮食习惯,平衡营养;改善呼吸肌肌力和运动耐力,总热量的摄入符合实际需要量,注意适宜的糖脂比例,使患者的体重接近理想体重;少食多餐。静息时,与健康人群相比,慢阻肺患者需额外补充 15% 的能量以抵消需呼吸的额外体力,这相当于额外补充430~720 cal/d。

(2)饮食建议:①低糖类饮食:主食相应减少粥、面、饭等分量,大量的糖类摄入会产生大量的二氧化碳,加重呼吸负荷,适量减少糖类供能比例会相应减少二氧化碳的生成,其供能比例不超过 50%。②避免简单的糖类:这类食物包括含糖零食、白面包、面食和许多几乎没有纤维和营养的加工食物。此类食物可在体内迅速分解,从而产生更多的二氧化碳。这对于慢阻肺患者是相当危险的,因为患者无法获得足够的氧气去除多余的二氧化碳。③选择全谷物和复合糖类:慢阻肺患者应尝试摄入全谷物面食、豆类、水果和蔬菜,这些食物产生的二氧化碳量较低。④摄入优质蛋白质:摄入过多蛋白质会增加氧的消耗,在膳食中应减少效价低的劣质蛋白质的摄入,适量选用优质蛋白以维持平衡,供能比例为 15%～20%。优质蛋白来源于鱼、蛋类、家禽、乳制品、坚果、豆类和红肉。⑤高脂饮食:可减少二氧化碳的合成,从而相应提高脂肪的供能比例,可占总热量的 30%～50%。⑥尽量减少钠的摄入:钠摄入过多可升高血压,并使慢阻肺患者呼吸更短促,过多的钠也可引起身体潴留更多的液体,这个问题常见于慢阻肺患者。⑦避免食用产气食物:十字花科蔬菜如西兰花和有亚硫酸盐的食物如熟食肉可能需要避免,因其可能引起消化不良或腹胀。⑧摄入足够的水分:维持水分摄入有助于稀释和疏松肺和气道内的黏液,水、无咖啡因的茶、牛奶和果汁通常是不错的选择。碳酸钠可以引起腹胀,几乎没有营养或微乎其微,因此应该避免。心、肝、肾功能正常的患者每天保持 1500～2000 mL 的液体摄入量,最好是每次饮水 30～50 mL,每 10～20 分钟饮水一次。慢阻肺患者有痰液黏稠或痰少咳剧的症状,要多饮水,以利于痰稀释咳出,防止肺泡萎缩及肺不张。⑨少食多餐:每天可吃 5～6 餐,每餐不要吃太饱,餐前可以休息,餐后适量运动,进食时要细嚼慢咽,如感到呼吸困难则等平顺后再吃,或者按照医嘱使用氧气。饮食宜清淡,少吃辛辣等刺激性食物。注意补充新鲜蔬菜和水果,保证各种维生素和矿物质的摄入。

（十）心理指导

慢阻肺患者因为长期饱受疾病煎熬容易产生抑郁及焦虑症状。医生应针对病情及心理特征及时给予患者精神安慰、心理疏导，做好其家人及亲友的工作，鼓励他们在任何情况下都要给予患者精神安慰，介绍类似疾病治疗成功的病例，树立其战胜疾病的信心。

慢阻肺是一种慢性疾病，其特征是缓缓进行，症状时有时无，但构成疾病的病理生理改变是不可逆的，并随时因积累而加重，患者自我感觉社会地位不断下降，自信丧失，对自我供养、工作能力甚至自理能力心存疑问，觉得对家庭和社会是一种负担，甚至有的家属也有这种想法，以致患者和家属都产生不同程度和类型的心理障碍，如孤独、苦恼、焦虑、易怒及抑郁等。对此，医生除了积极处理患者躯体上的不适，还要对出现了心理障碍的患者给予足够的重视，并提供帮助；对患者不断给予鼓励，在制订合适的治疗方案的同时，还要提供自理能力和康复治疗技术的指导，如正确的呼吸方法、如何排痰等；耐心解释各种疑问，主动介绍一些生理心理方面的知识，不断鼓励患者以积极的态度面对人生。

（十一）无创通气

无创通气已广泛用于极重度慢阻肺稳定期患者。无创通气可以改善生存率但不能改善生命质量。对于慢阻肺合并阻塞性睡眠呼吸暂停综合征的患者，应用持续正压通气在改善生存率和降低住院率方面有明确益处。

（十二）药物治疗

药物治疗可减轻慢阻肺症状，降低急性加重发生频率和严重程度，改善患者的健康状况和运动耐力。

1.支气管扩张剂

支气管扩张剂是慢阻肺对症治疗的药物，是慢阻肺治疗的核心。

（1）β_2受体激动剂：作用于 β_2 肾上腺素受体，使气道平滑肌舒张，分为短效 β_2 受体激动剂（SABA）和长效 β_2 受体激动剂（LABA）。SABA 的支气管扩张效果一般维持 4～6 小时，一天需要多次用药。LABA 的疗效持续作用 12 小时或者更长时间，可以一天 2 次或者 1 次用药。β_2 受体激动剂常见的不良反应有窦性心动过速、心律失常、低钾血症、继发心衰、猝死、躯体震颤等。

（2）抗胆碱能药物：通过阻断气道平滑肌上的乙酰胆碱毒蕈碱样受体而起到支气管舒张作用，分为短效和长效抗胆碱能药物，二者都是吸入制剂。

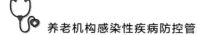

短效抗胆碱能药物,如异丙托溴铵作用于 M2、M3 受体,可以反馈性引起迷走神经兴奋,诱导支气管收缩。长效抗胆碱能药物,如噻托溴铵能够持久地结合 M3 受体,并且能快速与 M2 受体分离,从而延长了支气管扩张作用,避免了不良反应。最主要的不良反应是口干,偶有前列腺症状。

（3）茶碱类药物:非选择性的磷酸二酯酶抑制剂,具有中度支气管扩张作用,能改善心搏出量,舒张全身和肺血管,增加水钠排出,兴奋中枢神经系统,改善呼吸肌功能。长期使用低剂量茶碱可以减小急性加重的概率。稳定期尽量使用缓释剂型。缓释型或控释型茶碱对治疗慢阻肺有一定效果。

2.糖皮质激素

口服类激素不良反应大,不能常规使用,仅限于急性加重期临时使用和疾病的终末期姑息治疗。吸入性激素及与支气管扩张剂的联合制剂可减少给药剂量,增加疗效,减轻不良反应,所以目前是治疗慢阻肺的首选。不推荐单用吸入性激素治疗。

3.磷酸二酯酶抑制剂

磷酸二酯酶抑制剂通过抑制细胞内环磷酸腺苷的降解来发挥减轻炎症及扩张支气管的作用,如罗氟司特。

（十三）稳定期药物治疗方案

药物治疗可以缓解症状,降低急性加重的风险和严重程度,以及改善患者的健康状况和运动耐力。慢阻肺稳定期的处理原则根据病情严重程度的不同,选择的治疗方法也有所不同。根据患者是否能够自主吸入、有无足够的吸气流速、口手是否协调选择正确的吸入装置。雾化吸入给药对于一部分年老体弱、吸气流速较低、疾病严重程度较重、使用干粉吸入器存在困难的患者可能是更佳选择。

（1）支气管扩张剂是慢阻肺治疗的基本药物,针对有呼吸困难和运动受限患者的最初治疗方案包括 SABA（如沙丁胺醇或特布他林）或短效抗胆碱能药物（如异丙托溴铵）。这些药物为按需使用,在无法提供长效抗胆碱能药物（LAMA）时,可考虑规律使用。

（2）根据患者症状、肺功能、急性加重风险进行分层。对于轻度或中度气流受限（$FEV_1 \geqslant 50\%$）的患者,在吸入技术和依从性都良好的情况下,如果短效支气管扩张药未控制症状,可增加 LAMA 或 LABA。上述药物治疗患者仍持续存在症状,建议采用联合治疗,包括 ICS/LABA、双支气管扩张剂（LAMA/LABA）。

（3）有严重气流阻塞（$FEV_1 < 50\%$）、症状多或频发急性加重的患者,建议采用联合治疗,包括 ICS/LABA 或 LAMA/LABA。

（4）如果诊断为慢阻肺合并哮喘,起始治疗应该为 ICS/LABA。

（5）经上述治疗如果症状缓解不明显、频发急性加重的患者,可以采取 ICS/LABA/LAMA 三联治疗。

（6）其他辅助治疗药物包括茶碱缓释片、抗氧化剂等。

（十四）转诊建议

当患者出现以下情况,建议向综合医院呼吸专科转诊。

1.紧急转诊

当慢阻肺患者出现中重度急性加重,经过紧急处理后症状无明显缓解,需要住院或行机械通气治疗时,应考虑紧急转诊。

（1）普通病房住院指征:①症状显著加剧,如突然出现的静息状况下呼吸困难。②重度慢阻肺。③出现新的体征或原有体征加重（如发绀、神志改变、外周水肿）。④有严重的并发症（如心力衰竭或新出现的心律失常）。⑤初始药物治疗急性加重失败。⑥高龄患者。⑦诊断不明确。⑧院外治疗无效或医疗条件差。

（2）入住监护病房指征:①对初始急诊治疗反应差的严重呼吸困难。②意识状态改变,包括意识模糊、昏睡、昏迷。③持续性低氧血症（PaO_2 < 40 mmHg）或进行性加重的呼吸性酸中毒（pH 值 < 7.25）,氧疗或无创通气治疗无效。④需要有创机械通气治疗。⑤血流动力学不稳定,需要使用升压药。

2.普通转诊

（1）因确诊或随访需求或条件所限,需要做肺功能等检查。

（2）经过规范化治疗症状控制不理想,仍有频繁急性加重。

（3）为评价慢阻肺的并发症,需要做进一步检查或治疗。

七、慢阻肺急性加重的治疗

慢阻肺急性加重是慢阻肺疾病病程的重要组成部分,因为急性加重可降低患者的生活质量,使症状加重、肺功能恶化,数周才能恢复,加快患者肺功能下降的速率,特别是与住院患者的病死率增加相关,加重社会经济负担。

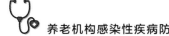

（一）治疗目标

治疗目标为尽量降低本次急性加重的不良影响，预防未来急性加重的发生。根据慢阻肺急性加重严重程度的不同和（或）基础疾病严重程度的不同，患者可以在门诊接受治疗或住院治疗。超过 80％的急性加重患者可以在门诊接受药物治疗，包括使用支气管扩张剂、糖皮质激素和抗生素。慢阻肺急性加重早期、病情较轻的患者可以在基层医疗卫生机构治疗，但需注意病情变化，一旦初始治疗效果不佳，症状进一步加重，需及时转送二级及以上医院诊治。

（二）具体流程

（1）评估症状的严重程度，拍 X 线胸片。

（2）监测动脉血气或血氧饱和度决定是否需要氧疗。

（3）支气管扩张剂治疗：增加短效支气管扩张剂的剂量和（或）频率，联合 SABA（沙丁胺醇 2.5 mg 或特布他林 5 mg，每天 3 次，雾化吸入）和胆碱能受体拮抗剂（异丙托溴胺 500 μg，每天 3～4 次，雾化吸入），或者两种速效支气管扩张剂的复方制剂（复方异丙托溴胺，每支 2.5 mL，含异丙托溴胺 500 μg 和沙丁胺醇 2.5 mg，每次 2.5 mL，每天 3～4 次，雾化吸入），使用储雾罐或雾化器雾化吸入治疗。

（4）考虑雾化 ICS（如吸入用布地奈德混悬液，每次 2 mg，每天 3～4 次，疗程 10～14 天）或口服糖皮质激素（如泼尼松 30～40 mg，5～7 天）治疗。

（5）目前推荐抗菌药物治疗的指征：①呼吸困难加重、痰量增加和脓性痰三个不必要症状。②脓性痰在内的两个不必要症状。③需要有创或无创机械通气治疗。

（6）临床上选择抗生素要考虑有无铜绿假单胞菌感染的危险因素：①近期住院史。②经常（＞4 次/年）或近期（近 3 个月内）抗菌药物应用史。③病情严重（FEV_1 占预计值％＜30％）。④应用口服类固醇激素（近 2 周服用泼尼松＞10 mg/d）。

（7）初始抗菌治疗的建议

1）对无铜绿假单胞菌危险因素者，主要依据急性加重严重程度、当地耐药状况、费用和潜在的依从性选择药物。病情较轻者推荐使用青霉素、阿莫西林加或不加用克拉维酸、大环内酯类、氟喹诺酮类、第 1 代或第 2 代头孢菌素类抗生素，一般可口服给药；病情较重者可用 β-内酰胺类/酶抑制剂、第 2 代头孢菌素类、氟喹诺酮类和第 3 代头孢菌素类抗生素。

2)有铜绿假单胞菌危险因素者如能口服,则可选用环丙沙星,需要静脉用药时可选择环丙沙星、抗铜绿假单胞菌的 β-内酰胺类,不加或加用酶抑制剂,同时可加用氨基糖苷类药物。

3)应根据患者病情的严重程度和临床状况是否稳定选择使用口服或静脉用药。静脉用药 3 天以上,如病情稳定可以改为口服。呼吸困难改善和脓痰减少提示治疗有效。抗菌药物的推荐治疗疗程为 5～10 天。

(8)其他对症支持治疗。

(9)急性加重病情缓解后纳入慢阻肺稳定期管理。

(三)预后

慢阻肺的转归和预后因人而异。通过合理治疗与管理,大部分患者的症状可以得到控制,避免急性发作,减缓肺功能的下降。而不规范治疗或依从性差,反复出现急性加重,则病情逐渐加重,气流阻塞进行性加重,最后并发肺源性心脏病、呼吸衰竭等,预后较差。

参考文献

一、中文参考文献

[1]陆惠华.实用老年医学[M].上海:上海科学技术出版社,2006.

[2]郭潮谭.流行性感冒[M].北京:科学出版社,2010.

[3]卫生部疾病预防控制局,中国疾病预防控制中心.全国人群乙型病毒性肝炎血清流行病学调查报告[M].北京:人民卫生出版社,2011.

[4]周伯平,崇雨田.病毒性肝炎[M].北京:人民卫生出版社,2011.

[5]任南.实用医院感染监测方法学[M].长沙:湖南科学技术出版社,2012.

[6]葛均波,徐永建.内科学[M].8版.北京:人民卫生出版社,2013.

[7]李凡,徐志凯.医学微生物学[M].8版.北京:人民卫生出版社,2013.

[8]汪耀.实用老年病学[M].8版.北京:人民卫生出版社,2014.

[9]刁连东,孙晓冬.实用疫苗学[M].上海:上海科学技术出版社,2015.

[10]李兰娟,任红.传染病学[M].9版.北京:人民卫生出版社,2018.

[11]中国疾病预防控制中心慢性非传染性疾病预防控制中心.中国居民慢性阻塞性肺疾病监测报告[M].北京:人民卫生出版社,2018.

[12]国家卫生健康委疾病预防控制局,中国疾病预防控制中心.2014年全国1～29岁人群乙型病毒性肝炎血清流行病学调查报告[M].北京:人民卫生出版社,2019.

[13][美]约翰·E.霍奇金.肺康复:成功指南[M].袁月华,等译.4版.北京:人民卫生出版社,2019.

[14][美]普洛特金.疫苗[M].罗凤基,等译.3版.北京:人民卫生出版

社,2022.

[15]中华人民共和国卫生部.医院感染监测规范:WS/T 312-2009[S].北京:中国标准出版社,2009.

[16]邢玉芳,李德新,王世文.肾综合征出血热疫苗研究进展及免疫效果评价[J].中华实验和临床病毒学杂志,2008,22(1):68-70.

[17]聂青和.感染性腹泻的临床诊治[J].传染病信息,2009,22(3):132-136.

[18]张复春,胡凤玉.新型甲型 H1N1 流感研究进展[J].中山大学学报(医学科学版),2009,30(5):481-485.

[19]祁贤,汤奋扬,李亮,等.新甲型 H1N1(2009)流感病毒的早期分子特征[J].微生物学报,2010,50(1):81-90.

[20]崔长弘.带状疱疹流行病学特征及预防策略研究现状[J].疾病监测,2013,28(12):1030-1034.

[21]周航,牟笛,李昱,等.2011～2013 年中国肾综合征出血热流行特征分析[J].中国地方病防治杂志,2015,30(3):166-167.

[22]吴根鹏.水痘-带状疱疹疫苗的使用现状及研究进展[J].中国生物制品学杂志,2016,29(3):323-328.

[23]中国肝炎防治基金会.戊型病毒性肝炎防治教育手册[J].中国病毒病杂志,2017,7(3):170-178.

[24]刘生.简述研究带状疱疹及其鉴别诊断[J].心理月刊,2018,2(13):295.

[25]陈杰.探索以疾病为基础的医养结合模式:以老年慢性乙肝病毒感染者为例[J].中国卫生产业,2018,15(5):182-183.

[26]中华医学会,中华医学会杂志社,中华医学会全科医学分会,等.慢性阻塞性肺疾病基层诊疗指南(2018 年)[J].中华全科医师杂志,2018,17(11):856-870.

[27]王大燕,朱闻斐,陈永坤,等.流感和流感大流行应对:我们如何能打赢这场防控战[J].病毒学报,2018,34(6):789-792.

[28]国家卫生和计划生育委员会.WS 213—2018 丙型肝炎诊断[J].临床肝胆病杂志,2018,34(8):1619-1621.

[29]郑兆磊,王珮竹,许勤勤,等.山东省 2010～2016 年肾综合征出血热流行与时空分布特征分析[J].中华流行病学杂志,2018,39(1):58-62.

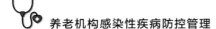
[30]中国医师协会皮肤科医师分会带状疱疹专家共识工作组.带状疱疹中国专家共识[J].中华皮肤科杂志,2018,51(6):403-408.

[31]李娟,李靖欣,金鹏飞,等.带状疱疹疫苗临床研究进展[J].中华疾病控制杂志,2019,23(11):1409-1413.

[32]中华医学会感染病学分会,中华医学会肝病学分会.慢性乙型肝炎防治指南(2019年版)[J].中华传染病杂志,2019,37(12):711-736.

[33]孙校金,张国民,郑徽,等.2004～2017年中国戊型肝炎流行特征分析[J].中华预防医学杂志,2019,53(4):1091-1096.

[34]彭章胜.中西药结合治疗带状疱疹的研究进展[J].中国农村卫生,2020,12(3):28-29.

[35]丁显香,张丽杰,孙校金.2004～2018年中国戊型病毒性肝炎发病趋势和空间聚集性[J].中国疫苗和免疫,2020,26(2):136-141.

[36]胡海峰,杜虹,伊宏煜.肾综合征出血热抗病毒治疗及疫苗研发进展[J].传染病信息,2020,33(3):198-201.

[37]王婉如,高雪.戊肝疫苗临床研究的新进展[J].中国生物制品学杂志,2020,33(4):470-475.

[38]中国疾病预防控制中心新型冠状病毒肺炎应急响应机制流行病学组.新型冠状病毒肺炎流行病学特征分析[J].中华流行病学杂志,2020,41(2):145-151.

[39]刘霞,娜日莎,毕振强.新型冠状病毒肺炎疫情防控面临的挑战[J].中华流行病学杂志,2020,41(7):994-997.

[40]国家免疫规划技术工作组流感疫苗工作组.中国流感疫苗预防接种技术指南(2019—2020)[J].中华预防医学杂志,2020,54(1):21-36.

二、外文参考文献

[1] RICHMAN D D, WHITLEY R J, HAYDEN F G. Clinical virology[M].3rd ed.Washington (DC):ASM Press,2009.

[2] KNIPE D M, HOWLEY P M. Fields virology[M].6th ed. Philadelphia:Lippincott Williams & Wilkins,2013.

[3] Guidelines for treatment of drug-susceptible tuberculosis and patient care[S].World Health Organization,2017.

[4] WHO operational handbook on tuberculosis (Module 1-50.

Prevention）: Tuberculosis preventive treatment ［S］. World Health Organization,2020.

［5］Early detection of tuberculosis: an overview of approaches, guidelines and tools[S].World Health Organization,2020.

［6］WEBSTER R G,BEAN W J,GORMAN O T,et al.Evolution and ecology of influenza a viruses［J］.Microbiological Reviews,1992,56（1）: 152-179.

［7］THOMPSON W W,SHAY D K,WEINTRAUB E,et al. Mortality associated with influenza and respiratory syncytial virus in the United States[J]. JAMA, 2003, 289(2):179-186.

［8］BORREGO-DIAZ E,PEEPLES M E,MARKOSYAN R M,et al. Completion of trimeric hairpin formation of influenza virus hemagglutinin promotes fusion pore opening and enlargement［J］. Virology, 2003, 316 (2):234-244.

［9］NICHOLSON K G,WOOD J M.Influenza［J］. Lancet, 2003, 362 (9397): 1733-1745.

［10］NEUMANN G,NODA T. Emergence and pandemic potential of swine-origin H1N1 influenza virus[J]. Nature, 2009, 459(7249):931-939.

［11］BEARMAN G M,SHANKARAN S. Treatment of severe cases of pandemic （H1N1） 2009 influenza: review of antivirals and adjuvant therapy[J]. Recent Pat Antiinfect Drug Discov, 2010, 5(2):152-156.

［12］NUNES B, VIBOUD C, MACHADO A,et al. Excess mortality associated with influenza epidemics in Portugal, 1980 to 2004［J］. PLoS One, 2011, 6(6):20661.

［13］FRAAIJ P L,HEIKKINEN T. Seasonal influenza: the burden of disease in children[J]. Vaccine, 2011, 29(43):7524-7528.

［14］TATE J E, BURTON A H, BOSCHI-PINTO C, et al. 2008 estimate of worldwide rotavirus-associated mortality in children younger than 5 years before the introduction of universal rotavirus vaccination programmes: a systematic review and meta-analysis[J]. Lancet Infect Dis, 2012, 12(2):179-186.

［15］JIA Z, YI Y, LIU J, et al. Epidemiology of hepatitis E virus in

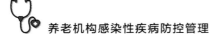

China：results from the third national viral hepatitis prevalence survey，2005-2006[J].PLoS One，2014，9(10)：e110837.

[16]GAGLANI M J. Editorial commentary：school-located influenza vaccination：why worth the effort？[J].Clinical Infectious Diseases，2014，59(3)：333-335.

[17]ZHEN S S，LI Y，WANG S M，et al. Effectiveness of the live attenuated rotavirus vaccine produced by a domestic manufacturer in China studied using a population-based case-control design[J]. Emerg Microbes Infect，2015，4(10)：e64.

[18]LI Y，AN Z，YIN D，et al. Disease burden due to herpes zoster among population aged ≥50 years old in China：a community based retrospective survey[J]. PLoS One，2016，11(4)：e0152660.

[19]DOOLING K L，GUO A，PATEL M，et al. Recommendations of the Advisory Committee on Immunization Practices for use of herpes zoster vaccines[J].Morb Mortal Wkly Rep，2018，67 (3)：103-108.

[20]CHHABRA P，DE GRAAF M，PARRA G I，et al. Updated classification of norovirus genogroups and genotypes[J].J Gen Virol，2019，100(10)：1393-1406.

[21]WU Z，MCGOOGAN J.Characteristics of and important lessons from the coronavirus disease 2019 （COVID-19）outbreak in China：summary of a report of 72 314 cases from the Chinese Center for Disease Control and Prevention[J].JAMA，2020，323(13)：1239-1242.